高等职业教育本科药学类专业规划教材

U0741437

医院药学

（供药学、中药学、药事服务与管理、药品质量管理等专业用）

主　编　林　薇

副主编　黄　静

编　者　（以姓氏笔画为序）

于　迪（苏州大学附属第一医院）

马俐丽（宁波市医疗中心李惠利医院）

叶朝辉（宁波市妇女儿童医院）

付文晶（海南科技职业大学）

白庚亮（南京中医药大学）

孙国君（浙江工业大学）

余　莉（宁波市民康医院）

林　薇（浙江药科职业大学）

周　静（浙江药科职业大学）

郝　星（浙江大学医学院附属第一医院）

柳　飞（浙江药科职业大学）

饶跃峰（浙江大学医学院附属第一医院）

徐锦龙（宁波市鄞州区第二医院）

高艳丽（郑州卫生健康职业学院）

黄　静（宁波大学附属第一医院）

董作军（浙江工业大学）

中国健康传媒集团

中国医药科技出版社

内 容 提 要

本教材根据高等职业教育本科层次药学类和中药学类专业医院药学教学大纲的基本要求和课程特点编写而成,内容涵盖药品遴选、采购、储存、养护、调剂、使用、监测、评价、再由评价指导采购的全流程。教材采用情景式导入、项目化教学,注重岗课融通,突出医院药师职业能力培养,融入新规范、新指南和新技术。本教材为书网融合教材,纸质教材中有机融合 PPT、微课、题库、本章小结等数字资源,使教学资源更加多样化、立体化。

本教材主要供高等职业教育本科院校药学、中药学、药事服务与管理、药品质量管理等专业教学使用,也可作为药师职称考试和执业药师考试参考用书,以及药学工作者培训和继续教育用书。

图书在版编目(CIP)数据

医院药学/林薇主编. —北京:中国医药科技出版社,2023.12

高等职业教育本科药学类专业规划教材

ISBN 978 - 7 - 5214 - 4348 - 6

Ⅰ.①医… Ⅱ.①林… Ⅲ.①药物学 - 高等职业教育 - 教材 Ⅳ.①R9

中国国家版本馆 CIP 数据核字(2023)第 250800 号

美术编辑 陈君杞

版式设计 友全图文

出版 **中国健康传媒集团**|中国医药科技出版社

地址 北京市海淀区文慧园北路甲 22 号

邮编 100082

电话 发行:010 - 62227427 邮购:010 - 62236938

网址 www. cmstp. com

规格 889mm × 1194mm $^1/_{16}$

印张 16 $^1/_4$

字数 465 千字

版次 2024 年 1 月第 1 版

印次 2024 年 1 月第 1 次印刷

印刷 北京印刷集团有限责任公司

经销 全国各地新华书店

书号 ISBN 978 - 7 - 5214 - 4348 - 6

定价 **58.00 元**

版权所有 盗版必究

举报电话:010 - 62228771

本社图书如存在印装质量问题请与本社联系调换

获取新书信息、投稿、为图书纠错,请扫码联系我们。

数字化教材编委会

主　编　林　薇
副主编　黄　静
编　者（以姓氏笔画为序）

于　迪（苏州大学附属第一医院）

马俐丽（宁波市医疗中心李惠利医院）

叶朝辉（宁波市妇女儿童医院）

付文晶（海南科技职业大学）

白庚亮（南京中医药大学）

孙国君（浙江工业大学）

余　莉（宁波市民康医院）

林　薇（浙江药科职业大学）

周　静（浙江药科职业大学）

郝　星（浙江大学医学院附属第一医院）

柳　飞（浙江药科职业大学）

饶跃峰（浙江大学医学院附属第一医院）

徐锦龙（宁波市鄞州区第二医院）

高艳丽（郑州卫生健康职业学院）

黄　静（宁波大学附属第一医院）

董作军（浙江工业大学）

医院药学是药学的重要分支学科，随着医疗改革的深入和医药技术的进步，医院药学得到了长足发展，医院药师的职能也从传统的供应调剂转向全面的药学服务。为了更好地满足新时期医院药学人才培养和药学类相关专业教育教学的需要，我们编写了《医院药学》。

《医院药学》是药学、中药学、药事服务与管理、药品质量管理等专业的专业课程教材。本教材以职业能力培养为核心，以医疗机构药品流转顺序为主线，内容涵盖药品遴选、采购、储存、养护、调剂、使用、监测、评价、再由评价指导采购的全流程。教材内容与行业具体岗位对接，通过学习，学生可以掌握医院药学的相关理论和知识，学会医院药师各岗位的操作技能，提升医药职业道德和素养，为进入医院药学部门从事采购、调剂、静脉调配、临床药学、药学服务、质量管理等工作奠定基础。

本教材以典型工作任务为载体组织教学单元，每个项目设置"学习目标"，明确知识、能力、素质目标；设置"目标检测"，开展理论测试、案例分析和项目拓展应用，提升学习广度和深度。每个任务设置"岗位情景模拟"，引导学生思考和讨论，进入工作情景；理论学习部分对任务进行具体描述和知识储备，并增加"知识链接"，内容紧跟行业发展趋势，融入新规定、新技术、新要求，并以党的二十大精神为指引，将具有时代特性的材料案例融入其中，强化职业能力培养和素质养成；以"做中学、学中做"行动导向教学实施，设置"任务实施"，将学转化为用，强化学生专业能力培养。本教材为书网融合教材，纸质教材中有机融合 PPT、微课、题库、本章小结等数字资源，便于教师多元化教学和学生自主学习。

全书包括 12 个项目，含 38 个任务和 17 个实训。12 个项目分别为导论（林薇）、组织与人员管理（孙国君、董作军）、药品采购、储存与养护（周静、余莉）、药品调剂（付文晶、高艳丽）、药品管理（柳飞、林薇）、静脉用药集中调配（于迪）、临床药学与药学服务（马俐丽、徐锦龙）、药物临床应用管理（黄静、白庚亮）、药品遴选与综合评价（饶跃峰、郝星）、药物临床试验管理与上市后再评价（叶朝辉）、医院药学信息（黄静）、医院药事管理质量改进（林薇）。

教材编写过程中，我们汲取和借鉴了大量的政策法规、技术指南、指导原则、专家共识和专著论文等资料，编写过程得到各位编者所在单位专家和领导的大力支持，在此我们表示由衷的感谢！由于编者学术水平与经验有限，教材难免存在疏漏之处，恳请广大读者批评指正。

编　者
2023 年 10 月

导　论

PPT

学习目标

【知识目标】

（1）掌握医院药学的概念和内容。

（2）熟悉医院药学的发展阶段。

（3）了解医院药学的历史和发展趋势。

【能力目标】

能把握医院药学的发展趋势。

【素质目标】

培养患者为中心、与时俱进的职业精神。

任务一　医院药学的内容与特点

医院药学（hospital pharmacy）是以药学理论为基础，以患者为中心，研究医院药学活动及其规律，保证药品质量和合理用药的综合性应用学科。医院药学既有药学、临床医学等自然科学的属性，也有管理学、经济学、医学伦理学等社会科学属性，是多学科交叉融合的产物。

医院药学的日常工作由药学部门负责，包括药品管理、药品供应、药品调剂和药学技术服务等。随着医疗卫生体制改革的深化和医院药学的发展，医院药学工作模式正在从传统的药品供应向技术服务转型，医院药师的工作重心转变到"以患者为中心""安全、有效、经济、适当地用药"方面。

一、医院药学的内容

当前，我国医院药学的主要内容可以概括为医院药事管理、药品供应与质量管理、药品调剂、医院制剂、临床药学与药学服务、药物临床应用管理、药学信息、药物临床试验、医院药学科研等。

（一）医院药事管理

《医疗机构药事管理规定》（卫医政发〔2011〕11号）指出，医疗机构药事管理是指医疗机构以患者为中心，以临床药学为基础，对临床用药全过程进行有效的组织实施与管理，促进临床科学、合理用药的药学技术服务和相关的药品管理工作。医疗机构需设置药事管理与药物治疗学委员会（组），药事管理与药物治疗学委员会（组）应当根据国家及各级卫生行政部门有关医院药事管理的法规，建立健全本单位的相应工作制度，对医院药学各环节和各部门进行科学管理。运用科学管理的理论和方法，规范药事行为，促进持续改进，使医院药事活动制度化、规范化、标准化。医院药事管理包括组织机构管理、人员管理、制度管理、业务技术管理、质量管理、用药管理、信息管理等。

（二）药品供应与质量管理

药品供应即结合临床药物使用动态，做到药品合理采购、储存及养护。医院药学部门根据临床用药需要，分析药品的消耗规律、使用趋势、库存比例等，制定采购计划，合规采购药品，保持合适的库存量。经严格规范的药品验收、储存和养护，为各用药部门提供质量合格的药品。特殊药品的管理、药品的效期管理、易混淆药品的管理和高警示药品的管理等贯穿在药品供应、调剂、使用全环节中。

（三）药品调剂

药品调剂是药师认真审核处方或用药医嘱，经审核合格后调剂配发药品的过程。处方调剂过程中应严格执行《处方管理办法》，做到"四查十对"，避免调剂差错。发出药品时应当告知患者用法用量和注意事项等，指导患者合理用药。

静脉药物集中调配也是调剂工作之一。医疗机构药学部门根据医师处方或用药医嘱，经药师适宜性审核后，由药学专业技术人员按照无菌操作要求，在洁净环境下对静脉用药物进行加药混合调配。静脉药物集中配置可以预防职业暴露，提高静脉输液质量，保证患者用药安全、合理。

（四）医院制剂

医院制剂是医疗机构根据本单位临床和科研需要，依照规定的药品生产工艺规程配制的符合质量标准、自用的固定处方制剂，是医院需要而市场没有供应的药物制剂。医院制剂曾经为公众的防病治病做出重要贡献，随着医药工业的快速发展和监管要求的变化等，目前总体处于萎缩状态。

（五）临床药学与药学服务

临床药学是医院药学工作的重要组成和发展方向，其核心是合理用药。临床药师深入临床，参与临床药物治疗，参加查房、会诊、病例讨论和疑难、危重患者的医疗救治，协同医师做好药物遴选，对临床药物治疗提出意见或调整建议，与医师共同对药物治疗负责；开展药学查房，对重点患者实施药学监护，为患者提供药学专业技术服务；结合药物与患者情况进行个体化药物治疗方案的设计与实施，包括特殊人群的用药方案设计、药物血药浓度监测与用药调整、药物基因检测指导个体化用药等。

医疗机构药学服务是指由医疗机构药学专业技术人员为保障患者用药安全、优化患者药物治疗效果和节约治疗费用而进行的相关服务，旨在发现和解决与患者用药相关问题。药学服务对象包括门急诊患者、住院患者、医务人员及与医疗机构签约的居家患者。药学服务涉及门诊、住院、居家三种场所，面向患者的包括但不限于药学门诊、处方审核、药物重整、用药咨询、用药教育、药学查房、用药监护、居家药学服务等。面向医务人员的主要是合理用药培训和咨询服务等。

（六）药物临床应用管理

合理用药是医院药学的目标，合理用药的实现还需要药师进行药物临床应用管理。药师参与药品遴选与处方集制定；开展抗菌药物临床应用监测，实施处方点评与超常预警，超说明书用药管理，开展临床药物综合评价，促进药物合理使用；开展药品不良反应（adverse drug reaction，ADR）和不良事件的监测、报告等工作。药物临床应用管理的内涵在不断扩大，近年来新增了抗肿瘤药物的临床应用监测、重点监控药品的管理等。

（七）药学信息

药学信息服务涵盖对药学各种信息的收集、保管、整理、评价、传递、提供和利用，为医护人员、患者、医疗质量管理和医疗机构行政决策提供信息支持。药学信息工作还包括药学信息系统开发与管理，协助建立药物治疗决策、合理用药管理信息系统，以及开展药学信息分析、数据挖掘等研究。

（八）药物临床试验

药物临床试验，指以人体（患者或健康受试者）为对象的试验，意在发现或验证某种试验药物的临床医学、药理学以及其他药效学作用、不良反应，或者试验药物的吸收、分布、代谢和排泄，以确定药物的疗效与安全性的系统性试验。以药品注册上市为目的的药物临床试验需要在符合资质的医疗机构内开展，称为药物临床试验机构。药物临床试验机构是新药临床试验的主要载体，需要严格按照有关法规对所承担的临床试验项目进行管理，包括立项评估、质量管理和控制、接受申办者和药品监督管理部门监督和检查，并对检查的质量进行评估等。

（九）医院药学科研

医院药师结合临床、患者和工作实践，开展研究，应用新知识和新方法改进用药，提高专业水平，促进学科发展。科研选题着眼于解决临床用药中的实际问题，改善、提高药学服务水平和质量。研究内容涉及医院药事管理、药理学、临床药学动力学和药效学、临床药学、药物经济学、药物利用研究与评价、药物信息学、社会药学等。

医院药师根据以上工作内容可以细分为各个岗位，药品供应与质量管理对应岗位包括药品采购药师、库管药师、质量管理药师等；药品调剂对应调剂药师、静配药师；临床药学、药物临床应用管理主要对应临床药师；药物临床试验对应药物临床试验药师。药学服务、安全监测、药学信息与医院药学科研是所有医院药师需要掌握的知识与技能。医院药学内容也与药师职称考试、执业药师资格证书、1＋X药品购销职业技能等级证书等对接。

二、医院药学的特点

医院药学是以患者为中心开展药学服务工作，是医院医疗活动的重要组成部分，具有综合性、实践性、时代性等特点。

（1）综合性：医院药学是医药结合的产物，药物治疗是医药学知识的综合实践，并具有社会性。医院药学是建立在药学、医学、社会学、管理学、计算机与信息学科等多学科之上的综合性应用学科，在多学科交叉融合中完善自己的理论体系、拓宽学科的边界。

（2）实践性：临床实践是医院药师工作的核心和根基。医院药师直接面向患者，参与患者的治疗、提供药学服务，为患者用药安全有效保驾护航。医院药学的学科体系建立与发展、科学研究的开展，都以提高合理用药水平为目的，具有很强的实践性。

（3）时代性：医学、药学发展日新月异，治疗方案推陈出新，要求药师不断学习、掌握最新知识。信息化、数字化、自动化等给医院药学工作带来了管理理念、工作模式的变革，例如信息技术和人工智能应用于药品调配、合理用药、辅助治疗监测等方面。因此，医院药学也是一门与时俱进的具有时代特征的学科。

三、医院药学的作用

医院药学是医疗工作的重要组成，是保证患者用药安全、有效、合理的核心环节。药品是完成医疗工作的重要物质基础，确保提供安全有效、价格合理的药品和保障药品的供应是药学部门的基本工作之一。医院药学专业技术向临床延伸，药师深度参与临床药物治疗，"用好药、管好药"同样也是药学部门的核心工作。药师面向患者、医务人员，以合理用药为目的，提供药学技术服务，提高药物治疗水平和医疗服务质量。

医院药学是医疗质量的有力保障。药学部门既是技术部门，也是管理部门，药学部门有贯彻执行药政法规和实施医院药事管理的职能，特别是工作重心向临床药学和药学服务转移后，管理职能愈加明显。医院药事管理既有药学部门的自身管理，包括药品的采购供应管理、调剂管理、人员管理、药学服务质量管理等；也有对医院各科室药品质量和使用的管理，包括处方点评、病区备药管理、药物使用合理性管理等。

医院药学是医院服务工作的重要窗口。医院药学工作直接面向患者，特别是调剂药师和临床药师，其业务水平、职业道德代表医院的形象，反映医院的整体管理水平。医院药师需要适应药学服务模式的转变，不断提升职业能力和职业素养，为患者提供满意的医疗服务。

任务二　医院药学的形成与发展历程

一、医院药学的起源与发展

医院药学的发展经历了漫长的探索与实践。公元754年，阿拉伯人在巴格达城建立药房，被认为是当时独立配制与发售药物的专门机构。有史料记载，该城在9世纪前半叶，药师开始成为一种独立的职业。1407年，意大利城热那法典对药师做出明确的要求与规定，那时的药师已经成为法律认可的一种专门职业。

早期的医学和药学常常是医药不分家，传统医生既要看病又要配药。我国医药学从神农尝百草治疗人类疾病开始，医药不分，行医兼售药。古代学医要先熟读本草，同时学习采药、制药、配药、煎药等。医药分设始于周，据《周礼·天官》记载，当时已有正式的藏药机构，并设管理医和药的各种官职。宋神宗熙宁九年（公元1076年），设立惠民和剂局，其规模与官办性质，堪称世界上第一所公办药房。同样，18世纪前，美国的药房被称为"医生商店"，就是医生在看病的同时，向病人供应自己配制的药剂。直到1870年后，美国有少数化学家和药物学家开店出售他们自制的药物与药物制剂，这时才称为"药店"。

19世纪后期，西医传入中国，各地建立的医院设有药房，当时的药房主要是照方抓药。辛亥革命（1911年）后，医院药房逐渐发展，药房工作人员素质有所提高，药房设备条件亦有改善，开始具有较正规的制剂室，能配制一般常用制剂，如合剂、搽剂、片剂、丸剂、软膏等。

20世纪50～60年代，世界范围内发生多起药害事件，人们开始关注药品不良反应，医院药学也逐渐向临床药学发展。1964年，Francke发表医院药学服务指南，首次提出了临床药学（clinical pharmacy）工作模式。1969年，美国药学会的职业道德准则明确规定：药师应把患者的健康和安全作为首要任务，应向每个患者充分提供自己的专业技能。此后，药师的工作重心由发药窗口转移到病床边，医院药师逐步开展了治疗药物监测、临床用药咨询、查房和疑难病症会诊、药品不良反应监测和报告等临床药学工作。

1989年，Hepler和Strand两位教授发表了题为"药学服务的机遇和责任"的文章，明确提出了21世纪药学的使命是药学服务（pharmaceutical care，PC）。药学服务是药师与患者及其他医护人员合作，设计、实施和监测将会对患者产生特定治疗结果的治疗计划。医院药师通过药学服务参与药物治疗，有助于改善患者生存质量的既定结果，包括消除和减轻患者的症状，阻止或延缓疾病进程，治愈疾病，预防疾病或症状的发生。

二、我国医院药学的发展历程

我国医院药学主要经历了传统医院药学阶段、临床药学阶段和药学服务阶段，当前的医院药学呈现传统医院药学、临床药学和药学服务并存的局面。

（一）传统医院药学阶段

传统的医院药学阶段主要以药品调剂和制剂配制为主。20 世纪 70 年代前，基本是以药品调配为主的阶段，医院药房中心工作是保障药品供应。因当时制剂工业不发达，许多散剂等要临时进行混合、称量、分包、装袋、写服用说明，检查后方可发出。液体制剂、软膏等也都要临时配制。手工操作多、效率低，且质量难以保证。医院药师严重缺乏，药房设备条件差；药师难以发挥应有的技术，职业地位较低。

70 年代后，进入以制剂业务为主的阶段，医院制剂品种从数十种到数百个，剂型从外用、内服制剂到注射剂乃至大输液，从西药制剂到中药制剂，满足临床医疗需求。2001 年，国家药品监督管理局颁布《医疗机构制剂配制质量管理规范》（局令第 27 号）；2005 年，发布《医疗机构制剂注册管理办法》（试行）（局令第 20 号），针对医院制剂生产全过程的质量控制、注册管理制订了管理标准。在特定时期，医院制剂发挥了积极作用，有效补充了临床需要而市场上没有供应的药品。但 21 世纪以来，随着我国制药工业迅猛发展，医院制剂的生产效率、质量管理、设备更新、技术应用等，都落后于制药企业，医院制剂逐步减少、萎缩。

调剂服务直到目前仍然是药学部门的基础工作之一。借助于医院信息系统的建立与健全，以及自动发药系统的引入，调剂服务越来越便捷、高效。2006 年，中国药学会《中国优良药房管理规范》出台，为药房的管理与服务提供行业标准。除调剂外，医院越来越重视用药指导与用药交代，提高患者用药的有效性、安全性与依从性。

（二）临床药学阶段

国内的临床药学工作，萌芽于 20 世纪 60 年代。1963 年，在制定国家科技十二年规划有关药剂学课题时，曾列入"临床药剂学"内容；1964 年，汪国芬、张楠森、钱漪主任药师等在全国药剂学研究工作经验交流会上首先提出开展临床药学工作的建议。此后药学界专家多方面努力推动临床药学学科建设和临床药师培养。

20 世纪 80 年代后，医院药师开始进入病房，开展治疗药物监测、药物情报咨询、药品不良反应监测与报告，参与临床药物治疗，协助医师选用药物、制订合理的给药方案等，临床药学逐渐成为医院药学工作的重心。这个时期，我国各医院的临床药学发展不平衡，部分三级医院和个别二级医院开展了相关工作，临床药学总体发展较为缓慢。

2002 年，卫生部和国家中医药管理局颁布的《医疗机构药事管理暂行规定》中，明确提出"开展以合理用药为核心的临床药学工作""逐步建立临床药师制"。2004 年起，各高校开始培养临床药学专业硕士和博士研究生，2015 年临床药学专业被列入本科专业目录。2005 年，卫生部启动了"临床药师培训试点基地建设"，并遴选了临床药师培训试点基地，拉开了临床药师规范化培训的帷幕。2011 年印发的《医疗机构药事管理规定》对医疗机构应配备的临床药师标准、临床药师的资质、药师的工作职责等做出明确规定。此后，临床药学得到快速发展。

我国的临床药学从无到有，从城市大型医院向基层医院延伸，在原有的药品采购与保管、调剂、调配、制剂等工作基础上，逐步朝面向患者的临床药学、治疗药物监测及药学服务等方向拓展。临床药学已经成为医院药学的重要组成部分，临床药师协助医生和患者合理用药，降低患者医疗费用，提高医疗质量。

（三）药学服务阶段

20 世纪 90 年代中期，药学服务的理念传入我国，胡晋红教授提出的"全程化药学服务"概念获得较普遍的认同。药学服务框架下，药师与患者、医护人员及其他专业人员进行合作，药师增加对药物使用控制的职能，以及为达到改善患者健康和生活质量这个特定目标而提供服务。2021年国家卫生健康委员会印发《关于医疗机构药学门诊服务规范等5项通知》，对药学门诊、药物重整、用药教育、药学监护、居家药学5项药学服务提出服务规范，为医疗机构规范药学服务行为、提升药学服务水平指明了方向。

药学服务包括用药前的宣传、教育；用药过程中的顾问、监测及用药后的监测与评价。药学服务的特点包括：①服务对象，不仅是患者，也包括公众；②服务内容，由单纯的治疗发展到预防、保健、康复、治疗，并且贯穿药物治疗全过程；③服务地点，不再局限于医院，而是走进社区，走入家庭；④服务时间，突破就诊时间，借助互联网＋平台，随时可以提供药物服务。

国内医院药学经过多年发展，产生了很多新理论、新方法和新技术，成绩斐然。一是培养了一批医院药学人才，特别是近年来的临床药师规范化培训和临床药师制的建立。目前全国各级医院纷纷建立临床药师制度，配备相应数量的临床药师，与医生护士组成治疗团队，参与临床药物治疗，提高用药安全性、有效性和合理性。二是加强药物临床应用管理，制定医院药物临床应用管理制度、参与处方点评和合理用药干预、药品遴选与评价等，临床应用管理职能日益重要。三是先进科学技术在药事管理中广泛应用，包括自动调剂设备、处方审核信息系统、基因检测技术等，促进医院药学迅速发展。四是成立了医院药学和药事管理相关的专业委员会并创办了医院药学类期刊杂志，为学术研究和交流搭建了平台。

🔗 **知识链接**

医院药学相关专业委员会

在我国医院药学的发展过程中，相关的行业协会、学会是联系药学工作者的纽带，推动医院药学的学术交流和学科发展。主要的专业委员会包括中国药学会医院药学专业委员会、中国医院协会和中华医学会临床药学分会等。各专业委员会发挥专家资源和信息资源优势，开展医院药学相关研究；围绕医院药学科学、技术和管理热点问题，召开学术会议和交流活动，拓宽合作形式，搭建学术研讨交流平台；组织专业培训，培育医院药学人才，中国医院协会和中华医学会临床药学分会都牵头进行临床药师规范化培训。

国内外药学界普遍认为，未来的医院药学是一项以患者健康为目标，以"药学服务"为重点的药学专业技术工作。药学服务要求药师定位从以"物"为中心转向以"人"为中心，从药学部门内的局部管理转向医院合理用药的系统管理，甚至走向社会，为公众提供服务；专业水平走向"精"与"深"，结合临床需求，提升专业能力；及时了解医药学的新进展，加强学习，努力成为具备多学科知识的新时代药师。

任务三　医院药学现状与展望

一、医院药学现状

医院药学经过多年发展，取得不少成绩的同时，也存在学科地位不高、药师个人能力有待提高、药师价值难以体现等问题。

（一）医院药学学科地位

目前，医院药品"零差价"制度的执行，医院药学原本的营利功能受到了显著的影响，药学的学科地位、药事管理似乎都呈现出被弱化、被边缘化的发展趋势，存在诸如药学学科建设重视程度不够、药事管理机制不健全、药学学科建设及药事管理模式单一等问题。在此背景下，医院药学学科发展应重视人才队伍、组织构架、药学部的现代化与信息化、医院药学的内涵等建设，通过自身能力和作用提升，助推地位提高。

（二）药师队伍建设和自身能力

目前，我国仍缺乏高水平的医院药师队伍，部分药师的观念未转变到药学服务中来，并存在能力不足的问题。国家需要加大高水平药师的培养和教育工作，吸引有能力的人才投入到药学服务工作中。现有医院药师必须更新理念、拓宽视野、提高素质、加强能力，不断学习不断更新知识储备，提高药学服务能力。加强宣传和沟通，精准对接药学服务需求，与医生护士建立紧密合作关系，切实为患者服务。

（三）药师价值体现

医疗服务收费中与医院药学有关的收费项目仅有血药浓度监测、抗肿瘤化疗药物/肠外营养液集中配置、中药调配加工等，而用药咨询及临床药学等一系列药学服务工作均未涉及收费。好在《全国医疗服务项目技术规范（2023年版）》于国家层面首次纳入药师门诊诊察，处方/医嘱药品调剂，住院患者个性化用药监护3个药学服务收费项目，这无疑有助于体现药师知识技术的价值。医院药品零差价、收取药事服务费，不仅有助于减轻患者的用药经济负担，还有助于患者接受更专业、更全面、以人为本的药学服务。

二、医院药学展望

我国医院药学事业呈现良好发展态势，历经新医疗体制改革政策的洗礼后，专科发展水平仍有较大的改进和提升空间。新医改对医疗机构药学服务能力提出了新要求。网络化、信息化、大数据时代背景下，药事管理信息化发展是药学服务的精髓和趋势；临床药师是临床诊断和治疗的关键枢纽；科研是学科发展的重要基石，也是医院的核心竞争力。

（一）药品保障调剂工作方式转变

自动化药品调剂配发设备更多地应用于药学部门，大幅提升药品调剂的效率和准确性。医院药学部门使用先进的库存管理技术、条形码和射频技术，实现采购和供应的自动化。自动分包装机、自动发药机可实现单剂量摆药，降低用药错误。调剂不再是传统意义上的照方取药、发药，调剂工作模式将由传统的保障供应型向技术服务型转变，在提供药品的同时提供用药信息和用药指导。药师发挥专业技术作用，更加注重处方审核，对不规范处方和用药不适宜处方进行干预，以促进合理用药；提供用药咨询，实施用药指导和教育，设立药师门诊。

临床静脉输液集中调配和供应，提升静脉输液成品的质量。静脉用药调配中心也向信息化、自动化转变，包括智能审方系统、智能摆药系统、智能贴签系统、智能配液系统、智能分拣系统等。这些自动化设备代替大量的人工操作，可以减少差错、提高效率，同时更利于职业防护。

利用现代技术装备药房，创新服务模式与优化工作流程，为患者提供完善的医院药学服务：配备温湿度自动监控系统，提高温湿度记录的准确性，更好地保证药品质量；智能药柜用于病区备药的管理、智能药品管控系统用于毒麻精药品的管理，实现药品入库、发放、传输、使用的闭环管理，提高工作效率，降低药品管理风险。

（二）临床药学和药学服务迅速发展

随着人们对自身的保健、医疗、生命质量的关注度越来越高，以及国家新医改政策的深入推行，临床药学技术服务和临床药师的需求将逐步提升。随着临床药师制建设的推动和临床药师规范化培训的推进，临床药师数量快速增加，人才能力不断提升，临床药师在临床药物治疗中的作用已经显现。随着医院药学职能的扩大，专职临床药师数量明显增加，药师的知识结构也将得到重塑。在高等学校临床药学教育和临床药师在职岗位培训的双轮驱动下，临床药师向专职化和专科化方向发展。

药学服务是医院药学新的工作模式，也是新的历史使命。药学服务的内容不仅包括医疗机构内的药学门诊、处方审核、药物重整、用药咨询、用药教育、药学查房、用药监护，还可以延伸到居家药学服务。居家药学服务即为患者居家药物治疗提供个体化、全程、连续的药学服务和普及健康知识，开展用药评估、用药教育，帮助患者提高用药依从性，保障药品贮存和使用安全、合理，进而改进治疗结果。药学服务的对象不仅是医院的患者、医务人员，还可以拓展到互联网-药学服务，患者可以随时随地享受远程药学服务。

（三）新技术广泛应用

借助信息化技术的发展，药事管理数字化进程不断推进，建设了药品信息查询系统、处方审核系统、抗菌药物管理系统等信息化系统。医药网络信息系统的应用，不仅可为医院工作人员提供国内外药品信息，也促进药品管理、用药管理及科研教学进入全新的管理模式，提高医院药物治疗质量与合理用药水平。合理用药临床决策支持系统或处方审核系统，用于处方/医嘱审核，拦截不合理处方/医嘱，提高审方效率；使用移动药学查房终端，提高药学查房的便捷性与时效性；借助网络平台建设，为用药咨询提供在线资料检索以及网络药学服务，还可以通过手机 APP 提供更便捷的药学服务。还有抗菌药物管理系统，可以通过信息系统协助抗菌药物处方权、特殊级抗菌药物会诊、围手术期抗菌药物预防用药管理等。

新的分析检测技术用于血药浓度监测、药物基因组学检测等助力患者用药方案个体化，提高治疗疗效，保证用药安全。血药浓度监测与药物基因组学有机结合，不仅能为患者选择最合适的药物、最合适的剂量，而且在治疗过程中可维持在合适的治疗浓度，真正实现个体化用药和精准治疗。

（四）医院药学科研深入开展

医院药学研究突出临床实践性和应用性，以患者为中心，围绕药物的合理应用、患者的用药安全，结合临床实际，开展临床的综合评价、药物经济学评价、药动学、生物利用度、药物临床安全性、个体化给药和药物应用评价等研究。新的分析检测技术在医院药学研究中被广泛使用，药物基因组学、药物作用机制、药物作用靶点及药物体内代谢的个体差异等研究得以纵深发展。研究结果有利于推动医院药学学科发展，并最终为患者用药服务。

（五）药师业务素质逐步提高

医院药师要转变理念，提升自身业务素质。未来医院药师应：①具有良好的药学职业道德和职业素养；②掌握系统的医学、药学专业理论知识，熟悉社会学、管理学、计算机与信息学科基础知识；③具备正确理解、广泛宣传、落实执行药事法规的能力；④具备全面的医院药学技能，包括正确遴选、鉴别和选择药品的能力，规范药品质量管理和调剂的能力，药物治疗设计、监测、评价的能力，以及及时获取、甄别和使用药物信息的能力等；⑤具备结合临床开展应用性药学研究，参与药物临床研究的能力；⑥具备沟通能力、持续学习能力、创新能力等。药师可通过在职岗位培训、继续教育和自学等不断提高自身的业务素质。

医院药学具有广阔的发展前景与更多的提升空间。随着我国医疗卫生体制改革的深入，合理用药和药学服务需求的日益增加，医院药事法规体系将更加完善；医院药师的人才培养体系将更加适应发展要求；服务项目与技术更加符合时代对学科发展的需要，药师的水平不断提升，提供的服务更加专业化、多元化，真正承担起患者药物治疗的责任。我们在医院药学的发展中要坚持守正创新，医院药师要"紧跟时代步伐，顺应实践发展，以满腔热忱对待一切新生事物，不断拓展认识的广度和深度"。最终，医院药师的专业价值得到实现，真正成为多学科治疗团队中不可或缺的一员，成为推进健康中国建设的中坚力量。

目标检测

答案解析

一、选择题

（一）单选题

1. 传统医院药学的工作重点是（　　）

　　A. 药事管理　　　　　　　　　　　　B. 药品调剂

　　C. 临床药学　　　　　　　　　　　　D. 静脉用药集中调配

2. 现代医院药学工作的根本和核心是（　　）

　　A. 保证安全有效的药品供应　　　　　B. 药物利用评价

　　C. 以患者为中心开展药学服务　　　　D. 加强治疗药物监测

（二）多选题

1. 医院药学的特点包括（　　）

　　A. 综合性　　　　　　　　　　　　　B. 实践性

　　C. 时代性　　　　　　　　　　　　　D. 理论性

2. 医院药学的发展趋势包括（　　）

　　A. 药品保障调剂工作方式转变　　　　B. 临床药学和药学服务迅速发展

　　C. 新技术广泛应用　　　　　　　　　D. 医院药学科研深入开展

　　E. 药师业务素质逐步提高

二、简答题

简述医院药学的工作内容。

三、项目拓展

在医院药学目前的形势下，一方面，简单重复的工作日益被自动化、智能化的设备取代，另一方面，药学服务的需求在不断增加。作为医院药师，应该如何更好地适应未来发展的趋势？

（林　薇）

书网融合……

微课　　　　　　　　　本章小结　　　　　　　　　题库

项目一　组织与人员管理

PPT

学习目标

【知识目标】

（1）掌握医院药学部门组织机构与职责。

（2）熟悉医院药学专业技术人员的任职条件与岗位职责。

（3）了解医院药事管理与药物治疗学委员会的组成与职责。

【能力目标】

能绘制医院药学部门的组织机构图。

【素质目标】

培养守法诚信的职业道德。

任务一　药学部门组织机构和人员

岗位情景模拟

情景描述　作为一名即将毕业的药学专业学生，小张在某市医院药学部实习了半年。他分别在中药房、西药房、住院药房、药库等不同的工作岗位上进行了轮转学习，熟悉了各岗位的工作职责和操作程序，了解了医院药师的专业能力要求和素质要求。

讨论　1. 药学部（科）如何设置管理组织机构，其职责如何？

　　　　2. 医院药学人员有哪些技术职称及其主要工作职责如何？

一、医院药学部门组织机构与职责

（一）医院药学部（科）的组织机构

1. 组织机构设置原则　药学部门的组织结构和人员配置，应该根据医院的职能、任务、规模、性质以及医院药学学科和药学部门的专业发展情况，进行全面的考虑，并遵守以下原则。

（1）根据医院职能　医院的基本职能是预防、医疗、康复、保健、教学、科研等。因为各医院的功能、任务、规模存在差别，设置专业的不同，所以在制订药学部门结构设置与人员配置的时候，应该按照医院的不同等级和不同的任务、性质、功能和规模等因素，并结合实际情况来确定。

（2）结合"以患者为中心"服务的需求　制订以患者为中心，以提供高质量的药学服务为原则，来制订组织结构与人员配置，以保证预防、医疗、保健等中心工作的顺利完成。

（3）根据工作量的需求　与医院各项工作相结合，以药学部门工作任务量的大小为依据，对药学部门药品调剂、药物制剂、药品供应、临床药学、药学技术服务、药事管理、药学教育、药学研究等任务和其他工作量进行确定，从而确定药学部门组织机构的规模和人员编制。

（4）根据学科建设和人才培养的需求 在制订药学部门组织机构与人员编制的时候，要以医院药学和药学人才动态发展为依据，对接临床药师发展要求，以有利于人才培养，构建出一个合理的人才梯队，促进医院药学学科的发展。

（5）根据医疗卫生事业发展的需求 伴随着经济的发展，科技的进步，以及改革开放的不断深化，医疗卫生事业得到了长足的发展。药学部门除了药品采购供应、药品调剂、药物制剂等工作之外，还广泛开展了临床药学和药学服务工作。例如，临床药师对临床药物治疗的参与、个体化给药的药物基因组学研究与测定、促进合理用药的处方点评与用药评价、静脉用药集中调配与合理使用等。为适应医院药学工作的发展和新的工作、新的课题的需要，对组织结构进行相应的调整和配置。

（6）符合国家相关法律、法规、规章的规定 按照原卫生部发布的《综合医院组织编制原则（试行草案）》《医疗机构药事管理规定》和其他有关规定，合理安排药学部门的编制和人员配置。非药学专业的技术人员，不能从事本专业的工作。

2. 组织机构模式 药学部门要根据医院的规模、任务和实际需要，设置相应的科（室），一般设置：中（西）药房、静脉用药调配中心（室）、制剂室（普通制剂、灭菌制剂和中药制剂等）、药品检验室、中（西）药库、药学研究室、临床药学室等，并设有科（室）主任。

《医疗机构药事管理规定》（卫医政发〔2011〕11号）明确指出，医疗机构应当根据本机构的功能、任务和规模，设置相应的药学部门，配备和提供与药学部门工作任务相适应的专业技术人员、设备和设施。三级医院设置药学部，并可根据实际情况设置二级科室；二级医院设置药剂科；其他医疗机构设置药房。

（1）三级综合医院 以目前国内三级医院药学部门的现状为基础，药学部可以设立临床药学科、调剂科、药库、制剂科、药物临床试验机构等二级科室，并在需要时设立相应的功能室（图1-1）。临床药学学科设置：临床药学室、治疗药物监测室、药学信息中心、审方中心等；调剂科室设置有门诊（中）药房、急诊药房、住院（中）药房等；根据开展中药工作情况，可以考虑中药调剂是否设科；设立"静脉用药集中调配中心"（pharmacy intravenous admixture services，PIVAS）的药学部，要根据其任务、规模、工作量和药师参与静脉用药工作的情况，确定是否有必要设立独立的科室。规模较小的三级医院，可以只有一个药学部，不设二级科，或者设置药剂科即可。

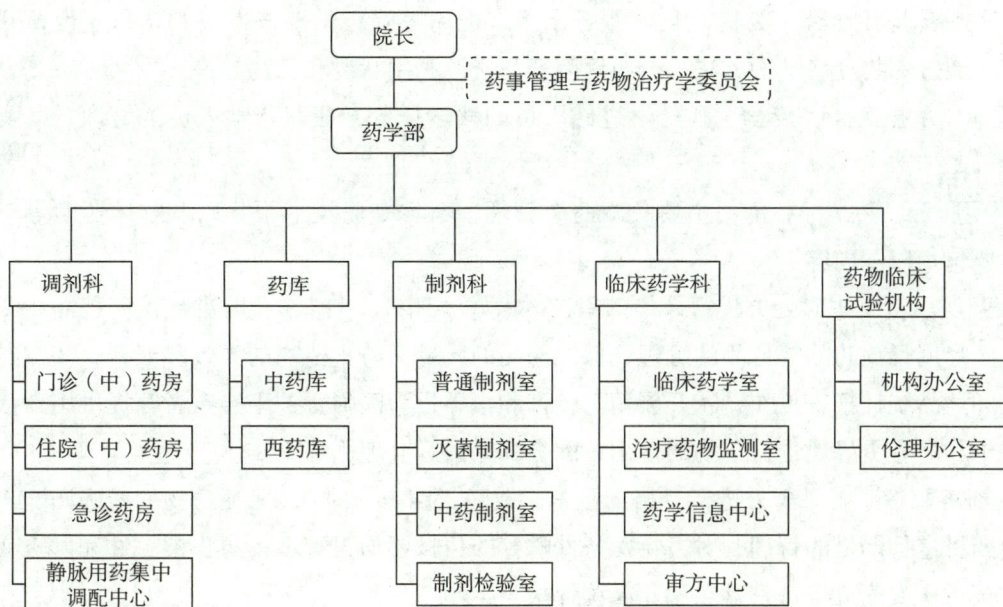

图1-1 三级综合医院药学部门机构设置

（2）二级综合医院　在"二级综合医院"的管理中，可以在药学部门设立药剂科，下设药品调剂室、临床药学室、药库等。以医院的部门设置需要为依据，药品调剂室包含门诊药房、急诊药房、住院药房等，每个功能室可以设立一名组长，并由科主任直接领导。

（3）一级医院、社区卫生服务中心及乡镇卫生院等基层医疗机构　城镇、乡镇一级医院、一级城镇社区卫生服务中心与医疗服务站、乡镇卫生院等基层医疗机构可以设置药房。主要工作是做好药品的调配工作，并保证药品的供给，要从药学专业的角度，对药品不良反应/事件进行严密的预防，并对患者进行用药安全教育，为其提供专业的药学信息咨询服务等。

（二）医院药学部（科）各部门职责

1. 药学部（科）职责

（1）制订并实施药品管理体系　要严格落实《中华人民共和国药品管理法》等相关法律、法规，建立健全并落实医院药品的供应、配置、使用和监督管理体系。

（2）建立药事管理制度　负责医院药事管理与药物治疗学委员会（组）的日常工作，完善药事管理有关的各种工作制度及技术操作规程，对全院的药事管理工作进行全面的监督。

（3）保障药物供给　以医院的医疗和科研需求为基础，依据医院的采购目录，制订药品采购计划，并做好药品的采购、保管、供应工作。

（4）调剂及制剂　根据医生的处方，对处方进行及时准确的审核和调配，并根据相关规范制备制剂。

（5）药品质量管理　医院应建立完善的药品质量保障体系和监督检查体系，以保证药品的质量。

（6）指导临床合理用药　开展临床药学工作，对临床合理用药进行指导和督促，对治疗药物进行监控，帮助医生制订个体化给药方案，保证患者用药安全、有效、经济、适当。开展新药试验和药品疗效评价工作，收集、监测药物不良反应，及时向医院药事管理与药物治疗学委员会（组）报告，并对需要改进和淘汰的临床用药品种进行建议。

（7）药物临床应用研究　为提高药学服务水平，推动医院药学事业发展和学科建设，开展相关药学科研工作。通过药物经济学的方法，分析医院药品资源利用状况和用药趋势。

（8）教学　承担医药院校学生和药学进修人员的教学任务、在职药学人员的培训，以及基层单位的技术指导等工作。

2. 各部门职责　药学部各部门主要负责药事管理、药学专业技术服务以及临床药学等工作，其涵盖的职责主要包括以下内容。

（1）西药房职责　①对处方进行严格的审核，做好"四查十对"，及时准确调配药品。②加强对麻醉、精神和医疗用毒性药品等药品的管理，保证药品的质量，防止药物的失效和浪费。③按时认真完成好每月盘点和药品统计报表工作。④开展用药咨询和指导，为医师、护士、患者等提供用药信息，以帮助医生、护士和患者更好地进行药物的使用，配合临床做好合理用药工作。

（2）中药房职责　①对药方进行严格的检查，做好"四查十对"，保证药物的准确调配。②对有毒药材、名贵药材进行严格的管理，对需特殊条件贮存的药材要加强管理，防止被虫蛀和发霉变质，保证其品质。③按时认真完成好每月盘点和药品统计报表工作。

（3）药库职责　①中西药库依据医院的采购目录和临床用药需求，制订采购方案，并由药学部（科）主任审批后，上报主管院长审批，批准后执行采购。②采购药物时，要严格遵守质量验收制度，如出现质量不达标、数量不足的现象，要及时进行退换或补充。③药品要按照药品性质分类保管，做到账物一致，并要定期进行清点，以保证药品的质量。④药库的储存条件，如通风、干燥、避光、冷藏等，应与药品的质量要求相适应。易燃、易爆、易腐蚀和其他危险药品必须分开存放，应建立独立仓库。药品库房必须有防盗、防火和防自然灾害等措施。⑤按"先进先出"和"近期先出"原则发放药品，两人核对无误后并签字，保证药品质量。

（4）静脉用药集中调配中心（室）职责　①制定并健全静脉用药集中调配中心（室）的各项管理体系和制度。②负责医院内部分或全部住院患者和门、急诊患者的静脉输液调配工作。③严格执行审方、摆药、调剂、核对等岗位的规范操作程序，根据医生的医嘱，准确、及时地调剂，并确保调剂的质量。④建立并完善静脉用药集中调剂中心（室）员工的健康记录。

（5）制剂室职责　①制定并健全制剂室的各项制度。制剂室负责人对制剂室的业务、技术及药品制剂的质量管理并负责。②根据操作规范，进行各项制剂的配制。在制剂制作的整个过程中，每个步骤都要有完整的记录，并且要对各种异常的情况，如实地进行详细的记录。③制剂配制完成并经检验合格后，必须严格执行分装和包装的记录和检查。④配制过程中所使用的原料、辅料、与药物直接接触的容器、包装材料等，均须符合药用要求。⑤制剂工作人员要进行定期的体检，并要有完整的健康记录。制剂室室内、室外的卫生应由专门人员进行清洁、消毒。根据制剂室室内的工艺要求，工作人员穿着符合要求的专用工作服。

（6）药品检验室职责　①医院配制的原料、半成品、成品，应严格按质量标准取样，并及时出具检验报告。②认真详细做好检验记录，如有需要，可将样品保存于实验室内，以便进行本院制剂稳定性的研究。③做好设备仪器的定期检修、维护及保养工作。认真做好每年的校正工作，确保检查结果的准确性。④负责洁净室（区）及无菌检验室中的微生物数量及粉尘颗粒数量的监测。

（7）临床药学室职责　①开展合理用药评价和管理工作，提出用药改进建议，促进临床合理用药。②定期参与临床查房、会诊、病历讨论，参与制订临床用药方案。③加强临床用药监测，制订个体化用药方案。④做好药品不良反应的收集、监测、登记和报告。⑤向医生、护士、患者提供及时的药物咨询服务。⑥审方中心的审方药师应严格按照处方制度规定，详细查对处方上所列药品的名称、剂型、规格、剂量、用法。若发现处方不规范或不适宜，应及时与开具处方的医师联系，不得自行更改或代用。超剂量的处方须经医生签字。

（8）药物临床试验机构　①按照《药物临床试验质量管理规范》（good clinical practice，GCP）等各项法规政策要求，负责本机构药物临床试验工作的管理。②负责组织机构内各级各类人员的药物临床试验技术和法规培训。③按照GCP原则制订并完善机构严格的质量控制系统，对各专业所承担的项目从设计、启动、实施、质控、统计分析、总结等阶段进行监督与协调管理，使机构各项工作有"法"可依，保证各项临床试验工作的合法化和规范化。④组建独立医学伦理委员会，并定期召开会议，按照国家伦理指导原则规范审查在医院内开展临床试验及临床研究的伦理符合性，确保医院各项涉及人的临床试验的规范实施。

二、医院药学部（科）的人员组成及要求

现代医院药学已经从原来的以药品供应为主的工作，变成了一种技术服务，它表现出很高的科学性、严密性和复杂性。因此，合理配置药学人员队伍，是高效履行药学部（科）所承担任务的基本保障。

医疗机构药学专业技术人员按照有关规定取得相应的药学专业技术职务任职资格。与药物直接接触的药学技术人员，必须每年接受体检。有传染性疾病或其他可能会对药物造成污染的情况下，不应参与和药物直接接触的工作。

（一）医院药学部（科）主任的任职条件及能力要求

1. 药学部（科）主任的任职条件

（1）三级医院设置药学部，其主任或负责人须为具有高等学校药学专业或临床药学专业本科以上学历，并具备相应的本专业高级技术职务任职资格。

（2）二级医院的负责人须为具有本科以上学历，具备高级技术职务任职资格。

（3）除诊所、卫生所、医务室、卫生保健所、卫生站以外，其他医疗机构药学部门负责人，须具备高等学校药学专业专科以上或中等学校药学专业毕业学历，并具备相应的药师职称以上专业技术职务任职资格。

非药学专业技术人员不能担任药学部（科）主任、副主任的职务，只有依法取得了相应资格的药学专业技术人员才能从事药学专业技术工作。

2. 药学部（科）主任的能力要求

（1）专业技术能力　具有一定的专业技能，包括药学、医学、卫生经济学、药事管理等方面的基础知识。

（2）组织协调能力　药学部（科）的管理人员应具备统筹各科室工作任务、提高工作效率的能力。可以将各类人员的积极性、主动性和创造性充分发挥出来，在做好院内的横向联系的同时，还可以兼顾本部门内部的纵向管理和外部门跨专业的社会交往。

（3）开拓创新能力　药学部（科）主任作为管理者和领导者，不仅要管理好事物，也要领导好人员，关键是要思想超前，思维敏捷，方向明确，要有开拓创新的精神。

另外，作为学科带头人的药学部（科）主任，在日常工作中还应该具备统筹（筹划）工作的能力，能够引导下属解决难题，并不断总结经验，提升工作效率。

（二）药学专业技术人员的配置和要求

1. 药学专业技术人员的技术职称

在医院药学部（科）药学专业技术人员中，医院药师被划分为两种类型：中药师、西药师，职称上又划分为主任（中）药师、副主任（中）药师、主管（中）药师、（中）药师和（中）药士。各级医疗机构的药学部（科）技术人员在学历和职称上有相应的要求。

2. 药学专业技术人员的配置

《医疗机构药事管理规定》（卫医政发〔2011〕11号）对药学部门的人员配置作出以下要求。

（1）医院药学部（科）专业人员必须是所设专业相应学科的毕业生。药剂科人员岗位设置和药学人员配置，应当能够保障药学专业技术人员能发挥职能，并确保药师完成工作任务。

（2）药学专业技术人员数量不得少于医院卫生专业技术人员总数的8%。设置静脉用药调配中心、对静脉用药实行集中调配的药学部（科），所需的人员以及药品会计、运送药品的工人，应当按照实际需要另行配备。

（3）依据《医疗机构药事管理规定》，三级医院临床药师应不少于5人；二级医院临床药师应不少于3人。

🔗 知识链接 ┄┄┄┄┄┄┄┄┄┄┄┄┄┄┄┄┄┄┄┄┄┄┄┄┄┄┄┄┄┄┄┄┄┄

临床药师与执业药师

临床药师是指以系统药学专业知识为基础，并具有一定医学和相关专业基础知识与技能，直接参与临床用药，促进药物合理应用和保护患者用药安全的药学专业技术人员。临床药师是医院药师中的重要组成，是医院药学发展到一定阶段出现的一种职业岗位。

执业药师是指经全国统一执业药师考试合格，取得《执业药师资格证书》并经注册登记，在药品生产、经营、使用等单位中执业的药学技术人员。执业药师资格制度是我国职业资格制度的重要内容，执业药师考试由国家药品监督管理部门和人力资源和社会保障部门共同组织开展，与卫生行政部门和人力资源和社会保障部门共同组织的职称考试不同。目前我国的执业药师主要在药品流通领域工作。

3. 药学专业技术人员的能力要求 药学工作人员要具备良好的工作能力，掌握一定的药学专业知识，为患者提供药学服务；具备法律法规知识，充分地了解并严格执行药学相关法规、政策；具备一定的医学知识，以提供更好的药学服务。具体应具备以下工作能力。

（1）具备制订医疗机构药物采购计划、采购、验收、贮存等方面的基础知识和能力。

（2）具有良好的药事管理和药品管理的能力，能对其职责范围内的药品质量负责。

（3）具备处方审核的能力，对处方中的药品进行审核，判断其用药合理性，拒绝调配不合理的处方；具有迅速、准确地调配处方的能力，并指导患者科学合理用药。

（4）具备医院制剂的配制和质量检验能力，并负责对全院的药品进行抽样和检定。

（5）具备开展临床药学服务和用药管理的能力，通过对治疗性药物的监测，开展新药的研究，能对药物的临床疗效进行评估，对 ADR 进行监测，促进合理用药。

（6）具备指导和带教药学人员的能力，例如对科室中低年资药师和下级药师工作进行指导、解答疑问；指导进修生、实习生的教学业务；符合条件的高级职称人员可带研究生等。

4. 药学专业技术人员的素质要求 药师是一项特殊的职业，直接关系到公众的健康安全，药师需要具有高尚的职业素养，全心全意为人民服务，为我国医药行业的发展作出贡献。

（1）**高尚的职业道德** 首先，药师自身要做到爱岗敬业，精益求精。药师要不断学习新知识，提高自身的专业性，只有丰富的知识与经验才可以为人民更好地服务。做事要认真负责，保质保量，严格按照规章制度做事。诚实守信，团结同事，工作中出现差错主动纠正，主动承认错误并承担后果，如实报告不隐瞒。工作中与同事团结友爱。不以权谋私、以药谋私，做到廉洁公正，不为名利。其次，对待患者要以患者为中心，服务患者，尊重患者，关心患者，为患者提供合理的用药指导，普及正确药学知识，同时要注意患者隐私的保护工作。

（2）**严谨的工作作风** 药品是特殊的商品，药物的不合理使用或滥用可能会导致严重的不良后果，直接关系到患者的用药安全和生命安全，关系到医院医药事业的发展。所以药师要具有科学的工作作风，以严谨的态度来完成每项工作，注意自己在工作中的一言一行，一举一动，为患者合理安全用药保驾护航。

（3）**过硬的技术素养** 提供药学服务的人员一定要具有扎实的药学或中药学专业知识，充分发挥其职能作用，担负起促进人民健康的责任与义务。药师直接接触药品和患者，关系到药品的质量和患者的治疗。因此，药师不仅要不断学习药理学、药剂学、药物分析、药事管理与法规等专业知识，也要与时俱进，学习法律学、经济学、信息学等新知识、新技能。同时，医疗机构也应对药师进行继续教育，提高药师的能力，让药师以过硬的技术素养更好地为患者服务。

（4）良好的沟通交流能力　作为药师，与患者有效沟通，能积极地推动患者的合理用药。在门急诊药房和病房等许多场景中，药师直接接触患者，所以药师不仅要具有专业知识，还要有良好的沟通能力。首先药师要具有同理心，理解患者的处境与病痛，换位思考，多站在对方的角度思考问题。与患者及家属交流时，要思路清晰，理解患者及家属表达的意思，配合温和的语气、亲切的表情和耐心的态度，及时帮助患者及家属解决问题，避免不必要的医患矛盾。

（三）医院药学技术人员的培训和继续教育

医疗机构应加强对药学专业技术人员的培训、考核和管理，制订出一套旨在使药学技术人员在职业生涯中始终保持崇高医德、不断提高工作能力和业务水平、与药学学科发展保持同步的培养计划。药学专业技术人员毕业后，组织药学专业技术人员进行规范化培训和继续医学教育。

1. 继续药学教育项目的类型　当前，我国对继续医学教育（含药学）实施了学分制、分级管理等多层次管理模式。根据药学工作的特点，将其学分纳入药学技术干部的专业能力、工作业绩的考核，与职称晋升、聘任挂钩。继续教育的学分按年度进行汇总，并记录在个人技术资料库中。

对继续药学教育活动实行学分制，按工作性质将其划分为Ⅰ类学分和Ⅱ类学分。Ⅰ类学分是国家继续医学教育委员会及各省、自治区、直辖市继续医（药）学教育委员会审批和认可的或授权单位组织的项目；Ⅱ类学分是自修和参与其他形式的继续药学教育活动，如学术报告、专题讲座、技术操作演示、新技术推广、发表论文、出版专著获得的科研成果等所授予的学分。Ⅰ类和Ⅱ类学分之间不能互相替代，对初级卫生技术人员教育没有Ⅰ类、Ⅱ类的划分。

2. 岗位培训　对刚进入医院药师岗位的药学工作人员，应以能够全面胜任医院药学工作为目标，培养其思想政治素质、职业道德素质、业务素质和工作能力等，采用轮转培训的方式进行岗位培训。培训方法主要是轮转药学部（科）下属专业科（室），学习相关专业的理论知识，并进行专业技能训练。根据各大医院的特点，将培训分几个阶段，并聘请有丰富实践经验的资深药师进行指导。

3. 在职业务教育　是指医院药学技术人员在工作中通过进修、参加卫生行政部门或学术机构组织的培训班或出国学习等方式，对他们进行的短期、脱产的培训。

我国医院药学专业技术岗位培训是一项长期的工作，它可以提高医院药学专业技术人员的专业技术水平，提高综合素质，拓宽眼界和知识领域，培养能力的同时也有利于其开展学术交流。

> 🔗 **知识链接** -
>
> 药学人员与服务对象或患者之间道德准则
>
> ①敬业爱岗，尽职尽责（药学人员与患者之间最基本的道德要求）；②关心患者，热忱服务（药学职业道德准则的重要内容）；③一视同仁，平等对待；④尊重人格，保护隐私；⑤尊重科学，精益求精（药学职业道德准则的重要内容）；⑥言语亲切，态度和蔼；⑦不为名利、廉洁奉公（有良好药学职业道德的人的最低要求）。

任务二 药事管理与药物治疗学委员会（组）

岗位情景模拟

情景描述 某三级综合医院计划召开医院药事管理与药物治疗学委员会议，讨论新一轮的药品目录修订事宜。

讨论 1. 参加此次会议的人员包括哪些？

2. 人员组成有什么特点？

一、背景

《医疗机构药事管理规定》第二章第七条要求，二级以上医院应当设立药事管理与药物治疗学委员会，其他医疗机构应当成立药事管理与药物治疗学组。

药事管理与药物治疗学委员会（组）是监督并指导本医疗机构对药品进行科学管理和合理使用的监督机构，它还是一个对医院各项重要药事工作做出专门决策的专业技术组织。药事管理与药物治疗学委员会（组）在促进科学管理药品、提高药品使用质量、保证临床医疗用药安全和防治效果等方面，都有着非常重要的意义。

知识链接

医院药事管理的特点

专业性是指医院药事管理具有明显的药学专业特征，不同于一般行政管理工作。

实践性是指医院药事管理是各种管理职能和方法在医院药事活动中的实际运用。

服务性突出了医院药事管理的目的，即保障医院药学服务工作的正常运行和不断发展，围绕医院的总目标，高质高效地向患者和社会提供医疗卫生保健的综合服务。

二、组成

二级以上医院应当设立药事管理与药物治疗学委员会；其他医疗机构应当成立药事管理与药物治疗学组。

二级以上医院药事管理与药物治疗学委员会由具有高级技术职务任职资格的药学、临床医学、护理、医院感染管理、医疗行政管理人员等组成。其他医疗机构药事管理与药物治疗学组由药学、医务、护理、医院感染、临床科室等部门负责人和具有药师、医师以上专业技术职务任职资格人员组成。

医疗机构负责人任药事管理与药物治疗学委员会（组）主任委员，药学和医务部门负责人任药事管理与药物治疗学委员会（组）副主任委员。

二级以上医院药学部门负责人应当具有高等学校药学专业或者临床药学专业本科以上学历，及本专业高级技术职务任职资格；除诊所、卫生所、医务室、卫生保健所、卫生站以外的其他医疗机构药学部门负责人应当具有高等学校药学专业专科以上或者中等学校药学专业毕业学历，及药师以上专业技术职务任职资格。

委员会下设药品质量管理、处方点评、药品不良反应/事件监测、合理用药监督管理等多个工作小组，负责监督、指导本机构药品科学管理和合理使用。工作组设组长1名，组员根据工作实际由医疗机构内不同部门的成员共同组成。

委员会下设专家组，一般由具有高级技术职称的医学、药学专业技术人员组成。相关人员实行聘任制。

三、职责

《医疗机构药事管理规定》中规定药事管理与药物治疗学委员会（组）的职责如下。

（1）贯彻执行医疗卫生及药事管理等有关法律、法规、规章。审核制定本机构药事管理和药学工作规章制度，并监督实施。

（2）制定本机构药品处方集和基本用药供应目录。

（3）推动药物治疗相关临床诊疗指南和药物临床应用指导原则的制定与实施，监测、评估本机构药物使用情况，提出干预和改进措施，指导临床合理用药。

（4）分析、评估用药风险和药品不良反应、药品损害事件，并提供咨询与指导。

（5）建立药品遴选制度，审核本机构临床科室申请的新购入药品、调整药品品种或者供应企业和申报医院制剂等事宜。

（6）监督、指导麻醉药品、精神药品、医疗用毒性药品及放射性药品的临床使用与规范化管理。

（7）对医务人员进行有关药事管理法律法规、规章制度和合理用药知识教育培训；向公众宣传安全用药知识。

四、工作制度和运行机制

各医疗机构药事管理和药物治疗学委员会（组）的具体运行需要符合法规政策的基础，结合医疗机构的实际制定具体的工作制度和运行机制。委员会实行例会制，定期召开，每次会议应在有2/3以上委员出席的情况下召开。特殊情况下召开临时会议。委员会会议由主任委员或副主任委员主持，依据委员会职责，研究医院药事管理的相关议题，检查和总结工作，安排后续任务；各委员征集对医院药事管理工作的意见和建议，向会议提交议题。根据《医疗机构药事管理规定》等文件的要求，会议决议应经参加会议的半数以上委员的同意方可通过、发布和实施（具体的决议通过的规定可能因组织和委员会的不同而有所不同）。会议要有真实、完整的记录，并形成纪要。医院纪委负责人为第一监督人，有权对委员会工作进行全面监督和检查。

任务实施

实训一　药学部门组织机构

一、任务目的

综合运用所学知识与技能，开展药学部门组织机构及人员管理。

1. 掌握医院药学部门组织机构组成与职责。
2. 熟悉医院药学专业技术人员的任职条件与岗位职责。
3. 了解医疗机构药事管理委员会的组成。
4. 养成守法诚信、严谨细致的工作作风。

二、材料准备

1. 计算机。

2. 若干空白卡片。

三、实施步骤

步骤一 绘制药学部门的组织机构图

（1）确定药学部门的分支机构。

（2）绘制组织机构图。

步骤二 简述每个部门的具体职责

（1）阐述药事管理组织各部门职责。

（2）阐述药学部门负责人任职条件。

（3）阐述药师在各部门具体岗位的岗位职责。

步骤三 模拟组建药事管理与药物治疗学委员会

（1）设置主任委员和副主任委员。

（2）选任委员。

四、任务要点

1. 医院药学部门组织机构与职责。

2. 医院药学专业技术人员的任职条件与岗位职责。

五、总结与效果评价

姓名		组别	
实训地点		实训时间	
是否正确绘制药学部门管理组织图		□是	□否
是否正确简述每个部门的具体职责		□是	□否
各岗位药师的任职条件是否准确		□是	□否
是否正确组建药事管理与药物治疗学委员会		□是	□否
任务总结			
药德感悟			
任务实施情况	□优	□良	□合格	□差
组长签字			

目标检测

答案解析

一、选择题

（一）单选题

1. 二级医院担任药剂科主任的是（ ）

　　A. 副主任药师以上药学人员　　　　B. 主任药师

　　C. 主管药师　　　　　　　　　　　D. 执业药师

　　E. 药师

2. 下列不属于药学人员的职业素质要求的是（　　）

　　A. 文明礼貌，热心为患者服务　　　　　　B. 严守操作规程

　　C. 用心调配处方　　　　　　　　　　　　D. 极力推销药品

　　E. 制备制剂

3. 以下属于临床药学工作范畴的是（　　）

　　A. 医院药品调剂　　　　　　　　　　　　B. 医院制剂配制

　　C. 静脉用药集中调配　　　　　　　　　　D. 药品不良反应监测

　　E. 医院药品采购

4. 依据《医疗机构药事管理规定》医院药学专业技术人员数量不得少于医院卫生专业技术数的（　　）

　　A. 8%　　　　　　　　　B. 10%　　　　　　　　　C. 20%

　　D. 25%　　　　　　　　E. 35%

（二）多选题

1. 下列属于药学部（科）组成部分的是（　　）

　　A. 调剂室　　　　　　　　B. 制剂室　　　　　　　　C. 质量检验室

　　D. 临床药学室　　　　　　E. 药物研究室

2. 药剂科的基本任务包括（　　）

　　A. 保证药品供应　　　　　B. 调剂制剂　　　　　　　C. 药品质量管理

　　D. 开具处方　　　　　　　E. 药学研究

3. 医院药学人员的道德准则要求包括（　　）

　　A. 敬业爱岗，尽职尽责　　　　　　　　　B. 关心患者，热忱服务

　　C. 一视同仁，平等相待　　　　　　　　　D. 尊重人格，保护隐私

　　E. 言语亲切，态度和蔼

二、简答题

1. 说出医院药学部（科）机构设置。

2. 作为医院药事管理的重要组成部分，药事管理与药物治疗学委员会（组）在医疗机构药学服务中的地位无可替代。药事管理与药物治疗学委员会（组）由哪些成员构成？

三、项目拓展

　　作为一名在校学习的学生，如果想成为一名医院药师，需要做好哪些方面的准备呢？可以从知识、能力、素质等方面进行阐述。

（孙国君　董作军）

书网融合……

微课　　　　　　　　本章小结　　　　　　　　题库

项目二 药品采购、储存与养护

PPT

学习目标

【知识目标】

(1) 掌握医疗机构药品采购、验收入库、储存养护的检查要点和质量管理要求。

(2) 熟悉医疗机构药品采购、验收入库、储存养护的流程。

(3) 了解医疗机构药品采购、验收入库、储存养护相关政策及定义。

【能力目标】

能进行药品采购、验收入库、储存养护的操作。

【素质目标】

树立敬畏生命、质量第一的职业理念；养成严守药规、廉洁自律的职业素养。

任务一 药品采购与验收入库

岗位情景模拟

情景描述 2023 年 6 月，某医疗机构拟采购一批食道平散。经查，该药品属于国家谈判药品，协议期为 2022 年 1 月 1 日至 2023 年 12 月 31 日。

讨论 1. 医疗机构应如何开展该药品的采购工作？

2. 该药品验收时应注意哪些问题？

一、药品采购

《中华人民共和国药品管理法》（简称《药品管理法》）第二条规定：药品，是指用于预防、治疗、诊断人的疾病，有目的地调节人的生理功能并规定有适应证或者功能主治、用法和用量的物质，包括中药、化学药和生物制品等。作为特殊商品，药品质量的优劣将直接影响临床诊疗的成败，以及患者的生命健康。药品采购是药品质量控制的第一道防线，也是药品质量管理的重要组成内容。因此，医疗机构必须对药品的采购、供应等实施规范化管理，确保药品安全、有效、可及。

（一）药品采购相关政策概述

1. 药品集中采购 药品集中采购是指医疗机构通过药品集中招标采购组织，以招投标的形式购进所需药品的一种采购方式。该政策的目的是规范医疗机构药品购销行为，让患者以相对低廉的价格用上质量更好的药品，提高医疗保障水平。该政策的发展可以分为探索期、发展期、成熟期三个阶段。

（1）探索期 1993 年之前，国内公立医疗机构均为各自独立采购药品。1993 年，河南省成立了药品器材采购咨询服务中心和管理委员会，率先以定点采购方式开展药品集中采购，开启了国内公立医院药品由分散采购向集中采购转变的先河。2000 年 2 月，国务院多个部门联合发布《关于城镇医药卫生体制改革的指导意见》（国办发〔2000〕16 号），提出了药品集中招标采购的基本框架，并开展药品集中招标采购试点工作。2001 年 11 月，《医疗机构药品集中招标采购工作规范（试行）》（卫规财发〔2001〕308 号）发布，要求实行以政府主导、以省（区、市）为单位的医疗机构网上药品集中采购工作，医疗机构和药品生产经营企业购销药品必须通过各省（区、市）政府建立的非营利性药品集中采购平台开展采购，坚持质量优先、价格合理，遵循公开、公平、公正和诚实信用原则，实行统一组织、统一平台和统一监管。该文件的出台宣告了药品集中招标采购在全国县级以上公立医疗机构正式全面推开。

（2）发展期　2004 年 9 月，《关于进一步规范医疗机构药品集中招标采购的若干规定》（卫规财发〔2004〕320 号）发布，要求在招标过程中必须严格遵循"质量优先、价格合理、行为规范"三大原则。此后十余年，以省市为主体的药品集中招标采购模式逐渐向集中挂网采购转型，出现了药交所、药品集中采购组织（group purchasing organizations，GPO）和带量采购等创新模式，药品集中采购的集采规则和评标体系也渐趋成熟。2015 年 2 月，《国务院办公厅关于完善公立医院药品集中采购工作的指导意见》（国办发〔2015〕7 号），要求公立医院以省为单位，采用招采合一、量价挂钩和"双信封"制集中采购药品，并规定了集中招标采购、谈判采购、医院直接采购、定点生产议价采购、国家管控采购 5 种采购模式。

（3）成熟期　2018 年 5 月，国家医疗保障局挂牌成立，全面负责指导药品集采规则制定和集采平台建立。2018 年 11 月，国家组织在 11 个城市进行药品集中采购试点，即"4 + 7"带量采购试点。2021 年 1 月，《国务院办公厅关于推动药品集中带量采购工作常态化制度化开展的意见》（国办发〔2021〕2 号），要求所有公立医疗机构（含军队医疗机构）均应参加药品集中带量采购，并按照"国家组织、联盟采购、平台操作"的总体思路，采取带量采购、量价挂钩、以量换价的方式，与药品生产企业进行谈判，在严格保证质量的前提下，达到降低药品虚高价格，减轻患者医药费用负担的目的。其中，对通过（含视同通过）仿制药质量和疗效一致性评价的药品优先纳入采购范围。该文件的出台标志着我国药品集中带量采购工作进入常态化、制度化发展阶段。

2. 国家基本药物制度　1979 年我国政府开始参与世界卫生组织（world health organization，WHO）基本药物行动计划，并成立了国家基本药物遴选小组。1982 年正式公布《国家基本药物目录（化学药部分）》，1994 年公布《国家基本药物目录（中药制剂暨Ⅱ类化学药品）》，1996 年公布《国家基本药物目录（全部品种）》，并于 1998 年、2000 年、2002 年、2004 年进行了多次修订。

2008 年，党的十七大会议明确提出要建立国家基本药物制度。2009 年原卫生部等 9 部门联合颁布《关于建立国家基本药物制度的实施意见》（以下简称《实施意见》），标志着我国基本药物制度工作正式开始。该《实施意见》指出，基本药物是指适应基本医疗卫生需求，剂型适宜，价格合理，能够保障供应，公众可公平获得的药品；政府举办的医疗卫生机构使用的基本药物采用省级集中、网上公开招标采购、统一配送的方式，由国家发展改革委制定基本药物全国零售指导价格；政府举办的基层医疗卫生机构必须全部配备和使用国家基本药物，并实行零差率销售，其他各类医疗机构也要将基本药物作为首选药物并达到一定的使用比例；基本药物全部纳入基本药品保障报销目录，报销比例明显高于非基本药物。2018 年 9 月，《国务院办公厅关于完善国家基本药物制度的意见》，强调基本药物要"突出基本、防治必需、保障供应、优先使用、保证质量、降低负担"的功能定位。《国家基本药物目录（2018版）》是目前为止最新的版本，共有 685 种药品纳入目录范围。

3. 药品零差率　药品零差率是指医疗机构在销售药品（中药饮片除外）过程中，按购进价格出售给患者的过程，是 2009 年开始的新一轮医药卫生体制改革中药品领域改革的核心政策之一。该政策旨在通过取消药品加成、理顺医疗服务价格体系和加强政府投入三方面的改革，扭转公立医院过度依赖药品加成收入的筹资模式，破除"以药补医"的运行机制，建立科学合理的补偿机制，进而改变影响规范医疗和合理用药的利益驱动机制。

2012 年，国务院办公厅印发《深化医药卫生体制改革 2012 年主要工作安排》，正式明确将公立医院补偿由药品加成收入、医疗服务收费和政府财政补贴三渠道改为两渠道，取消药品加成。2015 年，所有县级公立医院取消药品加成。2016 年，《深化医药卫生体制改革 2016 年重点任务》要求在医改试点城市取消药品加成。同年，《国务院深化医药卫生体制改革领导小组关于进一步推广深化医药卫生体制改革经验的若干意见》要求所有公立医院取消药品加成。截至 2017 年 9 月，我国所有公立医院均已实施了药品零差率政策。

（二）药品采购的类别及方式

根据《国务院办公厅关于完善公立医院药品集中采购工作的指导意见》，按照市场在资源配置中起决定性作用和更好发挥政府作用的总要求，坚持以省（区、市）为单位的网上药品集中采购方向，实行一个平台、上下联动、公开透明、分类采购，采取招生产企业、招采合一、量价挂钩、双信封制、全程监控等措施，加强药品采购全过程综合监管，切实保障药品质量和供应。针对不同的采购方式，将医疗机构药品采购分为以下五种类别。

1. 集中采购　对临床用量大、采购金额高、多家企业生产的基本药物和非专利药品，发挥省级集中批量采购优势，由省级药品采购机构采取双信封制公开招标采购，医疗机构作为采购主体，按中标价格采购药品。

2. 谈判采购　对部分专利药品、独家生产药品，建立公开透明、多方参与的价格谈判机制。谈判结果在国家药品供应保障综合管理信息平台上公布，医院按谈判结果采购药品。

3. 直接采购　对妇儿专科非专利药品、急（抢）救药品、基础输液、临床用量小的药品（上述药品的具体范围由各省区市确定）和常用低价药品，实行集中挂网，由医院直接采购。

4. 定点生产　对临床必需、用量小、市场供应短缺的药品，由国家招标定点生产、议价采购。

5. 特殊药品采购　对麻醉药品、精神药品、防治传染病和寄生虫病的免费用药、国家免疫规划疫苗、计划生育药品及中药饮片，按国家现行规定采购，确保公开透明。

医疗机构使用的所有药品（不含中药饮片）均应通过省级药品集中采购平台采购。鼓励省际跨区域、专科医院等联合采购。采购周期原则上一年一次。对采购周期内新批准上市的药品，各地可根据疾病防治需要，经过药物经济学和循证医学评价，另行组织以省（区、市）为单位的集中采购。

知识链接

国家医保谈判

国家医保目录的调入方式一般有常规准入和谈判准入两种。其中谈判准入主要针对的是价格较高或对医保基金影响较大的专利独家药品。

医保谈判需要在科学合理测算下，国家医疗保障局和药品企业之间进行博弈，最终以双方均可接受的价格纳入医保药品目录，并确定谈判价格即为全国统一的医保支付标准。国家医疗保障局以纳入全国统一的医保药品目录为筹码，把全国市场的预期用量作为标的量，用超大市场换预期、换价格。医保谈判不仅能有效降低药品价格，减轻患者药费负担，还能鼓励创新药的研发，拉动药品产业的健康发展。

据介绍：2018 年至 2023 年，医保药品目录调整周期已从改革前最长 8 年 1 次缩短至每年动态调整；通过医保谈判，2019—2022 年已累计为患者减负超 4600 亿元；2023 年调整后的国家医保药品目录内药品总数达 2967 种，在此次调整后的两年内，新版医保药品目录预计将为患者减负超过 900 亿元。

（三）药品采购的基本原则

医疗机构应建立完善的采购管理制度和操作规程，不断提高药品采购管理的科学性和有效性，并遵循下列基本原则开展采购活动。

（1）医疗机构使用的药品应当按照规定由药学部门统一采购供应，禁止医疗机构其他科室或医务人员自行采购，除经药事管理与药物治疗学委员会（简称药事会）审核同意，核医学科可以购用、调剂专业所需的放射性药品外。

（2）药学部门应严格按照本医疗机构药品供应目录进行采购，对于临床确需的目录外药品应符合当地上级主管部门要求和本机构临时用药相关规定，经审批同意后再行购买。

（3）药品采购必须从符合"两票制"票据管理有关规定的配送企业购入，供货企业须将生产企业的发票、随货同行单（含不视为一票的发票和随货同行单）以及出具给本单位的发票、随货同行单等票据信息，上传至两定机构医疗保障信息平台。

（4）采购国家规定的特殊管理药品，必须严格按有关文件规定执行，并做采购记录。如麻醉精神药品应通过特殊药品监管系统和医疗机构印鉴卡系统进行采购。

（5）为降低廉政风险，药品采购员一般不建议由科主任兼任，宜独立设岗，由政治素质好、责任心强、业务水平高的药学专业技术人员担任。

（四）药品采购的程序

1. 制订医疗机构药品供应目录　根据《国家基本药物目录》《国家处方集》、当地集中采购药品目录、医保药品目录等，由药事会结合本医疗机构工作性质与临床需要，经过评价与遴选，合理制订本医疗机构药品供应目录，作为药品采购的依据范围。

2. 制订采购计划　药品采购员应根据本医疗机构药品供应目录和本院用药动态编制药品采购计划。制订药品采购计划时，应从临床和科研实际需求出发，充分考虑各类药品比例，参考医院近期消耗、药品库存及经费分配情况，做到基本药物、抢救药品优先采购，临床需求量大、疗效确切、效期长、短缺药品适当加量采购，市场滞销、临床需求量少的药品限量采购。同时，应根据市场供需及季节变化，及时调整和优化采购计划。采购计划制订应合理，保持目录内药品的合理储备，控制适宜的药品周转率或周转天数。

对于未曾采购过的新品种，须由临床科室提出采购申请，药学部门负责人审核后，提交医院药事会批准，方可纳入采购计划中。采购员不得擅自购入新品种。

采购计划的主要内容一般包括药品品种、规格、数量、生产企业/药品上市许可持有人（简称持有人，marketing authorization holder，MAH）、供货单位、金额、采购数量、购进日期等信息，采购中药饮片的还需标明产地。

> 🔗 **知识链接**
>
> #### 药品库存周转率/药品库存周转天数
>
> 药品库存周转率 = 销售金额/平均库存金额［（期初库存金额＋期末库存金额）/2］
>
> 药品库存周转天数 =（计算周期天数×平均库存数量或金额）/周期内药品消耗数量或金额

3. 实施采购计划　药品采购计划单需经药学部门负责人审批同意后方可执行。采购员根据审批同意的药品采购计划单通过线上药品集中采购平台进行下单操作，发送给各药品经营机构，并及时跟踪下单药品配送情况，存在拒单或配送不足情况应及时上报，拟定对策，保证药品供应。

4. 开展合法性审核 医疗机构购进药品，应当对首营企业和首营品种开展合法性审核，确保所购药品安全、有效。

首营企业是指采购药品时，与本医疗机构首次发生供需关系的供应商。对首营企业的审核，应当查验加盖其公章原印章的以下资料，确认真实、有效：①许可证复印件；②营业执照复印件及上一年度企业年度报告公示情况；③相关印章、随货同行单（票）样式；④开户信息。同时，医疗机构还应当核实、留存供应商销售人员以下资料：①加盖供货单位公章原印章的销售人员身份证复印件；②加盖供货单位公章原印章和法定代表人印章或者签名的授权书；③供货单位及供货品种相关资料。

首营品种是指医疗机构首次采购的药品。采购首营品种应当审核药品的合法性，索取加盖供货单位公章原印章的药品生产或者进口批准证明文件以及检验报告书复印件并予以审核，审核无误的方可采购。医疗机构应当妥善保存前述证明文件，保存期不得少于 5 年。

5. 签订采购合同和质量保证协议 根据不同的采购方式，医疗机构可委托招标经办机构与供货单位签订采购合同，或医疗机构直接与供货单位签订采购合同。采购合同一旦签订，双方都必须遵守和履行。同时，为明确交易双方的质量责任，医疗机构还需与供货单位签订质量保证协议，从药品的合法性、药品质量情况、有效性、合法票据、包装情况、运输方式、运输条件等按照药品特性做出明确规定，并明确协议的有效期、双方质量责任。

🔗 知识链接

药品采购合同的内容

药品采购合同应包含以下几方面的内容。

1. **双方名称** 供货单位和医疗机构（或受委托的招标经办机构）名称。
2. **药品信息** 包括药品通用名称、规格、单位、剂型等，复方制剂要写明主要含量。
3. **药品数量** 明确计量单位。
4. **药品价格** 指与计量单位一致的单位价格。
5. **质量条款** 若已与供货单位签订质量保证协议，则只需在合同中说明按照双方另行签订的质量保证协议执行。
6. **交货日期** 明确具体日期。
7. **交货方式** 若委托第三方运输，应当提供委托运输协议。
8. **交货地点** 明确具体地点，若采购的是麻醉药品、第一类精神药品，医疗机构不得自行提货。
9. **结算方式** 常用结算方式有一次性付款、分期付款、委托收款、支票、电汇、承兑汇票等。
10. **合同期限** 明确具体执行期限，过期后合同自动失效。
11. **验收方法** 明确验收标准和验收方法。
12. **违约责任及纠纷解决方式** 若因某一方的违约导致对方造成损失的，还应赔偿相应损失。

6. 建立药品购进记录 药品购进记录是在采购合同或订单提交后，由计算机系统自动生成的。它能真实、准确反映药品采购活动过程中的实际情况，为医疗机构自身和药品监督管理部门对采购活动的追踪溯源提供了重要证据。购进记录应当包括药品通用名称、剂型、规格、生产企业/MAH、供货单位、数量、价格、购货日期等内容，采购中药饮片的还应当标明产地。

在建立购进记录的同时，医疗机构还需索取、留存供货单位的合法票据，做到票、账、货相符。合法票据包括税票及详细清单，清单上必须载明供货单位名称、药品名称、生产企业/MAH、批号、数量、价格等内容，票据保存期不得少于 3 年。

（五）药品采购的质量管理

医疗机构药品采购过程的质量管理，是指对药品供应渠道、采购程序、采购方式、采购计划及采购文件的全过程质量管理。医疗机构只有依法、规范、按需、适时地购进质量合格、价格合理的药品，才能保证药品供应，保障患者用药安全。

1. 人员管理　应设置药品采购员，并明确岗位职责。药品采购员必须是药学专业技术人员，在采购过程中必须严格遵守法律法规，遵纪守法、廉洁自律，不得以任何理由和方式收取生产经营企业的财务或牟取不正当利益，不得进行任何形式的违规操作，不得参加任何医药企业、社会团体以任何名义组织的有关药品采购的活动，不得从事代理药品销售等。

2. 制度管理　医疗机构应按照《药品管理法》以及国家行政部门发布的相关法律法规等要求，建立健全药品质量管理体系，制定药品采购、验收相关管理制度和操作规程，并严格按照文件要求实行网上采购。定期检查、总结药品采购制度的执行情况，确保无违规采购。

3. 过程管理　医疗机构应对整个采购过程进行监督。采购计划制订应合理，既保证临床使用，又不有意囤货，定期评估、分析或改进药品储备情况。主动收集药品各种信息，及时把握药品动态，对供应紧缺药品积极拟定对策。对临床异动药品进行分析，拟定干预措施。对滞销药品、近效期药品，联系药品供应商进行调剂或退货处理，对质量可疑药品及时召回。采购过程中产生的所有文件需留档备查。

（六）突发事件药品紧急供应预案

医疗机构突发事件应急药品供应主要是指抢救患者的特殊需求或重大自然灾害、战争、大规模传染病、集体食物中毒等，急需调集医院没有的药品或库存不足的药品。为确保突发事件发生时，医疗机构能迅速、有效采取相关措施，保证药品供应，医疗机构应制定《突发事件药品紧急供应预案》，制定《应急药品目录》，并与供应商签订《突发紧急事件急救药品紧急供应协议》，或与其他医疗机构商定紧急调货流程，第一时间保障患者健康及生命安全。

二、药品验收入库

药品验收入库是指相关工作人员按照国家法律法规和有关规定、验收标准，对采购药品进行收货、验收、入库查验的过程。《药品管理法》第七十条明确要求：医疗机构购进药品，应当建立并执行进货检查验收制度，验明药品合格证明和其他标识；不符合规定要求的，不得购进和使用。药品验收入库是保证入库药品的数量准确、质量完好、防止不合格药品入库的重要环节。

（一）药品收货程序

1. 查验票据　采购药品到货时，医疗机构收货人员应当对随货同行单与计算机系统中的采购记录进行逐一核对，做到票、账、货相符。随货同行单应加盖供货单位药品出库专用章原印章，且与备案式样一致。

2. 检查运输状态　检查运输工具是否密闭，检查在途时长是否符合约定时限。委托运输药品的，应逐一核对承运方式、承运单位、启运时间等信息。冷藏冷冻药品到货时，检查是否使用冷藏车、车载冷藏箱或保温箱，并在现场提供在途温度记录和到货温度。

3. 检查药品　核对药品实物与随货同行单及采购记录的内容是否一致，检查药品外包装是否完好无破损。检查无误后，填写收货记录。若存在破损、污染、标识不清等情况应拒收，若药品实物与随货通行单、采购记录不符的，应与供货单位确认并调整后，方可收货。

4. 通知验收 收货人员应当将核对无误的药品按批号码放于相应的待验区域内，或者挂上黄色待验标志，并在随货同行单上签字后移交给验收人员。冷藏冷冻药品应当在冷库内待验。

（二）药品验收程序

1. 单据、货物核对 医疗机构验收人员凭随货同行单，核对药品名称、规格、数量、生产批号、有效期至、批准文号、生产企业/MAH 等信息。

2. 合格证明文件检查 按照药品批号查验同批号的检验报告书及相关证明文件，并加盖有供货单位药品检验专用章或质量管理专用章原印章。验收实施批签发管理的生物制品时，查验《生物制品批签发合格证》复印件。进口药品应当有《进口药品检验报告书》以及《进口药品注册证》或《医药产品注册证》；进口批签发管理的生物制品应当有《生物制品批签发合格证》；进口药材的应当有《进口药材批件》；进口麻醉药品、精神药品以及蛋白同化制剂、肽类激素应当有《进口准许证》。

3. 逐批抽样检查

（1）抽样要求 验收人员应按照验收要求，对到货药品进行逐批抽样验收，抽取的药品应当具有代表性。

（2）抽样数量 非整件药品应逐箱检查。整件药品抽样数量应按要求进行开箱检查（表2-1）。其中，破损、污染、渗液、封条损坏等包装异常的必须开箱检查至最小包装。

表 2 - 1 抽样数量

整件数量（N）	抽样数量
$N=1$ 或 2	全部抽样检查
$3 \leqslant N \leqslant 50$	至少 3 件
$51 \leqslant N$，每增加 50 件	在 3 件的基础上，至少增加抽样检查 1 件

（3）抽样方法 从每整件的上、中、下不同位置随机抽取三个最小包装进行检查；若出现封口不牢、标签污损、有明显的重量差异或外观异常等现象，应加倍抽样，确实存在质量问题的应拒收，并与药品供应商联系解决。

（4）检查内容 验收人员应对抽样药品的包装、标签、说明书及外观性状逐一进行检查。

1）药品包装 检查整件药品外包装内是否有产品合格证，合格证内容一般包括药品通用名称、规格、生产企业/MAH、生产批号、检验标准、包装人员以及检验人员的签字盖章等信息。

中药饮片整件包装上应标明品名、产地、生产企业/MAH、生产日期等，并附有质量合格的标志；实施批准文号管理的还应标明批准文号。进口药品的包装应以中文简体字注明药品通用名称、主要成分及注册证号等信息。处方药、非处方药都要有相应的警示用语或忠告语，蛋白同化制剂、肽类激素以及含兴奋剂类成分的药品应有"运动员慎用"的警示标识。非处方药、外用药品、特殊管理药品的包装应有国家规定的专有标识。

2）标签、说明书 按照《药品说明书和标签管理规定》，验收人员应检查药品标签及说明的项目及内容是否齐全、一致，各级包装标签内容是否一致，标签所示的品名、规格等信息与实际药品是否相符，标签字迹是否清晰等。

3）外观性状 药品外观形状包括药品的剂型、形态、颜色、味道、气味、重量等内容。不同剂型的药品重点检查内容有所区别。

片剂：重点检查颜色是否均匀，是否有吸湿性、斑点、碎片、发黏、变形等现象。

冲剂、颗粒剂、散剂：重点检查是否干燥、松散，颜色是否均匀，是否有吸湿、结块、发黏、生霉或变色等现象。

糖浆剂和水剂：重点检查是否有沉淀、发霉、变色及异味等情况。

栓剂、软膏剂和乳剂：重点检查有无异臭、酸败、干缩、变色、油层析出等变质现象。

注射剂：重点检查包装是否严密，药液是否澄清，色泽是否均匀，是否有变色、沉淀、浑浊、结晶、霉变等现象。

胶囊剂：重点检查是否无黏连、破碎、漏药、异味等情况。

4. 特殊管理药品的验收　特殊管理药品必须在专库或专区内进行验收。按照相关规定，验收时除了核对药品包装上的药品基本信息外，还要检查其包装、标签、说明书上是否印有规定的标识和警示用语。验收时应双人开箱验收、货到即验、清点到最小包装。

5. 验收记录　验收完成后，验收人员应做好验收记录，与仓库保管员进行交接。验收记录应当包括药品通用名称、剂型、规格、批准文号、批号、生产日期、有效期、生产企业/MAH、供货单位、数量、购进日期、验收日期、验收结论等内容。同时，应采用计算机数字化管理手段记录验收数据，保留原始记录。验收记录必须保存至超过药品有效期1年，但不得少于3年。

6. 验收不合格药品的处理

（1）建立不合格药品的报告程序，确认为不合格药品后，验收人员应填写《药品拒收报告单》，拒绝入库。

（2）若由于药品包装、标签、说明书的内容不符合国家药品监督管理部门批准的，应将药品转移至红色不合格品区/库，同时上报药品监督管理部门进行处理。

（3）若由于药品外观形状不符合要求、包装有污损或相关证明文件不全等问题，属于供货单位违约责任，此时将药品转移至黄色退货区，办理退货手续。

（三）药品入库程序

医疗机构应建立科学完善的计算机管理系统，对入库药品实施在线管理。由专人负责在计算机系统中录入和编辑拟入库药品的分类、编码和相关基本信息，同时录入库存上下限、批号、有效期等，便于计算机系统对药品的效期及库存量进行自动监控。计算机管理系统还应与医疗机构的整体信息系统联网运行，对药品价格及其调整医保属性等信息实现综合管理。

仓库保管员根据随货同行单，对药品基本信息、包装、质量等情况再次核对，核对无误后，按照计算机管理系统的提示，将验收合格的药品从待验区域转移到符合要求的合格药品储存区域。保管员对存放药品的货位按顺序进行统一编码，填写药品入库通知单。

任务实施

实训二　药品采购管理

一、任务目的

综合运用所学知识与技能，开展药品采购管理。

1. 掌握药品采购的检查要点和质量管理要求。

2. 掌握购进记录的填写方法。

3. 熟悉药品采购的计算机管理要求。

4. 树立敬畏生命、质量第一的职业理念，养成严守药规、廉洁自律的职业素养。

二、材料准备

1. 若干药品模型。

2. 药品卡片。

3. 采购合同。

4. 质量保证协议。

5. 合法性资料 1 套。

6. 发票。

7. 药品相关登记账册。

8. 计算机。

三、实施步骤

步骤一　制订采购计划

（1）根据临床需求，制订采购目录和采购计划。

（2）报相关部门审批。

（3）查询并确定所在地目标采购药品的采购方式。

步骤二　合法性审批

（1）查验供货单位的《药品生产许可证》或者《药品经营许可证》和《营业执照》等合法性资料。

（2）查验所采购药品的批准证明文件等合法性资料。

（3）核实销售人员持有的授权书原件和身份证原件。

步骤三　签订药品采购合同和质量保证协议

（1）签订质量保证协议。

（2）签订书面的采购合同。

步骤四　建立药品购进记录

（1）索取、留存供货单位的合法票据。

（2）填写药品购进记录（表2-2）。

表2-2　药品购进记录

药品名称	剂型	规格	生产企业/MAH	供货单位	数量	价格	购进日期	接收人签名

四、任务要点

1. 制订采购计划时，注意采购品种和采购数量的合理性。

2. 拟药品采购管理，注意关键环节的质量控制。

3. 注意企业、药品、销售人员合法性审核要求。

五、总结与效果评价

姓名		组别	
实训地点		实训时间	
是否制订采购计划		□是	□否
采购计划是否经过审批		□是	□否
是否进行供应商合法性审核		□是	□否
是否进行药品合法性审核		□是	□否
是否进行供应商销售人员合法性审核		□是	□否
检查采购合同内容是否完整、规范		□是	□否
检查质量保证协议内容是否完整、规范		□是	□否
检查购进记录填写是否规范		□是	□否
任务总结			
药德感悟			
任务实施情况	□优	□良	□合格	□差
组长签字			

任务二　药品储存与养护

岗位情景模拟

情景描述　某天早上药品保管员发现常温药库的温度为25℃、湿度80%，他将温度与湿度进行登记，并关闭门窗开启除湿机进行除湿处理。

讨论　1. 根据药品稳定性特点，药品储存可以分为哪几类？其各自对温度、湿度有什么要求？

2. 日常工作中我们可以采取什么措施来确保药品储存的质量？

药品质量的好坏关系患者用药治疗效果和用药安全性，若药品储存和养护不当，导致药品发生化学、物理方面的变化或发生变质，不仅会引发药品在有效期内的药效降低或消失，严重时还可能导致药品产生毒性。这样不仅难以实现药品的治疗作用，还可能威胁患者生命安全，存在很大的安全隐患。

根据《药品管理法》，医疗机构应当有与所使用药品相适应的场所、设备、仓储设施和卫生环境，制定和执行药品保管制度，采取必要的冷藏、防冻、防潮、防虫、防鼠等措施，保证药品质量。《药品经营和使用质量监督管理办法》指出医疗机构应当制定并执行药品储存、养护制度，配备专用场所和设施设备储存药品，做好储存、养护记录，确保药品储存符合药品说明书标明的条件。

一、药库的分类与基本要求

药品库房管理是保证药品质量的基础，医疗机构应当按照有关规定，根据药品属性和类别分库、分区、分垛储存药品，并实行色标管理。药品与非药品分开存放；中药饮片、中成药、化学药、生物制品分类存放；过期、变质、被污染等的药品应当放置在不合格库（区）；麻醉药品、精神药品、医疗用毒性药品、放射性药品、药品类易制毒化学品以及易燃、易爆、强腐蚀等危险性药品应当按照相关规定存放，并采取必要的安全措施。医院可根据自身规模和临床实际工作需要设置西药库、中成药库、中药饮片库、危险品库、麻醉药品和精神药品库等。

（一）药库的分类

药品作为特殊商品，其稳定性不仅与其本身的性质有关，还会受诸多外界因素的影响，如温度、湿度、光照、储存时长、外包装等。根据《药品经营质量管理规范》，药品储存区应远离污染区，照明亮度适宜，相对湿度范围为35%~75%。药品库房根据药品储存温度的不同可分为常温库、阴凉库、冷藏库。

1. 常温库 控制室内温度在10~30℃，适合储存一些化学性质较稳定的药品。

2. 阴凉库 控制室内温度在20℃以下，适合储存药品质量易受高温影响的药品。

3. 冷藏库 控制室内温度在2~10℃，适合储存一些化学性质不稳定的药品以及生物制品、血液制品、基因药物等受热易变质失效的药品。

（二）库房的基本设施设备

1. 具备对库房温湿度进行有效监测、调控的设施设备 检测温度、湿度的温湿度计，调节温度的制冷制热设备如空调、暖气设备或取暖装置等，调节湿度的加湿器、除湿器、干燥剂或祛湿剂等。

2. 具备避光、通风、排水设施 药品库房应具备遮光窗帘、百叶窗或遮光板等遮光设施严防阳光直射。换气扇、通风窗口或通风管道等通风装置便于空气流通。库房四周还应确保排水通畅，严防积水风险。

3. 具备药品与地面之间有效隔离的设施 垛垫或地托等保持药品与地面间距不小于10cm，防止药品直接置于地面上吸潮、发霉、变质等。

4. 具备防虫、防鼠设施 库房可安装防鼠板、捕鼠笼、粘鼠板、捕虫灯等防鼠、防虫设施。

5. 具备消防安全设施 主要有消防栓、灭火器、烟感报警装置、消防手报按钮等确保消防安全，条件允许可安装防火喷淋设施。

6. 具备特殊管理药品保管设施 特殊管理药品实行"五专"管理，应具备专柜或专库牢固加锁存放，并备有防盗门、防盗窗、监控设备及防盗报警装置等确保药品储存安全。

二、药品的储存

根据《医疗机构药事管理规定》第二十七条，化学药品、生物制品、中成药和中药饮片应当分别储存，分类定位存放。易燃、易爆、强腐蚀性等危险性药品应当另设仓库单独储存，并设置必要的安全设施制定相关的工作制度和应急预案。药品储存管理目前主要采取"分区分类，货位编号"的管理方式。

（一）按药品质量分区管理

库房药品按其质量状态实行"红黄绿"色标管理，合格药品为绿色，不合格药品为红色，待确定药品为黄色，故对应为黄色标识的待验药品库（区）和退货药品库（区），绿色标识的合格药品库（区），以及红色标识的不合格药品库（区）。

（二）按药品属性分类管理

化学药品、生物制品、中成药和中药饮片应当分别储存，分类定位存放。药品与非药品分开存放，内服药和外用药分开存放，注射剂与口服药分开存放，性质相互影响、容易串味的药品应分开存放，有储存温度要求的与常温储存的分开存放，高警示药品和非高警示药品分开存放，高警示药品储存应设置有统一警示标志，外观相似或药品名称发音相近的易混淆药品应分开存放。

特殊管理药品严格按照国家有关规定进行存放和管理，易燃、易爆、强腐蚀性等危险性药品应当另设仓库单独储存，并设置必要的安全设施，制订相关的工作制度和应急预案。

（三）按特殊管理要求分类管理

根据《药品管理法》，国家对麻醉药品、精神药品、医疗用毒性药品、放射性药品实行特殊管理，另根据国务院有关规定，对药品易制毒化学品和兴奋剂也实行相关特殊管理。麻醉药品和第一类精神药品、第二类精神药品、医疗用毒性药品专库或专柜管理，放射性药品应设专库管理。

（四）药品储存条件及堆放要求

药品一般根据药品说明书要求进行储存，未明确标示具体温度的可根据《中华人民共和国药典》"贮藏"项下规定的条件进行储存与保管，分别储存于常温库、阴凉库或冷藏库，其中对于储存量较小的冷藏药品或阴凉药品可选择存放于药用冰箱内或阴凉柜内。

药品堆放应按照药品名称、剂型、规格、数量、储存条件、注意事项等分库或分区存放。一般同品种同规格药品应按照批号或生产日期分开堆垛，按照药品效期由远及近、从下往上堆放，保证效期近的药品先用。堆垛的垛间距不小于5cm，与库房内墙、顶、温度调控设备及管道等设施间距不小于30cm，与地面间距不小于10cm。

三、药品的养护与效期管理

《药品经营和使用质量监督管理办法》明确规定：医疗机构应当制订和执行药品养护管理制度，并采取必要的控温、防潮、避光、通风、防火、防虫、防鼠、防污染等措施，保证药品质量。医疗机构应当配备药品养护人员，定期对储存药品进行检查和养护，监测和记录储存区域的温湿度，维护储存设施设备，并建立相应的养护档案。

（1）药品养护应设置专职或兼职管理人员，制订养护计划与管理档案。

（2）药品养护中要注意库房的通风、防霉、防潮、防虫，尤其是中药材的保存更要注意。每日对药房（库）温度、湿度进行监测并记录，发现温度、湿度超出规定范围时，及时采取调控措施，如湿度过低可采用加湿器加湿或洒水等措施提高湿度，湿度过高则采用除湿机除湿，或针对小范围的可选用除湿剂，保持库内相对湿度35%~75%。

（3）库房管理人员应定期对在库药品的外观、包装等质量状况进行检查，发现可能存在质量问题时，及时采取处理措施，过期、变质、失效以及其他不合格药品不得出库使用。

（4）每月定期对药品有效期进行检查，过期药品必须立即封存，不得出库，对近效期的药品应当设置明显标志。

对于6个月内的近效期药品应尽快调剂使用，并在公告栏进行公示，相应药品旁贴"近效期"提示标签，提醒工作人员注意。对调剂使用有困难的药品应及时与供应商联系更换，避免造成经济损失。

对于滞销药品可及时联系临床使用或整理退回药品原供应商。

（5）对储存条件有特殊要求的或者有效期较短的品种应当进行重点养护。

（6）对中药饮片应当按其特性采取有效方法进行养护并记录，所采取的养护方法不得对药品造成污染。

（7）应每日对库房内各种设施、设备进行巡查并有记录，确保其能正常使用或运行，且定期进行计量校准以确保其数据的准确性，确保药品质量控制的准确性。

四、药品的盘点与账物相符

药品盘点是确保实物与账目相符的重要手段，是医院财产管理的重要内容。

药品盘点是指对在库药品实物进行清点，并与账目数量进行比较，明确实物与账目是否相符的一种方式。药品盘点按照盘点方式的不同可分为定期盘点、临时盘点、日盘点。定期盘点主要是指月末、季末、年终（中）对库存药品的实物数量进行的盘点。临时盘点可以根据实际需要随时进行。日盘点一般主要针对贵重药品。

盘点的实施一般主要由药学部门具体负责，财务部门协助配合。人员组成主要有清点人、复核人和监盘人等。清点人根据盘点表对实物药品数量进行清点并记录；复核人负责对清点人的清点结果进行复核，尤其是对存在账物不相符的药品、重点药品和单价较高的药品进行核点，以验证清点的准确度；监盘人履行监督职责。

盘点期间原则上暂停收发药品，通过计算机网络控制、结算，实现盘点和结账处于同一时点，以确保盘点的准确性。

盘点药品时，盘点人应按事先确定的方法进行盘点，复核人要做好核点工作，监盘人做好监察工作。盘点结果必须经各方有关人员签名确认，一经确认不得更改，若有修改，须经盘点有关人员签名后生效。盘点完毕，盘点人应将盘点库存表进行整理、汇总，核算盘点盈亏，并由负责人将药品月报表和盈亏明细清单报分管院长审批，财务部门进行账务处理，以确保账账相符、账物相符。

五、药品的出库管理

药品发放时应遵循先产先出、近效期先出、易变质先出的原则和按批号发药的原则，对过期、不适用药品及时妥善处理，有措施有记录。

1. 先产先出原则　对于同品种、同规格的药品在出库时应先将生产日期早的批号发放给各调剂部门使用，以缩短药品使用前的流通贮存时间，对于药品质量管理和经济效益都有积极作用。

2. 近效期先出原则　按照药品效期优先将效期近的发放给调剂部门使用。

3. 易变质先出的原则　对于药品性质不稳定，久贮易变质的药品应少量购入，尽快出库使用。

4. 按批号发药原则　药品出库时尽量按照药品批号顺序以同一批次内的数量发放。按批号发药，便于批号追溯管理，一旦发现药品不良事件或其他问题，能以最快的速度进行控制和回收，便于原因的查找与分析。

5. 冷链药品的出库　冷链药品是指对药品储存、运输有冷藏、冷冻等温度要求的药品，如血液制品、胰岛素类等。该类药品在储存和运输的过程都需要在低温、恒温状态下进行。因此，冷链药品的发放，应使用冷藏箱或保温箱，达到相应温度要求后再进行相应药品的转运。

6. 特殊管理药品的出库　麻醉药品、第一类精神药品、医疗用毒性药品等特殊管理药品发放时应经双人签字，核对无误后发放，并做好相应登记管理。

🔗 知识链接

医疗机构药品召回

对已上市销售的药品或使用中发现存在安全隐患时，MAH、生产经营企业或使用单位应有相应的程序，进行药品召回，将损害降至最低，即药品召回。医疗机构药品召回一般由药学部门负责具体实施。

（1）启动药品召回流程时，首先应立即停止召回药品的使用，并根据药品发放信息进行追踪召回，收回所有需召回的药品，统一退回到药库进行登记和封存。并将药品出入库记录等所有原始记录妥善保存备查。

（2）收回药品后，应填写"药品召回登记表"，登记表至少包括药品名称、规格、生产企业/MAH、生产批号、召回数量、涉及部门或个人、召回时间、召回原因、记录人等。

（3）凡是涉及假劣药品或质量问题的药品召回，应追溯各环节、查明原因，并向药品监督管理部门报告。

（4）对因药品导致的不良事件应及时上报药品不良事件，导致人身损害的应给予积极救治。

（5）若由于药品生产企业/MAH 或某一批次药品引起的召回，则应及时更换生产企业/MAH 或该批次药品，保证临床药品使用，不耽误患者治疗。

六、药品的报损与销毁

（1）在药品养护过程中发现破损、污染、变质、过期失效等不合格药品时，应办理药品报损手续。常见的以下情形可以报损。①为突发事件储备药品过期失效的；②因贮存条件受限引起药品变质的；③近效期药品与药品供应部门协商无法退还导致过期的；④因工作中意外事件引起药品破损的；⑤因临床用药变化致使计划内储存的药品未能用完而过期失效的。

（2）药品报损销毁应有详细记录，主要内容包括药品名称、规格、剂量、数量、金额、批号、效期、生产企业/MAH、报损原因、报损日期，报损人、审批人等。为减少医院财产损失，通常会通过设置管理目标值控制药品报损率，一般中西成药年报损率金额应 <0.1%，饮片年报损金额 <0.05%。

（3）待批报损药品，可存放于不合格药品区，单独集中放置，明确标示。

（4）药品销毁需报请院领导批示同意后方可执行。

（5）需销毁的报损药品属于医疗废物中的药物性废物，应根据医疗废物管理要求集中分类处理。对于废弃的细胞毒性药物和遗传毒性药物，因对人体和环境危害大，不可掩埋或进入排水系统。

（6）特殊管理药品销毁除需报请院领导批示同意，还需向卫生主管部门提出申请，并在卫生主管部门监督下，按医疗废物处理规定销毁。

任务实施

实训三　药品入库储存管理

一、任务目的

综合运用所学知识与技能，开展药品入库储存管理。

1. 掌握药品入库程序和入库验收要点。

2. 掌握药品分区分类存放的要求及方法。

3. 掌握药品入库通知单的填写方法。

4. 养成严谨细致的工作作风。

二、材料准备

1. 若干药品（或模型）。

2. 若干药品模型。

3. 药品卡片。

4. 随货同行单、发票。

5. 药品相关登记账册。

6. 模拟库房。

7. 计算机。

三、实施步骤

步骤一 接收药品和随货同行单

（1）接收人员将药品实物与随货通行单进行逐一核对，并查验药品外包装等是否清晰、完好，收入待验区或者挂上黄色待验标志，并在随货同行单上签字后移交给仓库保管员。

（2）仓库保管员再根据随货同行单对药品基本信息、包装、质量等情况再次核对，验收合格后准备转移入库储存。

步骤二 转移药品

（1）仓库保管员核对无误后，按照药品储存要求，将药品转移至相应库房进行储存。若储存要求为 10 ~ 30℃，入常温库合格品区储存；若储存要求为不超过 20℃，入阴凉库合格品区储存；若储存要求为 2 ~ 10℃，入冷藏库合格品区储存。

（2）特殊药品入专库（柜）储存。

步骤三 分区、编码

（1）按照零整、剂型、功能的不同，将药品存放于适当区域。

（2）对每个货区中存放药品的货位按顺序进行统一编码，并通过计算机进行管理。

步骤四 填写药品入库通知单

填写药品入库通知单（表 2 – 3）。

表 2 – 3 药品入库通知单

货号	通用名称	剂型	规格	到货数量	实收数量	批号	有效期至	生产企业/MAH	包装	备注

四、任务要点

1. 仓库保管员应再次核对、检查药品，把好药品入库的最后一道防线。

2. 注意要根据药品的不同特性，入不同的库房/区。

3. 堆码摆放时应注意按品种批号进行摆放，并符合相关距离要求。

五、总结与效果评价

姓名		组别	
实训地点		实训时间	
检查药品和随货同行单内容是否一致		□是	□否
检查药品包装、质量		□是	□否
检查药品是否转移至符合其储存要求的库房		□是	□否
检查药品分区编码是否规范		□是	□否
检查药品堆码摆放是否科学		□是	□否
检查药品入库通知单填写是否规范		□是	□否
任务总结			
药德感悟			
任务实施情况	□优	□良	□合格	□差
组长签字			

目标检测

答案解析

一、选择题

（一）单选题

1. 验收药品应当按照批号查验同批号的（　　）
    A. 随货同行单 　　　　　　　　　　B. 检验报告书
    C. 验收记录表 　　　　　　　　　　D. 出库单

2. 供货单位为批发企业的，检验报告书应当加盖（　　）
    A. 质量管理专用章原印章 　　　　　B. 出库专用章原印章
    C. 业务专用章原印章 　　　　　　　D. 企业公章原印章

3. 常温药品储存温度要求为（　　）
    A. 0～30℃ 　　　　　B. 10～30℃ 　　　　　C. 15～30℃
    D. 20～30℃ 　　　　　E. 8～30℃

4. 关于药品在库管理的说法，不正确的是（　　）
    A. 药品出库时应遵循先进先出、近期先出、易变先出的原则
    B. 药品入库后应按生产批号堆码
    C. 药品出库时应按入库先后出库
    D. 内服和外用药需要分开存放
    E. 药品储存期间应实行色标管理

（二）多选题

1. 医疗机构应核实、留存供货单位销售人员（　　）
    A. 加盖供货单位公章原印章的销售人员身份证复印件

B. 加盖供货单位公章原印章和法定代表人印章或者签名的授权书

C. 销售业绩证明材料

D. 加盖供货单位公章原印章的销售人员学历、学位复印件

E. 加盖供货单位公章原印章的销售人员执业药师注册证复印件

2. 药品库房根据药品储存温度要求的不同可分为（　　）

A. 常温库　　　　　　　　B. 冷藏库　　　　　　　　C. 冷冻库

D. 阴凉库　　　　　　　　E. 普通库

3. 医疗机构药学部门储存保管药品的要求有（　　）

A. 制定和执行药品保管制度，定期对储存药品进行质量抽检

B. 化学药品、中成药和中药饮片应分别储存、分类定位、整齐存放

C. 易燃、易爆、强腐蚀性等危险性药品必须另设仓库，单独存放

D. 药品仓库应具备冷藏、防冻、防潮、避光、通风、防虫、防鼠、防火等仓储条件

二、简答题

医疗机构药品采购的流程有哪些？

三、案例分析题

某医疗机构采购了 2 批批号为 LJJ5368、LJJ5369 的整箱多潘立酮片，各 10 箱，每箱 30 盒，每盒 42 片。

（1）验收人员应如何抽样检查？

（2）假设验收人员在抽样验收后发现其中有一盒多潘立酮片出现了黑色斑点，请问该验收人员该如何处理？

四、项目拓展

1. 药品管理是一个动态管理的过程，保证药品质量，预防药品过期失效、减少药品积压，这是每个药事管理者需要思考的问题。将信息化手段运用于药房的管理中对于提高药房的工作效率可能具有重要的积极意义，那么具体可以应用在哪些方面呢？

2. 随着新产业新业态新模式的不断涌现，药品采购风险也在不断增加，提升药品采购管理内部控制水平是提升医院竞争实力的重要组成部分。请结合药品采购相关的管理规定，谈谈该如何做好药品采购的质量管理。

3. 为确保医疗机构突发事件发生后能迅速处理，保证药学服务、医疗服务质量以及救护工作的顺利完成，提高快捷高效地处理突发事件紧急事件的能力，维护医院的正常医疗秩序，请制订突发事件药品紧急供应预案，并进行模拟应急演练。

（周　静　余　莉）

书网融合……

微课　　　　　　　　本章小结　　　　　　　　题库

项目三　药品调剂

PPT

学习目标

【知识目标】

（1）掌握医疗机构处方审核内容、药品调剂工作流程及注意事项。

（2）熟悉各部门药品调剂的工作特点。

（3）了解医疗机构药房药品的摆放。

【能力目标】

能正确判断处方的合理性并提出修改意见；能进行药品的调剂。

【素质目标】

培养守法诚信的职业道德；严谨求实、辩证全面的职业素养和以患者为中心的人文精神。

任务一　认识调剂部门

岗位情景模拟

情景描述　门诊药房药师从药库领取药品后，根据药品特性分类摆放药品，并对药架进行药品充添。

讨论　1. 门诊药房有哪些常用设施设备？

　　　　2. 药房的药品摆放需遵循哪些原则？

一、调剂部门的布局及常用设备

医院调剂部门一般包括门诊（中）药房、急诊药房和中药房等，目前有些医疗机构建有一体化药房，对药房进行统筹管理，提高效率。门诊药房的服务要以患者为中心，窗口布局要方便患者。不同医院的门诊药房布局会按照本医院的实际情况、服务模式和服务理念的不同而有所不同。通常医院的门诊药房设在医院的一楼，并与挂号收费处相邻。

药品调剂部门的布局应以方便药师拿取药物为主，货架设备等要合理摆放，使调剂人员走动路线最优最短最便捷，以节约调剂人员的调剂时间，提高调剂效率，避免调剂差错。

1. 调剂区　调剂区是调剂部门的重要区域，也是占地面积最大的区域。调剂区内要有大量的货架和冰箱用以药品的摆放。药品的摆放需按照药品的药理性质和剂型进行摆放，按照同类药品集中摆放的原则，方便调剂人员的拿取。易混淆药品，应有警示标识。调剂区还应具有调剂药品的准备台，准备台应保持干净整洁，避免药物被污染。操作台应尽量靠近发药窗口，以便于药物的传递。工作台处应配备电脑及打印机，以方便药师进行电子处方的审核以及打印。随着科技的进步，部分医院配备了包药机与药品自动分拣机器。包药机与药品自动分拣机器应放在靠墙且靠近调剂工作台的位置，便于药物的拿取。麻醉药品、第一类精神药品、第二类精神药品、医疗用毒性药品以及放射性药品应当单独存放，毒麻精药品应做到专柜、专锁、专账、专册，双人负责，并装有监控系统。

中药调剂室常见设备有饮片斗柜、成药柜、饮片调剂台，常用工具有戥秤、研钵、铜冲钵、铁碾船、药筛、药匙等，用于贵重药品保管的还应有冰箱、干燥箱等。

2. 发药窗口和咨询窗口 发药窗口是调剂室中的重要区域，也是药师与患者直接接触与交流处。医院的发药窗口应根据医院的具体情况设立，对于规模较大的医院，发药窗口应相对增多，发药窗口应配备电脑，便于发药药师核查处方与所发药品。窗口处应单独设立用药咨询区，向患者提供专业化的用药指导，以及解决患者用药问题。不少医疗机构还设有咨询窗口，方便患者询问用药问题。

3. 药品拆零区 根据医疗需要，部分药品需进行拆零，拆零药品药瓶或药盒上应标明拆零时间，拆零分装的药品应放在药袋中，并标明药品名称、数量、用法、用量和有效期。药品拆零区需有供拆零工作使用的桌子以及拆零工具，如专用剪刀、纱布、酒精等，若拆零药品数量较大可配备压药机。

4. 二级库 规模较大、供应不及时的药房一般设立二级库，用来储备常用药品，以免药品临时短缺影响调剂。

5. 生活区域 生活区域应配备相应的生活品，如可供工作人员使用的冷热饮水机、更衣室、卫生间、衣柜，以及供夜班人员值班休息的床等生活用品。

二、现代化药品自动调配系统

全自动调剂设备包括整盒（整瓶）药品的快速调剂发药系统和单剂量摆药系统。整盒（整瓶）药品的快速调剂发药系统的工作模式主要是电子处方信息传入系统，整包装药品发药系统自动调配，调配好的药品从设备中送出，药师核对后发药。整包装药品发药系统能提高工作效率、提高调剂质量。

单剂量摆药系统主要用于住院患者的单剂量发药，系统由储药、分拣、包装、打印和控制五部分组成。储药部分的每个储药盒储存一种拆包装后的药品。分拣部分包括传动装置、计数器，以及药品下落通道。药盒底部的传动装置控制药品以单片或单剂量摆药单粒的形式通过，同时计数器会记录通过的药品数。当每个单包装药品全部到收集器后，包装部分对药品进行分包、密封，然后由打印系统在包装袋上打印相关的信息。

三、调剂部门的药品摆放

药品的摆放应根据药房内部的实际结构、药架的摆放位置及医院的要求进行摆放。

（1）按照剂型分开摆放，如注射剂药品放在针剂区，口服类药品放在片剂区，外用药单独放在外用药区。

（2）根据药品分类摆放，如按照消化系统用药、内分泌系统用药、心脑血管疾病用药等进行分区域摆放。

（3）按温湿度不同要求分开摆放，如常温药常温条件下储存，冷藏药品 2～10℃储存，阴凉药品放置于不超过20℃的阴凉库储存，避光药放入避光盒中，干燥药储存于干燥的条件下等。

（4）麻醉药品、第一类精神药品、毒性药品要实行专柜专锁、专册、专账、专人保管。第二类精神药品应实行专柜保管等原则。

（5）昂贵的药品，要单独设立柜子单独放置，并贴有贵重药品的标签。

（6）误用可能会引起严重反应的药品应单独存放，如氢化可的松、复方新诺明。

（7）易混淆的药品应当分开存放并做好易混淆药品的标识。

（8）应当设立不合格药品区、过期药品区、破损药品以及变质药品等区域。

任务二 处方审核

2007 年 5 月 1 日起施行的《处方管理办法》明确规定：处方是指由注册的执业医师和执业助理医师（以下简称医师）在诊疗活动中为患者开具的，由取得药学专业技术职务任职资格的药学专业技术人员（以下简称药师）审核、调配、核对，并作为患者用药凭证的医疗文书。处方包括医疗机构病区用药医嘱单。处方是医生对患者用药的书面文件，是药师调剂药品的依据，具有法律性、技术性和经济性。

处方审核是指药师运用专业知识与实践技能，根据相关法律法规、规章制度与技术规范等，对医师在诊疗活动中为患者开具的处方，进行合法性、规范性和适宜性审核，并作出是否同意调配发药决定的药学技术服务。药师是处方审核工作的第一责任人。从事处方审核的药师应当满足以下条件。

（1）取得药师及以上药学专业技术职务任职资格。

（2）具有 3 年及以上门急诊或病区处方调剂工作经验，接受过处方审核相应岗位的专业知识培训并考核合格。

一、处方结构

处方结构包括前记、正文和后记。

1. 处方前记 处方前记包括医疗、预防、保健机构的全称，费别，处方编号，患者姓名、年龄、性别、门诊或住院病历号，科别或病区和床位号，临床诊断，开具日期等。麻醉药品与第一类精神药品处方还需填写患者身份证号以及代办人姓名和身份证号；儿科处方需填写患儿的体重及实足年龄。

2. 处方正文 处方正文以"Rp."或"R."（拉丁文 Recipe "请取"的缩写）起头，处方正文为处方的主要部分，包括药品的名称、剂型、规格、数量、用法用量等，每一种药品占一行，并标注好单位。

3. 处方后记 处方后记包括医师、配方药师、核对（发药）药师的签名或者加盖专用签章、处方金额及发药日期等。

二、处方种类

处方有普通处方、急诊处方、儿科处方、麻醉药品处方和精神药品处方（图 3-1）。

（1）普通处方的用纸是白色，右上角标注"普通"或无标注。

（2）急诊处方的用纸是淡黄色，右上角需标注"急诊"。

（3）儿科处方的用纸是淡绿色，右上角需标注"儿科"。

（4）麻醉药品和第一类精神药品的处方用纸是淡红色，右上角需标注"麻、精一"。

不同处方样式

（5）第二类精神药品的处方用纸是白色，右上角需标注"精二"。

```
┌─────────────────────────────────────┐
│          **医院处方        ┌─────┐  │
│                            │普通 │  │
│                            └─────┘  │
│   费别：_____      处方编号：_____ │
│  ─────────────────────────────────  │
│   姓名：____  性别：____  年龄：____ 体重：____ │
│   住址：_____      电话：_____ │
│   门诊/住院病历号：____  科别：_____ │
│   临床诊断：_____   开具日期：____ │
│                                      │
│   Rp.                                │
│                                      │
│                                      │
│                                      │
│                                      │
│                                      │
│                                      │
│   医  师：_____   药品金额：_____  │
│   调配药师：_____  发药药师：_____ │
│   注意：请勿遗失，处方当日有效，因特殊情况，该处方有效为___天 │
└─────────────────────────────────────┘
```

图 3-1 处方样式

三、处方审核内容

（一）合法性审核

审核开具处方的医师的处方权限，《处方管理办法》中处方权限的规定包括以下内容。

（1）经注册的执业医师在执业地点取得相应的处方权。

经注册的执业助理医师在医疗机构开具的处方，应当经所在执业地点执业医师签名或加盖专用签章后方有效。

（2）经注册的执业助理医师在乡、民族乡、镇、村的医疗机构独立从事一般的执业活动，可以在注册的执业地点取得相应的处方权。

（3）医师应当在注册的医疗机构签名留样或者专用签章备案后，方可开具处方。

（4）医疗机构应当按照有关规定，对本机构执业医师和药师进行麻醉药品和精神药品使用知识和规范化管理的培训。执业医师经考核合格后取得麻醉药品和第一类精神药品的处方权，药师经考核合格后取得麻醉药品和第一类精神药品调剂资格。

医师取得麻醉药品和第一类精神药品处方权后，方可在本机构开具麻醉药品和第一类精神药品处方，但不得为自己开具该类药品处方。药师取得麻醉药品和第一类精神药品调剂资格后，方可在本机构调剂麻醉药品和第一类精神药品。

（5）试用期人员开具处方，应当经所在医疗机构有处方权的执业医师审核并签名或加盖专用签章后方有效。

（6）进修医师由接收进修的医疗机构对其胜任本专业工作的实际情况进行认定后授予相应的处方权。

（二）规范性审核

1. 书写的规范性　处方书写应当符合下列规则。

（1）患者一般情况、临床诊断填写清晰、完整，并与病历记载相一致。

（2）每张处方限于一名患者的用药。

（3）字迹清楚，不得涂改；如需修改，应当在修改处签名并注明修改日期。

（4）患者年龄应当填写实足年龄，新生儿、婴幼儿写日、月龄，必要时要注明体重。

（5）西药和中成药可以分别开具处方，也可以开具一张处方，中药饮片应当单独开具处方。

（6）开具西药、中成药处方，每一种药品应当另起一行，每张处方不得超过5种药品。

（7）中药饮片处方的书写，一般应当按照"君、臣、佐、使"的顺序排列；调剂、煎煮的特殊要求注明在药品右上方，并加括号，如布包、先煎、后下等；对饮片的产地、炮制有特殊要求的，应当在药品名称之前写明。

（8）药品用法用量应当按照药品说明书规定的常规用法用量使用，特殊情况需要超剂量使用时，应当注明原因并再次签名。

（9）除特殊情况外，应当注明临床诊断。

（10）开具处方后的空白处画一斜线以示处方完毕。

（11）处方医师的签名式样和专用签章应当与院内药学部门留样备查的式样相一致，不得任意改动，否则应当重新登记留样备案。

2. 药品名称用法的规范性

（1）药品名称应当使用规范的中文名称书写，没有中文名称的可以使用规范的英文名称书写；医疗机构或者医师、药师不得自行编制药品缩写名称或者使用代号；书写药品名称、剂量、规格、用法、用量要准确规范，药品用法可用规范的中文、英文、拉丁文或者缩写体书写，但不得使用"遵医嘱""自用"等含糊不清字句。

（2）药品剂量与数量用阿拉伯数字书写。剂量应当使用法定剂量单位：重量以克（g）、毫克（mg）、微克（μg）、纳克（ng）为单位；容量以升（L）、毫升（ml）为单位；国际单位（IU）、单位（U）；中药饮片以克（g）为单位。

片剂、丸剂、胶囊剂、颗粒剂分别以片、丸、粒、袋为单位；溶液剂以支、瓶为单位；软膏剂乳膏剂以支、盒为单位；注射剂以支、瓶为单位，应当注明含量；中药饮片以剂为单位。

📎 知识链接

处方的常用缩写词和含义

英文缩写	中文含义	英文缩写	中文含义	英文缩写	中文含义
aa	各，各个	bid	每日2次	iv	静脉注射
ac	餐前	tid	每日3次	iv. gtt	静滴
pc	餐后	sig	用法	add	加至
am	上午	st	立即	po	口服
pm	下午	hs	临睡时	gtt	滴，滴剂
qd	每日	od	右眼	ih	皮下注射
qn	每晚	os	左眼	im	肌内注射
qh	每小时	ou	双眼	co	复方的
q4h	每4小时	OTC	非处方药	ad	加

3. 处方限量规定 处方开具当日有效。特殊情况下需延长有效期的，由开具处方的医师注明有效期限，但有效期最长不得超过3天。处方一般不得超过7日用量；急诊处方一般不得超过3日用量；对于某些慢性病、老年病或特殊情况，处方用量可适当延长，但医师应当注明理由。

麻醉药品、精神药品、医疗用毒性药品、放射性药品的处方用量应当严格按照国家有关规定执行。

📎 知识链接

长期处方管理

长期处方适用于临床诊断明确、用药方案稳定、依从性良好、病情控制平稳、需长期药物治疗的慢性病患者。医疗用毒性药品、放射性药品、易制毒药品、麻醉药品、第一类和第二类精神药品、抗微生物药物（治疗结核等慢性细菌真菌感染性疾病的药物除外），以及对储存条件有特殊要求的药品不得用于长期处方。根据患者诊疗需要，长期处方的处方量一般在4周内；根据慢性病特点，病情稳定的患者适当延长，最长不超过12周。医疗机构可以在普通内科、老年医学、全科医学等科室，为患有多种疾病的老年患者提供"一站式"长期处方服务，解决老年患者多科室就医取药问题。药师对长期处方进行审核，并对患者进行用药指导和用药教育，发放用药教育材料。药师在审核长期处方、提供咨询服务、调剂药品工作时，如发现药物治疗相关问题或患者存在用药安全隐患，需要进行长期处方调整、药物重整等干预时，应当立即与医师沟通进行处理。

（三）用药适宜性审核

1. 西药及中成药处方 应当审核以下项目。

（1）处方用药与临床诊断是否相符。常见的问题有无适应证用药、过度治疗用药或有禁忌证用药等。如普通感冒使用抗菌药物属于无适应证用药。轻症用药、疗程过长、剂量过大等属于过度治疗用药。

（2）对于规定需做皮试的药品，医师是否注明过敏试验和结果的判断。青霉素类等药物容易引起过敏反应，需明确皮试结果为阴性后方可使用，对尚未皮试、皮试阳性或结果未明确的，应拒绝调配。

（3）处方剂量、用法是否正确，单次处方总量是否符合规定。

（4）选用剂型与给药途径是否适宜。能口服不肌内注射，能肌内注射不输液，轻症、慢性疾病可选择口服给药途径，重症、急救时可选用静脉注射、静脉滴注等给药途径。如患者在发生昏迷与呕吐时宜用栓剂。

（5）审查是否有重复给药和相互作用情况，包括西药、中成药、中成药与西药、中成药与中药饮片之间是否存在重复给药和有临床意义的相互作用。审核时应特别注意"一药多名"和中成药中含有化学药成分的现象。如复方感冒药，虽然商品名称各不相同，但往往都含有对乙酰氨基酚、氯苯那敏等成分，甚至有些治疗感冒的中成药也有这些化学药成分，易导致重复用药，存在用药安全风险。

（6）审查是否存在配伍禁忌。配伍禁忌包括疗效性配伍禁忌，物理性配伍禁忌，化学性配伍禁忌。疗效性配伍禁忌通常是指处方中的某些成分药理相互作用间存在拮抗关系，从而降低治疗效果或产生严重的副作用及毒性。例如在一般情况下，泻药和止泻药不能同时使用，属于疗效性配伍禁忌。物理性配伍禁忌指某些药物配伍时，会出现物理性质的改变而产生分离、沉淀或潮解等变化。例如，活性炭具有吸附活性，如果与小剂量的抗生素同时使用，后者被前者吸附，在消化道中无法充分释放，机体对药物的吸收减少，可能会影响药效。化学性配伍禁忌指某些药物配伍使用时，可能发生分解、中和或生成毒性物质等化学变化。如氯化钙注射液与碳酸氢钠注射液一起使用时，可能会产生碳酸钙沉淀，影响药效。

（7）审查是否有用药禁忌。儿童、老年人、孕妇及哺乳期妇女、脏器功能不全患者是否有禁忌使用的药物，患者用药是否有食物及药物过敏史禁忌证，诊断禁忌证、疾病史禁忌证与性别禁忌证。

（8）溶媒的选择、用法用量是否适宜，静脉输注的药品给药速度是否适宜。

（9）是否存在其他用药不适宜情况。

2. 中药饮片处方 应当审核以下项目。

（1）中药饮片处方用药与中医诊断（病名和证型）是否相符。

（2）饮片的名称、炮制品选用是否正确，煎法、用法、脚注等是否完整、准确。

（3）毒麻贵细饮片是否按规定开方。

（4）特殊人群如儿童、老年人、孕妇及哺乳期妇女、脏器功能不全患者用药是否有禁忌使用的药物。

（5）是否存在其他用药不适宜情况。

药师经处方审核后，认为存在用药不适宜时，应当告知处方医师，请其确认或者重新开具处方。药师发现严重不合理用药或者用药错误，应当拒绝调剂，及时告知处方医师，并应当记录，按照有关规定报告。

任务三   门诊处方调剂

👨‍⚕️ **岗位情景模拟** ---

情景描述 患者，女，35岁，临床诊断：过敏性皮炎，医嘱予地氯雷他定分散片5mg po qd。药师审核处方无误后，按照处方进行药品调剂和发药。

讨论 1. 处方调剂的流程如何？

2. 本案例中药师应做哪些用药交代？

一、定义

处方调剂是指医院药学部门药学专业技术人员，按医师处方的要求进行调配、发药的过程。包括对门诊处方、急诊处方和住院医嘱的调剂。

处方调剂是药师提供药学服务的环节之一，是医院工作环节中不可缺少的一环，是以患者为中心的一项服务活动，集专业性、技术性、管理性、事务性、法规性、经济性于一体，需要医师、药师、护士、患者的共同参与和配合。医师开具处方，药师审核处方、调配药品、核发药品、指导用药等，为患者的正确用药以及疾病治疗奠定基础。调剂工作的质量直接决定着患者的生命健康，因此调剂工作的规范化至关重要。

二、门诊处方调配流程

根据《处方管理办法》，取得药学专业技术职务任职资格的人员方可从事处方调剂工作。药师在执业的医疗机构取得处方调剂资格。药师签名或者专用签章样式应当在本机构留样备查。具有药师以上专业技术职务任职资格的人员负责处方审核、评估、核对、发药以及安全用药指导；药士从事处方调配工作。根据《处方管理办法》第三十七条规定：药师调剂处方时必须做到"四查十对"。查处方，对科别、姓名、年龄；查药品，对药名、剂型、规格、数量；查配伍禁忌，对药品性状、用法用量；查用药合理性，对临床诊断。

1. 收方及处方 审核药师拿到处方后，要仔细审核处方。根据《处方管理办法》第四十条规定：药师对于不规范处方或者不能判定其合法性的处方，不得调剂。

2. 药品的调配 调配药品时首先查看处方单的数量以及药品的数量，按处方顺序进行药品调配，完成一张处方的药品调配后方可进行下一张处方的调配。注意所调配药品包装及标签上注明的药品名称、规格、剂型、用法用量与处方开具的一致性。核对药品形状、外观、标签等，确保药品质量合格。核对药品数量和有效期，确保数量准确，且患者治疗周期内药品是有效的。

3. 书写药袋或粘贴标签 发出的药品要正确书写药袋或粘贴标签，注明患者姓名，药品的名称、数量、用法、用量及有效期。

4. 复核 复核药师应按照处方内容一一检查调配药品是否准确，标签内容以及用药注意事项是否填写完整，以及药品外观质量是否合格。

5. 发药及用药交代 药品复核正确后进行窗口发药。发药是药品调剂的最后一关，是拦截用药差错的关键环节。准确发药既是保证患者用药安全的基础，也可以避免不必要的医患纠纷。发药药师首先要仔细核对患者身份信息，进行准确发药。向患者交付药品时，按照药品说明书或者处方用法，进行用药交代与指导，包括每种药品的用法、用量、注意事项等。如交付抗组胺类药品时，因这类药品有嗜睡、精神疲倦、头痛、视线模糊等不良反应，对中枢神经系统起到抑制作用，应交代不宜驾驶、从事高空作业以及一些精密与危险类的工作。交付老年患者治疗前列腺增生的盐酸坦索罗辛胶囊时，应建议睡前服用以避免可能出现的直立性低血压。特殊储存要求的药品，如胰岛素制剂，应告知患者放冰箱冷藏层。

6. 签名 完成调配后，药师在处方单上进行签名或加盖专用签章。药品发放完毕后，发药药师需在处方上签名或加盖专用签章。

🔗 **知识链接**

以患者为中心　提供优质药学服务

　　医疗行业是特殊的服务行业，医院是特殊的服务场所，药品是特殊的商品。全心全意为患者服务是医疗机构人员的基本工作准则。提供优质的药学服务是对药学人员的基本要求。坚持以患者为中心，提高患者的用药依从性，可极大提高药物治疗的临床疗效以及保障患者的用药安全。坚持以患者为中心，使患者得到充分的尊重，可增加患者对医务人员的信任度与满意度，进一步促进医疗机构更好地为人民服务。

三、药品调剂的工作特点

1. 法规性　《医疗机构药事管理规定》明确指出，药品调剂工作是药学技术服务的重要组成部分。门诊药房实行大窗口或柜台式发药，住院药房实行单剂量配发药品。医疗机构的药学专业技术人员应严格按照操作规程、医嘱、处方审核制度，认真审查核对，确保发出的药品准确、无误。对有配伍禁忌、超剂量等处方问题时应当拒绝调配，必要时经开方医生重新签字或者更正方可进行调配。

2. 服务性　随着医疗技术的不断发展，医疗机构药学服务的宗旨已经由"以药品为中心"转向为"以患者为中心"，面向患者开展高质量的药学服务。药品调剂工作是药学服务的重要组成部分，也是药师面向患者最直接的一种药物服务。通过药品调剂，药师可以更好地服务于患者，指导患者合理用药。

3. 专业性　药品调剂是一项具有很强专业性、技术性的工作。药品调剂的正确与否直接关乎着患者的用药安全。因此，参加药品调剂的工作人员必须具备药学专业知识并且通过了国家（中）药师职称考试。处方审核时，需要药师专业的判断与审核，面对患者用药咨询时需要药师专业的药学知识解答和用药指导。

四、调剂差错的应对措施及处理原则

　　在进行药品调配时，药师应以严谨的态度和良好的心态应对工作中的差错。调配过程中，可能出现的差错包括：①药品名称出现差错；②药品调剂或剂量差错；③药品与适应证不符；④剂型或给药途径差错；⑤给药时间差错；⑥疗程差错；⑦药物配伍禁忌；⑧药品标识差错，如贴错标签、错写药袋及其他。

　　调剂差错的处理应当遵循以下原则：①根据本医疗机构的实际情况建立差错处理预案。②当患者反映发放药品出现差错时，立刻核对处方与药品；若存在发错药情况应立即按照差错处理预案向上级负责人报告并作出处理。③根据差错后果的严重性，采取不同的解决措施，包括更换正确药品、致歉、随访、取得原谅，需要时给予医疗救治等。④遇到患者因用药不当寻求帮助时，应予以帮助，指导其正确用药。⑤对发生的调剂差错情况进行认真总结，对差错进行改正，杜绝再次发生。

任务四　住院医嘱调剂

岗位情景模拟

情景描述　某医院住院药房收到呼吸内科病区的医嘱信息，包含左氧氟沙星注射液、注射用头孢曲松等注射剂和盐酸溴己新片、羧甲司坦片、氯雷他定片等口服药物。住院药房药师收到医嘱信息后开始调剂药品。

讨论　医嘱中的注射剂和口服药物分别应如何调剂？

一、住院医嘱调剂的工作内容与流程

一般住院患者的用药为医嘱取药的形式，药师应当凭医师医嘱按照操作规程调剂药品。住院医嘱调剂包括非口服药住院医嘱调剂、口服药住院医嘱调剂和出院带药调剂。《医疗机构药事管理规定》第二十九条规定：住院（病房）药品调剂室对注射剂按日剂量配发，对口服制剂药品实行单剂量调剂配发，肠外营养液、危害药品静脉用药应当实行集中调配供应。

目前我国大多数医疗机构住院医嘱调剂流程：医生开具医嘱→审方药师审核医嘱→护士复核医嘱→病区药房调剂药师审核医嘱→打印药单→调配药品。

（一）医嘱审核

医嘱包括长期医嘱和临时医嘱，药师对医嘱审核后方可调配。药师可以进行人工审核，也可借助信息化系统开展医嘱前置审核。对信息系统筛选出的不合理处方及信息系统不能审核的部分，应当由药师进行人工审核。

审核内容主要包括：①患者有无药物过敏史；②给药途径、用药剂量、用药次数和疗程是否正确；③有无重复用药情况；④有无药物相互作用或配伍禁忌，联合用药是否合理；⑤溶媒选择是否合理；⑥使用特殊药品是否规范；⑦抗菌药物使用是否符合相关规定；⑧医师有无特殊用药交代；⑨特殊管理药品还应审核专用纸质处方及相关内容。若发现问题或对医嘱有疑问，应及时与处方医师联系沟通，请医师确认或更改医嘱并注明原因。审核无误后打印病区用药医嘱发药单进行调配。

（二）非口服药住院医嘱调剂工作流程

无配置中心的医院，注射剂的调配可以按患者使用的每组药品（输液）调配好药品，也可以按各病区总量核对调配，直接交给护士领取或输送至病区，再由护士按患者使用先后分组分剂量配发，药品核对后，在病区配制后给患者使用。设有静脉用药调配中心的医院，可将静脉注射药物信息传到配置中心，由药师审核医嘱（处方）的合理性，再由经过培训的药学专业技术人员按照无菌操作要求，在洁净环境下对静脉用药物进行加药混合调配，核对签字后送至病区，再由护士为患者注射。部分医疗机构实行肠外营养液、危害药品静脉用药的集中调配，其余药品在各病区配制。

外用药等其他非口服制剂由病区医师开具医嘱，录入医院 HIS（hospital information system，HIS）系统传递至住院药房信息系统，药师负责对住院医嘱进行审核。药品调配实行双人核对制，调剂完毕应核对医嘱发药单病区名称是否与摆药箱病区名称相符。药品调剂完毕后，发药人员在发药单上签字确认。

（三）口服药住院医嘱调剂工作流程

药师对口服摆药医嘱（长期或临时）进行审核，审核无误后打印用药医嘱单（临时医嘱与长期医嘱分开下载打印），并及时登记。

无摆药机的住院药房实行人工摆药，摆药人员将患者的一天服药量分次摆入服药杯中。配备有单剂量摆药机的可将摆药数据传送至摆药机进行摆药。单剂量摆药机可将患者单次服用的药品密封至同一药袋中，并在药袋上打印患者的信息、药品信息及服药信息。医嘱中的非整片药品或非机摆药品，可通过手工操作添加至 DTA（detachable tablet adapter，装填可拆分片剂、加药位置）中，添加的药品与同时服用的其他药品密封至同一药袋中。摆药完毕后，药师进行核对并在发药单上签字确认。

（四）出院带药调剂流程

调剂出院带药时，药师需要在医院 HIS 系统中审核电子用药医嘱，审核通过后下载打印并调配药品。调配完成后，在药品外包装上注明用法用量，并在纸质用药医嘱单上签字，交由核对人员进行核对，核对无误后发给护士或患者（家属）。大多数医疗机构采取将调配好的药品交给护士，由护士交给患者并进行用药交代。也可以由药师亲自将药品交给患者（家属），并对患者（家属）进行用药指导和教育，提供相应的药学服务。

特殊药品的调剂应严格遵守相关法律、法规，具体详见项目四。

二、住院药品的管理

（一）病区备用药品的管理规定

病区根据实际工作需要，遵循"急救、必需、少量"原则，可以申请备用麻醉药品、第一类精神药品、急救药品、夜间用药等药品。经批准后方可备用药品。药学部门对病区备用药品实行基数管理，并在基数表上注明备用药品名称、规格、数量。若备用药品的品种和数量需要调整时，须重新申报和审批后方可调整。病区备用的麻醉药品、第一类精神药品应设专用保险柜存放，专人专锁，即用即锁，班班交接，并做好记录，该类药品的使用须由经治医师开具专用处方，并在处方上注明药品批号；麻醉药品、第一类精神药品注射剂使用后保留空安瓿，记账后连同空安瓿向药房领回。备用的易混淆药品、高警示药品和易制毒类化学品应单独存放，按规定粘贴全院统一标识，加以警示。

医疗机构药品质量监督管理组等相关部门定期组织对病区备用药品进行检查，主要检查药品的质量、药品的储存条件、账物是否相符、药品有效期等，以及麻醉药品、第一类精神药品是否符合管理规定，发现问题应及时处理，并做好记录。

（二）退回药品的管理规定

医疗机构为住院患者发放的药品，确因药品质量问题、患者转科、变更治疗方案、出现严重的药品不良反应或患者死亡等因素需要退药时，必须由相应临床科室（病区）医护人员为患者办理退换药手续。若因出现严重药品不良反应退药，临床科室（病区）或药房经办人员应按照规定填写"药品不良反应/事件报告表"。

若能确认退回的药品质量无问题，办理入库手续后可再使用。不能确认药品质量状况的，办理入库手续后按有关规定报废处理。药房每月将退回药品的相关数据统计汇总至医疗机构质量与安全管理组。

（三）自备药品的管理规定

自备药品是指住院患者自行带入医院，并在住院期间需要使用的药品。医院原则上不允许患者使用自备药品，特殊情况须经相关临床科室科主任或医务处批准，并签署"患者使用自备药品责任（自愿）书"（以下简称责任书）后方可按医嘱使用。责任书中应明确注明"自备药品"的通用名称、规格、剂型、治疗总量、有效期、生产批号、批准文号、生产企业、用法、用量、可能出现的（主要的或严重的）药品不良反应、临床诊断、用药目的等信息，并明确医患双方的相关责任和义务。住院医嘱单上必须明确注明"自备药品"字样。

患者自备药品若出现包装破损、标识不清、外观不整、无法定说明书或说明书不完整、无我国法定部门批准的药品批准文号或为非治疗性药品批准文号、不易判断药品质量等情况，不得使用。生物制品应查验加盖供货单位原印章的"生物制品批签发合格证"复印件。调剂部门、病区或门诊治疗室不得为患者代保存自备药品。

任务五　中药调剂

岗位情景模拟

情景描述　患者，男，31岁，临床诊断：咳嗽。证型：外感风热。医嘱开具中药饮片处方：荆芥10g、防风10g、金银花10g、鱼腥草10g、百部10g、浙贝母10g、板蓝根15g、连翘10g、黄芩10g、山楂15g、六神曲15g、炒麦芽15g、桑叶10g、旋覆花6g、桔梗10g，2剂。药师接到该处方后，按照规范流程审核调配处方。

讨论　1. 中药处方书写有哪些规定？
2. 本案例中处方审核和调配该如何操作？

中药调剂是指中药调剂人员根据医生处方，将中药饮片按照调剂操作规程，及时、准确地调配和发放药物，并指导药物使用的过程。

一、中药饮片处方的管理

中药饮片与中成药应当分别单独开具处方，医师开具中药处方时，应当以中医药理论为指导，体现辨证论治和配伍原则，并遵循安全、有效、经济、适当的原则。

中药饮片处方要符合《中华人民共和国药典》和各地区有关中药饮片炮制规范要求，按照《处方管理办法》和《中药处方格式及书写规范》进行开具和书写。二级以上医院中药饮片处方应由主管中药师以上专业技术人员负责处方审核、核对、发药以及安全用药指导；其他医疗机构应由中药师以上专业技术人员负责。

（一）中药饮片处方的内容

1. 一般项目　包括医疗机构名称、费别、患者姓名、性别、年龄、门诊或住院病历号、科别或病区和床位号等。可添列有特殊要求的项目。

2. 中医诊断　包括病名和证型（病名不明确的可不写病名），应填写清晰、完整，并与病历记载相一致。

3. 药品名称、数量、用量、用法。

4. 医师签名和/或加盖专用签章、处方日期。

5. 药品金额　审核、调配、核对、发药药师签名和/或加盖专用签章。

（二）中药饮片处方的书写要求

（1）应当体现"君、臣、佐、使"的特点要求。

（2）名称应当按最新版《中华人民共和国药典》规定准确使用，《中华人民共和国药典》没有规定的，应当按照本省（区、市）或本单位中药饮片处方用名与调剂给付的规定书写。

（3）剂量使用法定剂量单位，用阿拉伯数字书写，原则上应当以克（g）为单位，"g"（单位名称）紧随数值后。

（4）调剂、煎煮的特殊要求注明在药品右上方，并加括号，如打碎、先煎、后下等。

（5）对饮片的产地、炮制有特殊要求的，应当在药品名称之前写明。

（6）根据整张处方中药味多少选择每行排列的药味数，并原则上要求横排及上下排列整齐。

（7）中药饮片用法用量应当符合《中华人民共和国药典》规定，无配伍禁忌。有配伍禁忌和超剂量使用时，应当在药品上方再次签名。

（8）中药饮片剂数应当以"剂"为单位。

（9）处方用法用量紧随剂数之后，包括每日剂量、采用剂型（水煎煮、酒泡、打粉、制丸、装胶囊等）、每剂分几次服用、用药方法（内服、外用等）、服用要求（温服、凉服、顿服、慢服、饭前服、饭后服、空腹服等）等内容。

（10）按毒麻药品管理的中药饮片的使用应当严格遵守有关法律、法规和规章。

二、中药处方调剂的流程

中药处方调剂的流程一般包括审核处方→计价→调配→复核→发药与用药交代。

（一）审核处方

中药处方的正文一般内容较多，各医师的用药习惯不同，用药剂量也有差别，故审核处方的工作一般由理论和实践经验较丰富的中药师担任。

中药饮片要单独开具处方。中药饮片处方的合法性和规范性审核同西药、中成药处方。适宜性审核内容参见项目三任务二处方审核项下。

> **知识链接**
>
> #### 中药的配伍禁忌
>
> 在《雷公炮制药性赋》中归纳有十八反、十九畏的歌诀。十八反歌诀：本草明言十八反，半蒌贝蔹及攻乌。藻戟遂芫俱战草，诸参辛芍叛藜芦。十九畏歌诀：硫黄原是火中精，朴硝一见便相争。水银莫与砒霜见，狼毒最怕密陀僧。巴豆性烈最为上，偏与牵牛不顺情。丁香莫与郁金见，牙硝难合京三棱。川乌草乌不顺犀，人参最怕五灵脂。官桂善能调冷气，若逢石脂便相欺。大凡修合看顺逆，炮爁炙煿莫相依。

审方过程中发现问题要及时与医师沟通，对字迹不清的，不可主观猜测，以免发生差错，审查无误后，方可划价收费调配，否则不予调配。若为不合理处方，由药师联系处方医师，请其确认或重新开具处方，并再次进入处方审核流程。

（二）调配

调配前再次审查相反、相畏、禁忌、毒性药剂量等，确认处方没有差错。

（1）根据处方药物的不同体积和重量选用合适的戥秤。一般用克戥，称取贵重药品或毒性中药，克以下的要使用毫克戥。

（2）调配时为了便于核对，一般按处方药味所列顺序逐一进行调配，间隔平放，不可混放一堆。对体积松泡的品种应先称，以免覆盖前药。对黏度大、带色的药物可后调配，放于其他药味之上，以免沾染包装用纸。

（3）一方多剂时，每味药可逐剂称量，也可一次称出多剂单味药的总量，再分剂量。分剂量时应遵循"等量递减、逐剂复戥"的原则，不可凭主观估量，更不可随便抓配。

（4）坚硬或大块的矿石、种子、果实、动物骨及胶类药，调配时应称取后置于专用铜缸内捣碎后分剂量。使用铜缸捣药后，应立即擦拭干净，不得残留粉末。凡捣碎特殊气味或毒性药后，必须洗刷干净。

（5）先煎、后下、包煎、烊化、另煎、冲服等特殊煎煮方法的药品必须单包并注明。

（6）不得将变质、发霉、虫蛀等药品调配入药。

（7）急诊处方应优先调配；贵重药、毒性药须经双人核对调配；一张处方调配完毕，方可调配下一张处方。

（8）对一方多剂的鲜药，如鲜芦根、鲜地黄等应分剂量后包。并注明用法再单独另包，不得与群药同包，以便于低温保存，防止霉变。

（9）方中有需要临时加工的药品，由专人处理，临时炮制也要依法炮制，炮制品要符合质量要求。调配完毕后经自查无误后在处方上签字。

（三）复核

复核是对调配的药品按处方逐项进行全面细致的核对。

（1）复核药品与处方所开药味和剂数是否符合，有无多配、漏配、错配、掺混他药或异物等现象。

（2）处方药味剂量与实际剂量是否相符，处方中各味药的剂量应准确，每一剂的重量误差应控制在±5%以内，贵重药和毒性药不超过±1%。

（3）有无配伍禁忌、妊娠禁忌和超剂量等。

（4）检查饮片有无变质、发霉、虫蛀、泛油、以生代制等现象。

（5）是否将先煎、后下、包煎、烊化、另煎、冲服等特殊要求药品单包并说明用法。

（6）细料药品和毒性药品是否处理得当。

核对无误后签字，包装药品。包装时要在药袋上写明患者姓名，特殊处理的药品应在药袋上写明处理方法，按剂装袋，整理后装订。

（四）发药与用药交代

发药与用药交代是中药饮片处方调剂工作的最后一个环节，应注意以下几点。

（1）取药核对，核对患者姓名以及剂数，注意防止姓名相同或相似而错发的事故。

（2）详细说明用法用量及用药疗程，对特殊煎煮方法如先煎、后下、另煎、布包煎等需向患者特别说明。

（3）耐心解释患者有关用药的各种疑问。

（4）一方多剂的中药，要提示患者注意保存，置于阴凉干燥处以防发霉变质。

三、中药煎煮

中药煎煮是将一种或数种中药加水煎煮后去渣取汁，煎出的汤剂多用于内服或外治疗法。

煎煮前需核对医嘱，明确用药途径。打开药包，检查有无需要特殊处理的中药，如有将其取出，按要求处理。

选择合适的煎煮器具，将待煎药物加入冷水（符合国家卫生标准的饮用水）浸泡，一般不少于30分钟。如以果实、种子为主的药物或冬天可适当延长浸泡时间。加水量应视药量、药物质地的吸水性及煎煮时间而定，一般以浸过药面2~5cm为宜。

一般应"先武后文"，先以武火煮沸，再改成文火煎煮，从而保持微沸状态，以利于有效成分煎出。一般药物第一煎20~30分钟，二煎10~15分钟。解表类及其他芳香类药物不宜久煎。有效成分不易煎出的矿物类、骨角类、贝壳类、甲壳类及某些补益药，一般宜文火久煎。每剂药一般煎煮两次，将两次煎煮的药汁混合后再分装。将药汁分装完毕后，加标签注明患者信息、用法。

🔗 知识链接

中药配方颗粒

中药配方颗粒是由单味中药饮片经水提、分离、浓缩、干燥、制粒而成的颗粒，在中医药理论指导下，按照中医临床处方调配后，供患者冲服使用。中药配方颗粒保持了传统中药饮片的特征，既能够满足中医传统的君、臣、佐、使和辨证论治、灵活加减的需要，又具有不需要煎煮、直接冲服、安全卫生、携带方便、易于调制和适合工业化生产等优点。

中药配方颗粒的质量监管纳入中药饮片管理范畴。自2021年11月1日起，中药配方颗粒品种实施备案管理，在上市前由生产企业报所在地省级药品监督管理部门备案。

任务实施

实训四 处方调剂

一、任务目的

综合运用所学知识与技能，开展处方审核和处方调剂。

1. 掌握处方的构成与书写规范。
2. 掌握处方审方、调配、复核、发药的内容及注意事项。
3. 掌握处方调配、发药的操作流程。
4. 熟悉药品的摆放。
5. 养成以患者为中心、严谨细致的工作作风。

二、材料准备

1. 若干模拟处方，含正确、错误处方。
2. 药物配伍禁忌与相互作用的相关资料。
3. 若干药品（或模型）。
4. 包药纸或纸袋。

三、实施步骤

学生3人一组，分别担任审方人员（兼职患者）、调配人员、复核与发药人员，实训过程中3人轮换角色。

步骤一　收方与审核处方

（1）收取处方后认真审核处方，审核处方的规范性、适宜性。

（2）填写审方记录表（表3-1）。

表3-1　审方记录表

处方序号	审核结果	处方存在问题	处理措施

步骤二　药品调配

（1）学生对审核通过的处方进行药品调配操作练习。

（2）按顺序调配药品，注意药品、名称、规格、数量是否正确。

步骤三　书写药袋或粘贴标签

正确书写药袋或粘贴标签，注明患者姓名，药品的名称、数量、用法、用量及有效期。

步骤四　复核与发药

（1）复核人员按照处方内容一一检查调配药品是否准确，标签内容以及用药注意事项是否填写完整。

（2）发药及用药交代，仔细核对患者身份信息，进行准确发药，做好用药交代并填写用药指导单（表3-2）。

表3-2　患者用药指导记录单

姓名		性别		年龄		联系方式	

诊断：

药品名称	规格	用法用量	使用注意事项

患者疑问与解答	
指导对象	□患者本人　　□患者家属　　□其他（　）
药师签名	

四、任务要点

1. 药品调剂前对处方进行审核。

2. 按照"四查十对"进行处方调剂。

3. 药品发药的核对和用药交代。

五、总结与效果评价

姓名		组别	
实训地点		实训时间	
前记格式是否正确		□是	□否
正文格式是否正确		□是	□否
后记格式是否正确		□是	□否
患者的一般信息是否准确		□是	□否
字迹是否清楚，是否有修改		□是	□否
处方书写是否规范，是否有含糊不清等词语		□是	□否
每张处方是否不超过5种药，每种药是否另起一行		□是	□否
处方医师是否签名		□是	□否
药物的用法、用量、剂型、给药途径是否准确		□是	□否
是否存在重复给药		□是	□否
是否存在配伍禁忌		□是	□否
处方调剂时是否做到"四查十对"		□是	□否
药品发药时是否一一核对		□是	□否
是否进行用药交代		□是	□否

任务总结	
药德感悟	
任务实施情况	□优　　□良　　□合格　　□差
组长签字	

目标检测

答案解析

一、选择题

（一）单选题

1. 处方的格式包括（　　）

    A. 前记　正文　后记
    B. 前记　正文　签名
    C. 前记　正文　后记　附录
    D. 处方　编号　正文　后记

2. 处方审核的主要内容，不包括（　　）

    A. 确认处方的合法性
    B. 处方审核用药的适宜性
    C. 确认处方的经济性
    D. 审核处方格式的规范性

3. 急诊处方一般不得超过（　　）日用量

    A. 1
    B. 3
    C. 7
    D. 15

4. 开具西药中成药处方，每张处方不得超过（　　）种

    A. 3
    B. 4
    C. 5
    D. 6

5. 关于病区备用药品的管理规定，说法错误的是（　　）

A. 遵循"急救、必需、少量"原则

B. 实施申报、审批制度

C. 备用的麻醉药品、第一类精神药品应设专用保险柜存放，专人专锁

D. 若备用药品的品种和数量需要调整时，无须重新申报和审批

E. 药学部（科）对病区备用药品实行基数管理

6. 中药处方调剂时，每一剂的重量误差应控制在（　　）以内

A. ±1%　　　　　　　B. ±3%　　　　　　　C. ±5%　　　　　　　D. ±6%

（二）多选题

1. 以下有关处方书写的要求中，正确的有（　　）

A. 字迹清楚，不得涂改

B. 每张处方上不得超过5种药品

C. 医师、药师不得使用药品的缩写名称

D. 一张处方可以同时给2名患者同时开具处方

2. 关于中药饮片处方的书写要求正确的是（　　）

A. 应当体现"君、臣、佐、使"的特点要求

B. 调剂、煎煮的特殊要求注明在药品右上方，并加括号

C. 对饮片的产地、炮制有特殊要求的，应当在药品名称之前写明

D. 每张处方不得超过5种药品

E. 药品名称可以使用缩写或代码

二、简答题

"四查十对"的具体内容是什么？

三、项目拓展

全国职业院校技能大赛设置中药传统技能赛项，其中比赛项目设有中药调剂，包括审方和饮片调剂。结合大赛评分标准以及实际临床岗位需求，请同学们针对选取的处方进行实践训练。

（付文晶　高艳丽）

书网融合……

| 微课 | 本章小结 | 题库 |

项目四　药品管理

PPT

学习目标

【知识目标】

（1）掌握医疗机构麻醉药品、精神药品、高警示药品、易混淆药品的管理要点；药品的效期管理要点。

（2）熟悉麻醉药品、精神药品、高警示药品目录。

（3）了解医疗用毒性药品、放射性药品管理规定。

【能力目标】

能制作并应用药品管理标识；会进行特殊药品管理。

【素质目标】

培养守法诚信的职业道德；培养严谨求实、辩证全面的职业素养。

任务一　特殊药品管理

岗位情景模拟

情景描述　患者，男，73岁，因肺腺癌Ⅳ期骨转移伴随长期慢性疼痛至门诊就诊，处方开具吗啡缓释片。药师接到该处方后，按照规范流程审核调配处方并进行登记。

讨论　1. 麻醉药品储存、保管有哪些规定？

2. 本案例中处方审核和调配该如何操作？

一、麻醉药品和精神药品的管理

（一）定义、分类和目录

1. 麻醉药品　是指连续使用后易产生生理依赖性、能成瘾癖的药品。国务院自 2005 年 11 月 1 日起实施的《麻醉药品和精神药品管理条例》（简称《条例》）所称麻醉药品是指列入麻醉药品目录的药品和其他物质，其标识如图 4-1 所示，包括天然、半合成、合成的阿片类、可卡因、大麻类等。如临床上常用的吗啡、哌替啶（杜冷丁）等麻醉性镇痛药。麻醉剂是指药理上虽具有麻醉作用，但不会成瘾癖的药物，如三氯甲烷、乙醚等全身麻醉药及普鲁卡因、利多卡因等局部麻醉药。特殊管理药品中不包括麻醉剂。

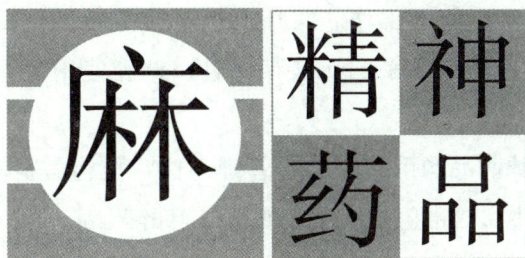

图 4-1 麻醉药品（蓝色与白色相间）、精神药品特殊标识（绿色与白色相间）

在《麻醉药品和精神药品品种目录（2013 年版）》基础上，经多次调整和更新后，截至 2023 年 10 月 1 日，我国列入管理的麻醉药品有 123 种。我国目前常用的麻醉药品有芬太尼、吗啡、羟考酮、哌替啶、可待因、复方樟脑酊、瑞芬太尼、舒芬太尼等。

2. 精神药品 是指直接作用于中枢神经系统，使之兴奋或抑制，连续使用可产生依赖性的药品，包括兴奋剂、致幻剂、镇静催眠剂等。临床常用的精神药品有地西泮、司可巴比妥、氯硝西泮、曲马多等。《条例》所称精神药品是指列入精神药品目录的药品和其他物质，特殊标识如图 4-1 所示。

精神药品依其对人体的依赖性和危害人体健康的程度分为第一类精神药品和第二类精神药品。精神药品依药理作用不同，可分为镇静催眠类、中枢兴奋类、镇痛及复方制剂类、全身麻醉药等，各类在临床上的作用也不相同。第一类精神药品比第二类精神药品作用更强，更易产生依赖性。在医疗机构使用环节管理中，第一类精神药品与麻醉药品的管理规定相近。

在《麻醉药品和精神药品品种目录（2013 年版）》基础上经多次调整和更新后，截至 2023 年 10 月 1 日，我国列入管理的精神药品有 162 种，包含第一类精神药品 69 种，第二类精神药品 93 种。其中我国常用的第一类精神药品有氯胺酮、哌甲酯、司可巴比妥、三唑仑等。第二类精神药品有咖啡因、地佐辛、喷他佐辛、苯巴比妥、阿普唑仑、氯氮䓬、氯硝西泮、地西泮、艾司唑仑、咪达唑仑、唑吡坦、扎来普隆等。

（二）医疗机构麻醉药品、第一类精神药品的管理

麻醉药品、第一类精神药品管理要做到五专，即专人负责、专柜加锁、专用账册、专用处方、专册登记。专人管理是管理机构指定专人负责麻醉药品、第一类精神药品的日常管理的工作。专柜加锁是应当设立专库或者专柜储存麻醉药品和第一类精神药品。专库应当设有防盗设施并安装报警装置；专柜应当使用保险柜。专库和专柜应当实行双人双锁管理。专用账册是指麻醉药品、第一类精神药品验收需要填写麻醉药品、第一类精神药品的入库验收记录，出库时填写出库登记表。麻醉药品、第一类精神药品应该使用专用处方，处方印刷用纸为淡红色，右上角标相应标识。专册登记是调剂以后应对麻醉药品、第一类精神药品的处方进行登记。

1. 麻醉药品和精神药品管理机构 医疗机构购进和使用麻醉药品、精神药品，应建立由分管负责人负责，医疗管理、药学、护理、保卫等部门参加的麻醉、精神药品管理机构，指定专职人员负责麻醉药品和精神药品日常管理工作。

医疗机构应当建立并严格执行麻醉药品和精神药品的采购、验收、储存、保管、发放、调配、使用、销毁、丢失及被盗案件报告等制度，制定各岗位人员职责。

医疗机构麻醉药品和精神药品管理人员应当掌握与麻醉、精神药品相关的法律、法规、规定，熟

悉麻醉药品和精神药品使用与安全管理工作。医疗机构应当配备工作责任心强、业务熟悉的药学专业技术人员负责麻醉药品和精神药品的采购、储存保管、调配使用及管理工作，人员应当保持相对稳定。

2. 《麻醉药品、第一类精神药品购用印鉴卡》管理　医疗机构需要使用麻醉药品和第一类精神药品，须经所在地设区的市级卫生主管部门批准后，取得《麻醉药品、第一类精神药品购用印鉴卡》（简称《印鉴卡》）。医疗机构凭《印鉴卡》向本省级行政区域内的定点批发企业购买麻醉药品和第一类精神药品。

医疗机构取得《印鉴卡》需要具备的条件如下。

（1）有与使用麻醉药品和第一类精神药品相关的诊疗科目。

（2）具有经过麻醉药品和第一类精神药品使用知识培训的、专职从事麻醉药品和第一类精神药品管理的药学专业技术人员。

（3）有获得麻醉药品和第一类精神药品处方资格的执业医师。

（4）有保证麻醉药品和第一类精神药品安全储存的设施和管理制度。

《印鉴卡》的有效期为3年。有效期届满前3个月，医疗机构需重新向市级卫生行政主管部门提出申请。

3. 采购与验收　麻醉药品和第一类精神药品需有专人合理申报采购计划，保持合理库存。购买药品付款应当采取银行转账方式。配送时由药品经营企业送到药库，采购、保管人员不得自行提货。

麻醉药品和第一类精神药品需在规定的区域内双人完成收货，承运单位和收货单位双方共同对货物进行现场检查，必须货到即验。除按普通药品质量验收要求外，在验收期间，必须有双人同时在场，每箱开箱验收，清点到最小包装，验收合格者用封签签封，验收记录双人签字。入库验收应当采用专簿记录，内容包括：日期、凭证号、品名、剂型、规格、单位、数量、批号、有效期、上市许可持有人、生产企业、供货单位、质量情况、验收结论、验收和保管人员签字。

在验收中发现麻醉药品、第一类精神药品缺少或缺损时，应当双人清点登记，报医疗机构负责人批准并加盖公章后向供货单位查询、处理。

4. 储存、保管与领用　麻醉药品和第一类精神药品的使用单位应当设立专库或者专柜储存麻醉药品和第一类精神药品。专库应当设有防盗设施并安装报警装置；专柜应当使用保险柜。专库和专柜应当实行双人双锁管理。医疗机构可以根据管理需要在门诊、急诊、住院等药房设置麻醉药品、第一类精神药品周转库（柜），库存不得超过本机构规定的数量。周转库（柜）应当每天结算。

专册保存三年备查。严格出入库手续，随时和定期盘点，要求数字准确、账货相符。定期检查，做好检查记录，及时纠正存在的问题和隐患，发现问题应立即报告有关部门。

领用时由各调剂部门特殊药品专管员请领，药库特殊药品专管员进行审核，出库单双人签字、核对，同时填写特殊药品出库登记表。对进出专库（柜）的麻醉药品、第一类精神药品建立专用账册，进出逐笔记录，内容包括：日期、凭证号、领用部门、品名、剂型、规格、单位、数量、批号、有效期、上市许可持有人、生产企业、发药人、复核人和领用人签字，做到账、物、批号相符。

知识链接

智能麻醉药品管理系统

随着信息化的发展、物联网技术的提高和药品管理水平的进步，愈来愈多的手术室开始对药品进行智能化管理。智能麻醉药品管理系统由硬件系统和软件系统组成。①硬件系统：主要由智能药车（柜、库）、集成电路身份卡及终端电脑组成。②软件系统：由智能药车（柜、库）集成系统和药师终端管理系统组成。该系统与HIS、供应－管理－配送系统和手术麻醉临床信息系统进行对接，实现数据交换。

运行模式为麻醉医师根据术中患者用药需求在智能药车（柜、库）自由取用，与此同时，药师终端管理平台记录该麻醉师对应患者的用药情况，自动生成药品结算单，药师根据结算单将每个智能药车（柜、库）中的药品补充到基数，同时为核对麻醉医师医嘱提供依据。

基于物联网技术的智能化手术室药房，明确了麻醉师及药师的管理权限与职责，采用多级安全防护措施提高了药品安全性，保证了药品质量与取药准确性。借助信息化技术，完成麻醉科药品从药房至患者使用过程的监管，提高麻醉药品管理质量。

5. 处方与调剂

（1）处方权的取得　医疗机构按照国务院卫生主管部门的规定，对本单位执业医师进行有关麻醉药品和精神药品使用知识的培训、考核，经考核合格的，授予麻醉药品和第一类精神药品处方资格。执业医师取得麻醉药品和第一类精神药品的处方资格后，方可在本医疗机构开具麻醉药品和第一类精神药品处方，但不得为自己开具该种处方。

具有麻醉药品和第一类精神药品处方资格的执业医师，应当根据卫生行政部门制定的临床应用指导原则使用麻醉药品和精神药品。对确需使用麻醉药品或者第一类精神药品的患者，要满足其合理用药需求。当在医疗机构就诊的癌症疼痛患者和其他危重患者得不到麻醉药品或者第一类精神药品时，患者或其亲属可以向执业医师提出申请。具有麻醉药品和第一类精神药品处方资格的执业医师认为要求合理的，要及时为患者提供所需麻醉药品或者第一类精神药品。

知识链接

全面辨证　合规管理　规范治疗

阿片类药物在中国被列为麻醉药品和精神药品，受到极为严格的管控，因此未发生大规模滥用事件。中国的医疗用麻醉药品和精神药品滥用/使用比例持续下降并保持在较低水平。阿片类药物也是治疗慢性疼痛，如癌性疼痛的主要药物。缓解疼痛是提高晚期癌痛患者生命质量的关键，阿片类药物是治疗中重度癌痛的有效药物。而目前极为严格的管控措施在一定程度上影响了阿片类药物在临床的合理使用。我国除了需要防止阿片类药物的滥用，还面临着如何合理、安全地促进阿片类药物的临床合理使用，以满足癌痛等慢性疼痛患者的治疗需要。

因此，在麻醉药品的管理中要全面辨证地考虑问题，既要全程化实时监控，做到合规管理，也要消除用药误区，采用科学的方法提高用药合理性，做到规范治疗，确保阿片类药物真正实现"管得住、用得上"。

（2）专用处方及单张处方限量规定　开具麻醉药品、精神药品必须使用专用处方。具有处方权的医师在为患者首次开具麻醉药品、第一类精神药品处方时，应当亲自诊查患者，为其建立相应的病历，留存患者身份证明复印件，要求患者或其亲属签署知情同意书。病历由医疗机构保管。

麻醉药品和第一类精神药品处方的印刷用纸为淡红色，处方右上角分别标注"麻、精一"；第二类精神药品处方的印刷用纸为白色，处方右上角标注"精二"。除普通处方的医疗机构名称、处方编号、患者姓名、性别、年龄、门诊病历号、科别、开具日期等，麻醉药品、第一类精神药品处方格式的前记还应有患者身份证号及代办人姓名、性别、年龄、身份证编号。

麻醉药品和第一类精神药品有单张处方限量规定（表4-1）：①为门（急）诊患者开具的麻醉药品、第一类精神药品注射剂，每张处方为一次常用量；控缓释制剂，每张处方不得超过7日常用量；其他剂型，每张处方不得超过3日常用量；哌甲酯用于治疗儿童多动症时，每张处方不得超过15日常用量。②为门（急）诊癌症、慢性中至重度疼痛患者开具的麻醉药品、第一类精神药品注射剂，每张处方不得超过3日常用量；控缓释制剂，每张处方不得超过15日常用量；其他剂型，每张处方不得超过7日常用量。③为住院患者开具的麻醉药品和第一类精神药品处方应当逐日开具，每张处方为1日常用量。④对于需要特别加强管制的麻醉药品，盐酸二氢埃托啡处方为一次用量，药品仅限于二级以上医院内使用；盐酸哌替啶处方为一次用量，药品仅限于医疗机构内使用。

表4-1　麻醉药品和第一类精神药品处方限量规定

不同情况	注射剂	控缓释制剂	其他剂型
一般患者（无麻醉药品专用病历）	1次	7日	3日
癌痛和中重度慢痛患者（有麻醉药品专用病历）	3日	15日	7日
盐酸哌替啶	一次，仅限于医疗机构内使用		
盐酸二氢埃托啡	一次，仅限于二级以上医疗机构内使用		
哌甲酯用于多动症	15日		
住院患者	逐日开具，每张处方为1日常用量		

（3）处方调配　门诊药房应当固定发药窗口，有明显标识，并由专人负责麻醉药品、第一类精神药品调配。处方的调配人、核对人应当仔细核对麻醉药品、第一类精神药品处方，签名并进行登记；对不符合规定的麻醉药品、第一类精神药品处方，拒绝发药。患者使用麻醉药品、第一类精神药品注射剂或者贴剂的，再次调配时，应当要求患者将原批号的空安瓿或者用过的贴剂交回，并记录收回的空安瓿或者废贴数量。各医疗机构根据实际情况制定麻醉药品、第一类精神药品发放流程，如图4-2是某三级医院的麻醉药品、第一类精神药品发放流程图。

（4）处方登记与保管　医疗机构应当对麻醉药品、精神药品处方进行专册登记，加强管理。内容包括：患者（代办人）姓名、性别、年龄、身份证编号、病历号、疾病名称、药品名称、规格、数量、处方医师、处方编号、处方日期、发药人、复核人。医疗机构应当对麻醉药品、第一类精神药品处方统一编号，计数管理，建立处方保管、领取、使用、退回、销毁管理制度。麻醉药品和第一类精神药品处方保存3年，第二类精神药品处方保存2年。

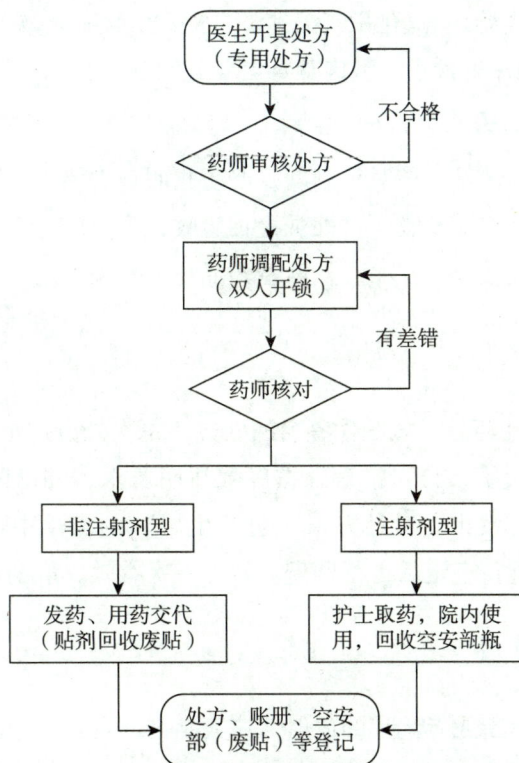

图 4 - 2　门（急）诊药房麻醉药品、第一类精神药品发放流程图

6. 销毁　医疗机构对过期、损坏的麻醉药品、第一类精神药品进行销毁时，应当向所在地卫生行政部门提出申请，在卫生行政部门监督下进行销毁，并对销毁情况进行登记。

卫生行政部门接到医疗机构销毁麻醉药品、第一类精神药品申请后，应当于 5 日内到场监督医疗机构销毁行为。

（三）第二类精神药品的管理

第二类精神药品必须从药品监督管理部门批准的具有第二类精神药品经营资质的企业购买，放置于专门区域或专柜。第二类精神药品的处方用纸为白色，右上角标注"精二"。第二类精神药品处方一般不得超过 7 日用量；对于某些特殊情况，处方用量可适当延长，医师应当注明理由。精神药品处方至少保存 2 年。

二、医疗用毒性药品的管理

医疗用毒性药品（简称毒性药品），系指毒性剧烈、治疗量与中毒剂量相近，使用不当会致人中毒或死亡的药品。毒性药品的品种目录，由国务院卫生主管部门、国务院药品监督管理部门和国家中医药管理局制定。

（一）毒性药品的分类与品种

根据《医疗用毒性药品管理办法》规定，目前我国毒性药品分为中药和西药 2 类。

1. 毒性中药品种　砒石（红砒、白砒）、砒霜、水银、生马钱子、生川乌、生草乌、生白附子、生附子、生半夏、生南星、生巴豆、斑蝥、青娘虫、红娘虫、生甘遂、生狼毒、生藤黄、生千金子、生天仙子、闹羊花、雪上一枝蒿、红升丹、白降丹、蟾酥、洋金花、红粉、轻粉、雄黄。

2. 毒性西药品种　去乙酰毛花苷 C、阿托品（包括其盐类）、洋地黄毒苷、氢溴酸后马托品、三氧化二砷、毛果芸香碱（包括其盐类）、氯化汞（升汞）、水杨酸毒扁豆碱、亚砷酸钾、氢溴酸东莨菪碱、士的宁（包括其盐类）、亚砷酸注射液、A 型肉毒毒素及其制剂。

（二）毒性药品的验收与保管

必须建立健全保管、验收、领发、核对等制度，严防收假、发错，严禁与其他药品混杂。毒性药品一般可根据检验报告书或产品合格证验收，可外观检查验收，不可随意拆开内包装，毒性药品的包装容器必须有规定的毒药标志，黑底白字的"毒"。毒性药品应专柜加锁并由专人保管，做到双人、双锁、专账记录。

（三）毒性药品的使用管理

1. 医疗单位供应和调配毒性药品，凭医生签名的处方，每次处方剂量不得超过 2 日剂量。

2. 调配处方时，必须认真负责，计量准确，按医嘱注明要求，并由配方人员及具有药师以上技术职称的复核人员签名盖章后方可发出。对处方未注明"生用"的毒性中药，应当付炮制品。如发现处方有疑问时，须经原处方医生重新审定后再行调配。处方一次有效，取药后处方保存 2 年备查。

三、放射性药品的管理

放射性药品是指用于临床诊断或者治疗的放射性核素制剂或者其标记药物，包括裂变制品、堆照制品、加速器制品、放射性同位素发生器及其配套药盒、放射免疫药盒等。按医疗用途分类，放射性药品可分为放射性诊断用药和放射性药。

医疗单位使用放射性药品，必须符合国家有关放射性同位素安全和防护的有关规定。所在地省、自治区、直辖市的公安、环保和药品监督管理部门，应当根据医疗单位和医疗技术人员的水平、设备条件，核发相应等级的放射性药品使用许可证，无许可证的医疗单位不得临床使用放射性药品。放射性药品使用许可证有效期为 5 年。

医疗单位设置核医学科、室（同位素室），必须配备与其医疗任务相适应的并经核医学技术培训的技术人员。非核医学专业技术人员未经培训，不得从事放射性药品使用工作。

放射性药品使用后的废物（包括患者排出物），必须按国家有关规定妥善处置。

任务实施

实训五　麻醉药品管理

一、任务目的

综合运用所学知识与技能，开展麻醉药品管理。

1. 掌握麻醉药品验收、储存、保管和调剂管理。

2. 掌握麻醉药品相关账册记录的填写方法。

3. 熟悉麻醉药品收货程序。

4. 养成守法诚信、严谨细致的工作作风。

二、材料准备

1. 若干麻醉药品模型。

2. 麻醉药品卡片。

3. 检验报告书。

4. 麻醉药品模拟处方。

5. 麻醉药品相关登记账册。

6. 计算机。

三、实施步骤

步骤一　麻醉药品到货验收

（1）到货即验，双人验收。

（2）根据随货同行单验收，清点到最小包装，药品质量检查（外观性状、包装、说明书标签等）。

（3）填写验收记录（表4-2）。

表4-2　麻醉药品入库验收记录专簿

日期	凭证号	品名	剂型	规格	单位	数量	批号	有效期	上市许可持有人	生产企业	供货单位	质量情况	验收结论	结存数	验收员	保管员

步骤二　麻醉药品储存、保管与领用

（1）麻醉药品储存至专库（柜）。

（2）专人负责保管、清点。

（3）药房人员发起领用申请，库管人员负责审核、出库，双人核对签字。

（4）填写专用账册（表4-3）。

表4-3　麻醉药品进出库专用账册

日期	凭证号	领用部门	品名	剂型	规格	单位	数量	批号	有效期	上市许可持有人	生产单位	发药人	复核人	领用人

步骤三　麻醉药品处方审核

（1）收到麻醉药品处方，审核处方的规范性、适宜性。

（2）处方无误，方可进入调配环节。如有误，根据具体情况进行不同处理。

步骤四　麻醉药品处方调剂

（1）根据处方，两名药师各取一把钥匙，至专库（柜）取麻醉药品（模型）。

（2）一名药师核对后发药并做好用药交代。

（3）注意严格执行"四查十对"。

步骤五　处方整理与登记

（1）对收取的麻醉药品处方进行编号、整理。

（2）填写麻醉药品处方登记表（表4-4）和消耗表（表4-5）。

表4-4　麻醉药品、第一类精神药品处方登记专册

日期	患者（代办人）姓名	性别	年龄	身份证编号	病历号	疾病名称	药品名称	规格	数量	处方医师	处方编号	处方日期	发药人	复核人

表4-5　麻醉药品、第一类精神药品逐日消耗专用账册

药品名称：　　剂型：　　规格：　　单位：　　上市许可持有人：　　生产企业：

日期	入库数量	批号	出库数量	结存数	登记人	复核人	交接人

四、任务要点

1. 模拟麻醉药品验收、储存、盘点、出入库，注意双人验收、专库（柜）保存、双人双锁，专用账册登记。

2. 审核麻醉药品处方，发现错误暂停调配。

3. 模拟麻醉药品调剂，注意双人核对和处方登记。

五、总结与效果评价

姓名		组别	
实训地点		实训时间	
是否双人验收		□是	□否
是否清点到最小包装		□是	□否
麻醉药品到货数量和质量是否符合要求		□是	□否
检查储存工具是否符合要求		□是	□否
出入库操作是否规范		□是	□否
检查专用账册填写是否规范		□是	□否
检查麻醉药品处方书写是否符合规范		□是	□否
检查麻醉药品使用是否适宜		□是	□否
检查麻醉药品调剂是否双人操作		□是	□否
调剂过程是否做到"四查十对"		□是	□否
麻醉药品处方是否已经整理、登记		□是	□否
任务总结			
药德感悟			
任务实施情况	□优	□良	□合格	□差
组长签字			

任务二　药品效期管理 📱微课1

岗位情景模拟

情景描述　2023 年 5 月 6 日，小张药师在对库内药品进行日常养护过程中，发现一批奥美拉唑肠溶胶囊（批号：20210705）的有效期至 2023 年 7 月，2 个月后该药就要过期了。

讨论　1. 医院内对于药品的效期管理有哪些规定？

　　　　2. 对于该批次的近效期药品，小张该如何操作？

一、概述

（一）药品有效期的概念

药品的有效期是指药品被批准使用的期限，表示该药品在规定的储存条件下能保持其质量的期限，它是控制药品质量的重要指标之一。

药品在规定的时间内和一定储存条件下能够保持其质量和有效性。但在超出一定时限后，即使在规定的储存条件下，其效价（或含量）也会逐渐下降，甚至增加毒性，以致无法使用。因此，为保证药品质量，保证用药安全，常根据其稳定性试验和留样观察结果，预测或掌握其效价（或含量）下降至不合格的时间，规定药品在一定储藏条件下的有效使用时限，这就是药品的有效期。有效期常用药物降解 10% 所需的时间来表示，它是直接反映药品内在质量的一个重要指标。药品必须严格遵守其特定的储存条件，并在规定的期限内使用。在医院内加强药品的有效期管理，是临床上保证用药安全、有效的重要条件。

医疗机构需制定近效期药品管理规定。对于近效期药品目前没有统一的时间规定，在实际管理中一般将临近有效期 6 个月内的药品纳入近效期药品管理。

（二）药品有效期的标识方法

《中华人民共和国药品管理法》中规定，药品的标签和说明书中应当标注出药品的产品批号、生产日期、有效期等信息。

《药品说明书和标签管理规定》中规定药品标签中的有效期应当按照年、月、日的顺序标注，年份用四位数字表示，月、日用两位数表示。其具体标注格式为"有效期至××××年××月"或者"有效期至××××年××月××日"；也可以用数字和其他符号表示为"有效期至××××.××."或者"有效期至××××/××/××"等。

预防用生物制品有效期的标注按照国家药品监督管理局批准的注册标准执行，治疗用生物制品有效期的标注自分装日期计算，其他药品有效期的标注自生产日期计算。

有效期若标注到日，应当为起算日期对应年月日的前一天。若标注到月，应当为起算月份对应年月的前一月。

二、药品的效期管理

为了保证药品在临床上使用安全有效、防止药品过期失效，造成损失，医院需加强药品的效期管理。

1. 药品的采购应根据医院临床用药的需要对购进药品的数量进行科学计划，既要避免药品积压，也要避免缺货。

2. 药品验收时要查看药品的有效期，凡接近或超过有效期的药品不得验收入库。若同品种药品有不同批次，应分别检查批号和有效期，并登记相关信息。

3. 在库储存的药品应按照品种、剂型、规格、批号分别存放，同品种不同批号的药品，按照效期远近依次码放，效期远的要放在效期近的药品后面。同时，药品的储存条件应符合药品的性质，在库储存时严格按照规定的储存要求存放。

4. 药品保管人员在做药品养护过程中，要检查所养护药品的有效期，发现近效期或者超有效期的药品，及时处理。对于近效期药品填报《近效期药品报告表》，做好近效期药品标识，并上报质量监督管理小组。质量监督管理小组审核无误后督促调剂室内部进行药品调剂，不能调剂或调剂之后不能在有效期内使用完的品种应及时联系供应商协商退货事宜。

5. 药品在发放的时候要遵循先进先出，近效期先出，按批号发放的原则。发给患者的药品要计算在使用完之前不超过有效期。

6. 超过有效期的药品一律不得从药房发出。

三、过期药品的处理

《药品管理法》第八十三条第四款规定已被注销药品注册证书、超过有效期等的药品，应当由药品监督管理部门监督销毁或者依法采取其他无害化处理等措施。

医院内的过期药品要定期清理并集中销毁。当发现过期药品，应立即清点，填写《药品过期处理单》，详细分析过期原因，防止误用到临床上从而产生不良后果。在销毁之前药学部门要填写《药品销毁申报表》，同时附上需要销毁的药品清单，必须在质量管理人员的监控下与仓库人员做好对账清点药品实物工作，防止过期药品流失。

药学部门必须监督过期药品销毁的全过程，并在《过期药品销毁记录》上详细记录每个环节并签字。药学部门负责将销毁全过程中的文件整理归档，保存至少 3 年。

🔗 **知识链接**

药品的有效期不等于使用期限

药品的有效期是有条件限制的，不是一个绝对值，这个限制条件就是药品说明书和标签上注明的储存条件。如果储存条件发生改变，药品的有效期就只能作为参考，而不再是确定的保质时间了。一旦药品从原包装内分出，如拆开盒子、打开瓶盖等，则不再适合长期保存，应及时使用。

任务三　易混淆药品管理

一、定义

易混淆药品包括听似、看似、一品多规药品。看似（look‑alike）、听似（sound‑alike）药品是指在名称、包装、标签、临床使用方面和其他药品看起来相似或听起来相似的药品。多规的药品包括同一通用名不同剂量、同一通用名不同剂型、同一通用名不同厂家的药品。这些药品易与其他药品混淆，增加了药师辨识难度以及错误处方与错误发药的风险，严重影响患者的治疗效果，甚至威胁患者生命安全。

易混淆药品常见的情形包括：①不同药品名称相似。有些药品同属于一类药物，有相同的前缀或后缀。有些药品的读音或名称相似，但作用机制却不完全相同。比如注射用单磷酸阿糖腺苷和注射用阿糖胞苷。②同一成分不同剂型。比如吸入用布地奈德混悬液和布地奈德粉吸入剂。③同一通用名不同规格、厂家的药品。因医疗机构存在一品双规或一品多规的情况，此类易混淆药品的情形较为常见。④同一厂家同一产品不同规格包装相近。此类情形的包装相似程度较高，需特别仔细区分。比如同一厂家的沙美特罗替卡松粉吸入剂 50μg/500μg 和 50μg/250μg 两种规格的药品。⑤同一厂家或不同厂家产品包装相近等。此外，拆零后的药品以及中药饮片也存在类似情形，同样需要纳入易混淆药品管理。

二、易混淆药品的管理

（一）药品目录管理

医疗机构应归纳并制定易混淆药品目录或编制易混淆药品手册，药品目录应根据实际情况不定期审核并调整。

药学部门可制作相似药品图文并茂的展示牌或图谱供药师辨认与识别，避免药师仅凭印象调剂药品，减少易混淆药品调剂差错事件。

在计算机信息系统增设易混淆药品特殊标记，便于药师在调剂时查找与区分，避免调剂差错。具体可结合实际情况设置，比如易混淆药品在药品设置特殊字体，并带"［似］"标识，也可以在具体药品上设标识，如醋酸氯己定溶液（0.02%，250ml）与醋酸氯己定溶液（0.05%，50ml），在 0.02% 和 250ml 规格前特殊标记"含漱"，以示区分。

（二）储存管理

1. 位置上予以区分，避免同排、相邻放置。

2. 药名标签放置必须与陈列药品一一对应，字迹清晰。保障药房环境清洁、药柜摆放有序，同时明确个人分工，降低环境对调剂易混淆药品造成的干扰。

3. 标签旁应黏贴"看似""听似""一品多规"等警示标识（图4-3）。

4. 全院统一管理，病区备用药品中若有易混淆药品也应放置警示标识。

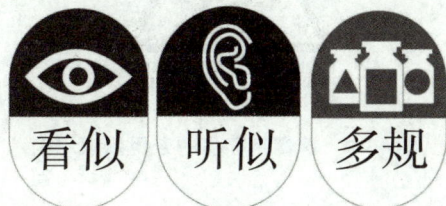

图4-3　易混淆药品常用标识示例

（三）处方和调剂管理

1. 医生开立医嘱时需仔细，避免易混淆药品有关的药品选择错误，用法、用量开具错误。

2. 调剂须做到"四查十对"，在药品调配与发药交接时，药师应互相提醒。

3. 患者的药品中含有易混淆药品的，用药交代时应进行提醒。

4. 单包装易混淆药品在发放时应双人复核，并提示病房护理人员。

> ✐ 知识链接
>
> **患者中心　严谨细致　防止差错**
>
> 　　易混淆药品是调剂差错中最主要的原因之一。为减少差错，做好易混淆药品管理，药师务必强化"以患者为中心，全心全意为患者服务"的意识，培养高度责任感；定期学习易混淆药品及新增药品，确保人人知晓；调剂处方时应集中精力，做到"四查十对"，严谨细致，确保为患者调剂准确的药品，保障用药安全；发生易混淆药品调剂差错时，组织学习，寻找差错原因，提高防范意识。

（四）培训检查

引起易混淆药品差错的人员因素包括调剂人员业务不熟悉、责任心欠缺、工作量大、操作不规范等。组织开展专业技能培训，培训对象包括药师、医生和护士，培训内容包括易混淆药品目录、标识、操作规程培训和职业道德教育，并对工作人员进行考核。设立质量管理组或人员，定期对易混淆药品管理进行监督检查。

任务四　高警示药品管理 📱微课2

一、高警示药品的基本概念

高警示药品（曾称高危药品）是指使用不当会对患者造成严重伤害或死亡的药品。为切实加强高警示药品的管理，在参照美国用药安全研究所（Institute for Safe Medication Practices，ISMP）高警示药品目录的基础上，结合我国医疗机构用药的实际情况，中国药学会医院药学专业委员会于2012年推出高警示药品管理的专用标识和分级管理策略。高警示药品的专用标识示例如图4-4所示。

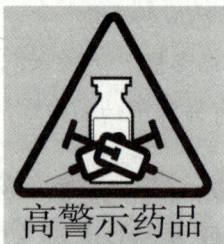

图4-4　高警示药品的专用标识示例

二、高警示药品的目录

2015年，中国药学会医院药学专业委员会专家组建立并发布了《中国药学会医院药学专业委员会高警示药品推荐目录》。该目录借鉴了美国ISMP高警示药品目录，是我国第一部高警示药品目录。2019年，专家组根据所收到的医务人员反馈和问卷调查结果，对该目录进行了更新。目前，该目录包括22

类高警示药品和13种特别列出的高警示药品，具体见表4-6。

表4-6　高警示药品推荐目录

编号	名称
22类高警示药品	
1	100ml或更大体积的灭菌注射用水（供注射、吸入或冲洗用）
2	茶碱类药物，静脉途径
3	肠外营养制剂
4	非肠道和口服化疗药
5	高渗葡萄糖注射液（20%或以上）
6	抗心律失常药，静脉注射（如胺碘酮、利多卡因）
7	抗血栓药（包括溶栓药、抗凝药、糖蛋白Ⅱb/Ⅲa抑制剂和降纤药）
8	口服降糖药
9	氯化钠注射液（高渗，浓度>0.9%）
10	麻醉药，普通、吸入或静脉用（如丙泊酚）
11	强心药，静脉注射（如米力农）
12	神经肌肉阻断剂（如琥珀酰胆碱、罗库溴铵、维库溴铵）
13	肾上腺素受体激动药，静脉注射（如肾上腺素）
14	肾上腺素受体拮抗药，静脉注射（如普萘洛尔）
15	小儿用口服的中度镇静药（如水合氯醛）
16	胰岛素，皮下或静脉注射
17	硬膜外或鞘内注射药
18	对育龄人群有生殖毒性的药品（如阿维A胶囊、异维A酸片）
19	造影剂，静脉注射
20	镇痛药/阿片类药物，静脉注射、经皮及口服（包括液体浓缩物，速释和缓释制剂）
21	脂质体的药物（如两性霉素B脂质体）和传统的同类药物（例如两性霉素B去氧胆酸盐）
22	中度镇静药，静脉注射（如咪达唑仑）
13种特别列出的高警示药品	
1	阿片酊
2	阿托品注射液（规格≥5毫克/支）
3	高锰酸钾外用制剂
4	加压素，静脉注射或骨髓腔内注射
5	甲氨蝶呤（口服，非肿瘤用途）
6	硫酸镁注射液
7	浓氯化钾注射液
8	凝血酶冻干粉
9	肾上腺素，皮下注射
10	缩宫素，静脉注射
11	硝普钠注射液
12	异丙嗪，静脉注射
13	注射用三氧化二砷

三、高警示药品的管理

为了促进高警示药品的合理使用，确保药物使用安全，减少不良事件的发生，医院需制定高警示药品的管理制度。

（一）高警示药品的分级

因高警示药品品种较多，为更有效率地进行管理，中国药学会医院药学专业委员会专家组提出了"金字塔式"分级管理模式，将高警示药品分为 A 级、B 级和 C 级。A 级属于高警示药品管理的最高级别，使用频率高，一旦用药错误可能会危及患者生命，如盐酸肾上腺素注射液、门冬胰岛素注射液等；B 级属于高警示药品管理的第二层级，使用频率较高，一旦用错会给患者造成严重的伤害，但较 A 级的伤害低，常见的有华法林钠片、盐酸异丙嗪注射液等；而 C 级属于高警示药品管理的第三级，使用频率较高，一旦用错，会给患者造成伤害，但较 B 级的伤害低，如盐酸二甲双胍缓释片、甲氨蝶呤片等。目前，该模式被国内医疗机构广泛采用。

A 级、B 级和 C 级高警示药品的具体目录和管理要求见表 4-7。

表 4-7　高警示药品分级目录及管理要求

分级	分级目录	管理要求
A 级	100ml 或更大体积大灭菌注射用水 高渗葡萄糖注射液（20% 或以上） 静脉用肾上腺素受体激动药（如肾上腺素） 静脉用肾上腺素受体拮抗药（如普萘洛尔） 胰岛素，皮下或静脉用 硫酸镁注射液 硝普钠注射液 吸入或静脉麻醉药（丙泊酚等） 静脉用强心药（如地高辛、米力农） 静脉用抗心律失常药（如胺碘酮） 浓氯化钠注射液 阿片酊	①专柜或专区储存，药品储存处有明显专用标识 ②药房发放 A 级高警示药品须使用高警示药品专用袋，药品核发人、领用人须在专用领单上签字 ③护理人员执行 A 级高警示药品医嘱时应注明高警示，双人核对后给药 ④A 级高警示药品应严格按照法定给药途径和标准给药浓度给药。超出标准给药浓度的医嘱医生应加签字 ⑤医生、护士和药师工作站在处置 A 级高警示药品时应有明显的警示信息
B 级	抗血栓药（抗凝剂，如华法林） 硬膜外或鞘内注射液 放射性静脉造影剂 肠外营养液 静脉用异丙嗪 秋水仙碱注射液 注射用化疗药 静脉用催产素 静脉用中度镇静药（如咪达唑仑） 小儿口服用中度镇静药（如水合氯醛） 阿片类镇痛药，注射给药 凝血酶冻干粉	①药库、药房和病区小药柜等药品储存处有明显专用标识 ②护理人员执行 B 级高警示药品医嘱时应注明高警示，双人核对后给药 ③B 级高警示药品应严格按照法定给药途径和标准给药浓度给药。超出标准给药浓度的医嘱医生应加签字 ④医生、护士和药师工作站在处置 B 级高警示药品时应有明显的警示信息
C 级	口服降糖药 甲氨蝶呤片（口服，非肿瘤用途） 阿片类镇痛药，口服 脂质体药物 肌肉松弛剂（如维库溴铵） 口服化疗药 高锰酸钾外用制剂 对育龄人群有生殖毒性的药品	①医生、护士和药师工作站在处置 C 级高警示药品时应有明显的警示信息 ②门诊药房药师和治疗班护士核发 C 级高警示药品应进行专门的用药交代

（二）高警示药品的引进

新引进高警示药品要经过充分论证，遴选的原则是科学、规范、实用和可行。引进后要及时将药品信息告知相关临床科室和护理单元，促进临床合理用药。根据所在医疗机构临床用药实际情况，制定本医疗机构高警示药品目录。药库将高警示药品标识维护在药品信息中，相关处方、医嘱单和标签能明显与普通药品进行区分，使得医生、护士和药师工作站在处置高警示药品时应有明显的警示信息。如有些医院将计算机系统内高警示药品以斜体红色字体显示，并在药品名称前加感叹号，也有医院在高警示药品名称前加"警"字，以此起到提示作用。

（三）高警示药品的储存

药库、药房应有高警示药品专门药柜或专区贮存，不得与其他药品混合存放。病区需设置高警示药品专柜，且远离其他普通药品存放药柜。病区原则上不得将高警示药品作为备药管理（抢救药品除外），个别病区确实需要高警示药品作为备药的，应实行定量管理，每日核对，严格交接。高警示药品储存处有明显专用标识。

选择责任心强、有一定经验的工作人员负责高警示药品的专人管理、养护、清点等工作。加强高警示药品的效期管理，确保先进先出，近效期先出。做好相关记录，以保证药物安全有效。

（四）高警示药品的开具

高警示药品在使用前要进行充分的安全性论证，有确切适应证时才能开具。医生在开具高警示药品时，需严格核对患者姓名和疾病、药品名称、药品剂量和用药途径，避免给药途径和剂量错误。高警示药品应严格按照法定给药途径和标准给药浓度给药。若超出标准给药浓度的医嘱，医生须加签字。

（五）高警示药品的调剂使用

高警示药品调剂发放应严格执行查对制度，实行双人复核，确保药物和药物剂量准确无误。同时药房药师和护士核发高警示药品时，应进行专门的用药交代，病区内的护士还应观察患者用药后反应。临床药师定期和临床医护人员沟通，加强高警示药品的不良反应监测，并定期总结汇总，及时反馈给临床医护人员。

▌任务实施

实训六　药品管理

一、任务目的

综合运用所学知识与技能，开展近效期药品、易混淆药品、高警示药品的管理。

1. 掌握近效期药品、易混淆药品、高警示药品的储存、调剂和使用管理。
2. 掌握易混淆药品和高警示药品目录整理及标识应用。
3. 熟悉易混淆药品和高警示药品标识制作。
4. 养成以患者为中心、严谨细致的工作作风。

二、材料准备

1. 若干药品（或模型，含近效期药品、易混淆药品、高警示药品）。
2. 易混淆药品、高警示药品的标识。
3. 药品模拟处方（含易混淆药品、高警示药品）。
4. 近效期药品、易混淆药品和高警示药品相关登记表格。
5. 计算机。

三、实施步骤

步骤一　近效期药品清单整理，易混淆药品、高警示药品目录整理

（1）仔细观察货架上的近效期药品、易混淆药品、高警示药品（或模型）情况。

（2）填写近效期药品报告表（表4-8），整理易混淆药品、高警示药品目录（表4-9、表4-10）。

（3）制作易混淆药品指示牌（表4-11）。

表4-8　近效期药品报告表

序号	通用名	商品名	规格	有效期剩余时间	数量	处理意见	负责人

表4-9　易混淆药品目录

序号	通用名	商品名	规格	生产企业

表4-10　高警示药品目录

序号	通用名	商品名	规格	生产企业	警示级别	备注

表4-11　易混淆药品指示牌

药品图片	药品信息
	药品一：
	药品二：
	药品三：
	药品四：

步骤二　近效期药品、易混淆药品、高警示药品的储存、养护

（1）摆放药品，应按照品种、剂型、规格、批号分别存放，同品种不同批号的药品，按照效期远近依次码放，同时避免易混淆药品同排、相邻放置，高警示药品应有专门药柜或专区贮存。

（2）药名标签放置必须与陈列药品一一对应。

（3）根据具体情形，标签旁黏贴"看似""听似""一品多规""高警示药品"等警示标识。

步骤三　易混淆药品、高警示药品处方审核

（1）收到药品处方，审核处方的规范性、适宜性。

（2）查看处方中是否有易混淆药品、高警示药品。如有，组内成员相互提醒。

步骤四　易混淆药品、高警示药品处方调剂

（1）根据处方调剂药品，特别注意易混淆药品、高警示药品。

（2）高警示药品调剂发放应严格执行查对制度，实行双人复核，确保药物和药物剂量准确无误。

（3）注意严格执行"四查十对"。

（4）如果发给患者的药品中有易混淆药品、高警示药品，做好专门用药交代。

四、任务要点

1. 模拟近效期药品报告、易混淆药品、高警示药品目录整理、储存、养护，注意同一药品可能存

在多种易混淆的情形。

2. 审核处方，发现易混淆药品、高警示药品，相互提醒。

3. 模拟易混淆药品、高警示药品调剂，注意双人核对和用药交代。

五、总结与效果评价

姓名		组别	
实训地点		实训时间	
检查近效期药品、易混淆药品、高警示药品目录是否有遗漏		□是	□否
检查易混淆药品、高警示药品指示牌是否已制作		□是	□否
近效期药品、易混淆药品、高警示药品放置是否到位		□是	□否
药品与标签是否对应		□是	□否
检查易混淆药品、高警示药品警示标签是否全部已贴		□是	□否
处方审核是否规范		□是	□否
处方调剂有没有做到"四查十对"		□是	□否
易混淆药品、高警示药品是否双人复核、专门交代		□是	□否
任务总结			
药德感悟			
任务实施情况	□优	□良	□合格	□差
组长签字			

目标检测

答案解析

一、选择题

（一）单选题

1. 对中枢神经有麻醉作用，连续使用、滥用或者不合理使用，易产生生理依赖性和精神依赖性的药品是（　　）

　　A. 医疗用毒性药品　　　　　　B. 放射性药品　　　　　　C. 精神药品

　　D. 麻醉药品　　　　　　　　　E. 处方药

2. 某医院药库工作人员正在验收麻精类药品入库保存，应当遵循的原则是（　　）

　　A. 货到即检、单人验收、单人签字、清点验收到最小包装

　　B. 货到即检、单人验收、双人签字、清点验收到最小包装

　　C. 货到即检、双人验收、单人签字、清点验收到最小包装

　　D. 货到即检、双人验收、双人签字、清点验收到次小包装

　　E. 货到即检、双人验收、双人签字、清点验收到最小包装

3. 刘大爷生病去医院就诊，医师为其开具地西泮片剂，凭处方取药时，处方颜色应为（　　）

　　A. 淡红色　　　　　　　　　　B. 淡绿色　　　　　　　　C. 淡黄色

　　D. 白色　　　　　　　　　　　E. 黑色

4. 以下关于高警示药品管理，不正确的是（　　）

　　A. 高警示药品有专用的标识

　　B. 病区可将所有高警示药品作为备药管理

　　C. 高警示药品要放置在专柜或专门区域

　　D. 高警示药品的调剂需要双人复核

（二）多选题

1. 以下属于管理范畴的麻醉药品的是（　　）

　　A. 吗啡　　　　　　　　　　B. 利多卡因　　　　　　　　C. 艾司唑仑

　　D. 羟考酮　　　　　　　　　E. 芬太尼

2. 精神药品专库或专柜应（　　）

　　A. 专库应当设有防盗设施并安装报警装置

　　B. 专柜应当使用保险柜

　　C. 专库和专柜应当实行双人双锁管理

　　D. 专人管理

　　E. 专用账册

3. 药品的有效期标注方法正确的是（　　）

　　A. 有效期至××年××月××日　　　　　　B. 有效期至××××/××/××

　　C. 有效期至××××.××　　　　　　　　　D. 有效期至××××－××－××

4. 易混淆药品的储存管理要点有（　　）

　　A. 物理位置上予以区分，避免同排、相邻放置

　　B. 全院统一管理，病区备用药品中若有易混淆药品也应放置警示标识

　　C. 药名标签放置必须与陈列药品一一对应，字迹清晰

　　D. 标签旁应黏贴"看似""听似""一品多规"等警示标识

二、简答题

1. 麻醉药品、第一类精神药品管理的"五专"具体内容是什么？

2. 易混淆药品有哪些情形？

三、案例分析

1. 患者，女，75岁，因乳腺癌Ⅳ期骨转移伴随癌性疼痛至门诊就诊，医嘱拟予吗啡缓释片。请分析：

（1）该患者如果没有麻醉药品专用病历，吗啡缓释片可以开具几天量？

（2）该患者如果有麻醉药品专用病历，吗啡缓释片可以开具几天量？

四、项目拓展

1. 病区口服制剂采用单剂量发药，药品拆零以后发放至各病区，拆零药品中也存在易混淆药品的情况。思考拆零后的易混淆药品该如何进行管理？

2. 结合以下案例，根据高警示药品管理规定，谈谈该如何做好高警示药品的管理，并进行实践训练。

某三甲医院急诊科护士在抢救低血糖昏迷的患者时误将10%氯化钾注射液当成10%葡萄糖注射液给患者静脉注射，造成患者死亡。分析原因主要为两个药品的摆放位置相邻，无醒目标志，以及急诊抢

救患者时比较繁忙，未双人复核。

3. 应急管理和演练是目前医院药事管理中的重要内容，请以麻醉药品失窃为例，制定《医疗机构麻醉药品失窃应急预案》，并进行模拟应急演练。

（柳　飞　林　薇）

书网融合……

微课1　　　　　微课2　　　　　本章小结　　　　　题库

项目五　静脉用药集中调配

PPT

学习目标

【知识目标】

（1）掌握肠外营养液、危害药品等静脉用药集中调配规程。

（2）熟悉更衣、消毒操作规程；静脉用药集中调配质量监测内容。

（3）了解静脉用药集中布局要求、设备设施及其维护。

【能力目标】

能规范审核并调配肠外营养液、危害药品等静脉用药品。

【素质目标】

培养守法诚信的职业道德；培养严谨求实、辩证全面的职业素养。

任务一　静脉用药集中调配规范操作 微课

岗位情景模拟

情景描述　患者，女，68岁，体重37kg，身高170cm。因十二指肠梗阻无法进食，医嘱开具肠外营养5%葡萄糖注射液100ml＋50%葡萄糖注射液140ml＋20%中长链脂肪乳注射液150ml＋8.5%复方氨基酸注射液500ml＋10%氯化钾注射液40ml＋10%氯化钠注射液45ml＋10%葡萄糖酸钙注射液10ml＋25%硫酸镁注射液5ml＋甘油磷酸钠注射液10ml＋脂溶性维生素1支＋水溶性维生素1支＋多种微量元素注射液10ml＋胰岛素12IU，予以营养支持治疗。静脉用药调配中心药师接到该医嘱后，按照规范流程审核调配该医嘱。

讨论　1. 静脉用药调配中心需要集中调配的药品有哪些？

2. 本案例中肠外营养医嘱审核和调配该如何操作？

一、概述

（一）定义

1. 静脉用药调配中心（pharmacy intravenous admixture service，PIVAS，简称静配中心）　是医疗机构为患者提供静脉用药集中调配专业技术服务的部门。静配中心通过静脉用药处方医嘱审核干预、加药混合调配、参与静脉输液使用评估等药学服务，为临床提供优质、可直接静脉输注的成品输液。

2. 静脉用药集中调配　是指医疗机构药学部门根据医师处方或用药医嘱，经药师进行适宜性审核干预，由药学专业技术人员按照无菌操作要求，在洁净环境下对静脉用药品进行加药混合调配，使其成为可供临床直接静脉输注使用的成品输液的过程。

3. 肠外营养液　是经静脉途径供应患者所需要的营养要素，其中包括碳水化合物、脂肪乳、氨基酸、维生素、电解质及微量元素等成分。

4. 危害药品　是指能产生职业暴露危险或者危害的药品，即具有遗传毒性、致癌性、致畸性，或对生育有损害作用以及在低剂量下可产生严重的器官或其他方面毒性的药品，包括肿瘤化疗药物和细胞毒药物。

5. 成品输液　是指按照医师处方或用药医嘱，经药师适宜性审核，并由药学专业技术人员通过无菌操作技术将一种或数种静脉用药品进行混合调配，可供临床直接用于患者静脉输注的药液。

（二）静脉用药集中调配优点

我国医疗机构住院患者静脉输液治疗多，传统静脉输液调配主要由护士操作，但加药调配中涉及很多药学专业知识，如适应证、用法用量、配伍、相互作用等，很容易造成差错，给患者造成危害。因此将肠外营养、危害药品等静脉输液进行集中调配有如下优点。

1. 提高成品输液质量，促进合理用药　静脉中心内的输液调配是在洁净环境中进行的，首先由药师进行医嘱审核，再由经过专门培训的药学专业人员调配混合，有助于规范用药医嘱、减少差错，提高成品输液合格率，保障患者用药安全。

2. 改善环境污染和减少调配人员职业暴露　传统的调配模式增加了危害药品对环境的污染以及调配人员的职业暴露。静配中心危害药品的调配是在具有定向层流并相对负压的生物安全柜中进行，防止对环境的污染以及保护调配人员免受危害药品的伤害。

3. 提高工作效率和管理水平　静配中心调配模式与分散在各病区的调配模式相比，节省了人力资源并提高了工作效率。静配中心通过摆药消耗与药库结存账物信息系统的建设，可随时掌握药品消耗与库存数量，使药品损耗率大幅下降，还使得药学部门账物相符率大幅上升。

🔗 知识链接

静脉用药集中调配国内外现状

20世纪60年代末，美国医院药学界首先提出了静脉用药集中调配工作模式，并于1969年在美国俄亥俄州大学附属医院建立了第一家静配中心。由药学部门管理、药师负责的静脉用药集中调配工作模式，在提高输液质量、促成合理用药中作用明显。因此这一工作模式在欧美国家迅速推广实行，并得到了社会各界的普遍认同。1999年上海市静安区中心医院率先建立了静配中心，随着二十多年的发展，目前我国现有2000余家医院建立了静配中心。

2010年4月发布的《静脉用药集中调配质量管理规范》、2010年12月发布的《二、三级综合医院药学部门基本标准（试行）》和经修订后于2011年1月发布的《医疗机构药事管理规定》，以及2021年12月发布的《静脉用药调配中心建设与管理指南（试行）》等文件，都对我国静配中心的建设工作作了相应的规定，对我国静脉用药集中调配工作模式的健康发展具有重要意义。

（三）静脉用药调配中心主要设施设备

静配中心核心的工作区域是调配操作间，调配操作间配备有：①水平层流洁净台，用于调配电解质类及其他普通输液和肠外营养液等成品输液，应当采用顶进风型、操作窗无前玻璃挡板、无水龙头；②配置生物安全柜，用于调配抗生素和危害药品等成品输液；③其他设备，如药架、推车、座椅等，材质应选用光洁平整、不落屑、不产尘、接缝处密封好、易清洁与消毒、耐腐蚀的不锈钢材质。

二、静脉用药集中调配操作规程

静脉用药集中调配工作流程包括药师接收医师开具静脉用药医嘱信息→对用药医嘱进行适宜性审核→打印输液标签→摆药贴签核对→加药混合调配→成品输液核查与包装→发放运送→病区核对签收（图5-1）。

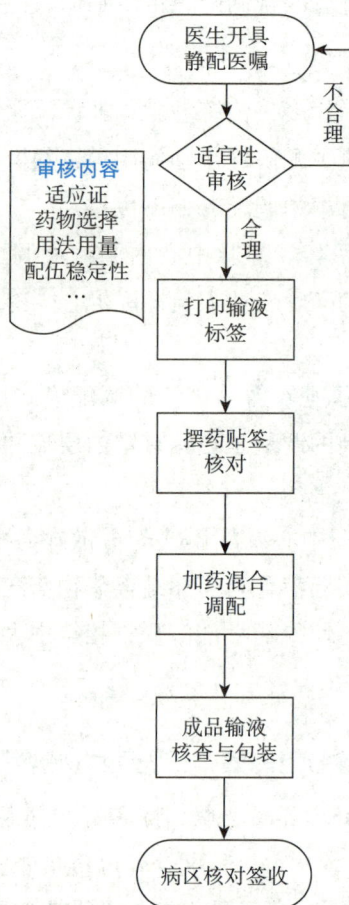

图5-1　静脉用药集中调配工作流程

该操作规程适用于肠外营养液、危害药品以及抗生素等需集中调配的静脉用药品，但肠外营养及危害药品的加药混合调配有特殊性，详细操作规程见本项目肠外营养液调配技术操作规范以及危害药品调配技术操作规范。

（一）审核用药医嘱

1. 按照《药品管理法》《医疗机构处方审核规范》有关规定执行。

2. 审核静脉用药医嘱注意事项。

（1）评估静脉输液给药方法的必要性与合理性。

（2）与医师紧密协作，遵循药品临床应用指导原则、临床诊疗指南和药品说明书等，对静脉用药医嘱的适宜性进行审核，特别是抗肿瘤药物静脉输液中拓展性临床使用的必要性与适宜性。

📎 **知识链接**

抗肿瘤药物拓展性临床使用

抗肿瘤药物拓展性临床使用包括临床使用药品未注册用法，以及《新型抗肿瘤药物临床应用指导原则》中"特殊情况下的药物合理使用"。

随着癌症治疗临床实践的快速发展，目前上市的抗肿瘤药物尚不能完全满足肿瘤患者的用药需求，药品说明书也往往滞后于临床实践，一些具有高级别循证医学证据的用法未能及时在药品说明书中明确规定。在尚无更好治疗手段等特殊情况下，医疗机构应当制定相应管理制度、技术规范，对药品说明书中未明确、但具有循证医学证据的药品用法进行严格管理。

特殊情况下抗肿瘤药物循证医学证据采纳根据依次是：其他国家或地区药品说明书中已注明的用法，国际权威学协会或组织发布的诊疗规范、临床诊疗指南，国家级学协会发布的经国家卫生健康委员会认可的诊疗规范、临床诊疗指南和临床路径等。

（3）审核静脉用药医嘱的合理性、相容性和稳定性；溶媒的选择与基础输液用量的适宜性。

（二）打印输液标签

1. 用药医嘱经审核合格后，方可打印生成输液标签。标签由电子信息系统自动编号，包括患者基本信息、用药信息及各岗位操作的药学专业人员信息。

2. 输液标签基本信息应与药师审核确认的用药医嘱信息相一致，有纸质或电子备份，并保存 1 年备查。

3. 对临床用药有特殊交代或注意事项的，应在输液标签上做提示性注解或标识，如需做过敏性试验药品、高警示药品，在输注时方可加入的药品，对成品输液的滴速、避光、冷藏有特殊要求或需用药监护的药品等。

4. 对非整支（瓶）用药医嘱，应在输液标签上注明实际抽取药量等，以供核查。

（三）摆药贴签核对

1. 未经审核而打印的输液标签，不得摆药贴签。

2. 实行双人摆药贴签核对制度，共同对摆药贴签负责。

3. 摆药贴签核对时，操作人员应仔细阅读、核查输液标签是否准确、完整，如有错误或不全，应告知审核药师校对纠正。

4. 摆药贴签核对时，操作人员应核查药品名称、规格、剂量等是否与标签内容一致，同时应检查药品质量、包装有无破损及在药品有效期内等，并签名或者盖章。

5. 摆药贴签核对结束后，应立即清场、清洁。

6. 按药品性质或病区进行分类，传递至相对应的调配操作间。

7. 摆药贴签核对注意事项

（1）标签不得覆盖基础输液药品名称、规格、批号和有效期等信息，以便核查。

（2）按先进先用、近期先用的原则摆发药品。

（3）高警示药品应设固定区域放置、并有明显警示标识。冷藏药品应放置于冷藏柜。

（4）从传递窗（门）送入洁净区的药品和物品表面应保持清洁。

（5）按规定做好破损药品的登记、报损工作。

（四）加药混合调配

1. 调配操作前准备工作

（1）在调配操作前 30 分钟，按操作规程启动调配操作间净化系统以及水平层流洁净台和生物安全柜，并确认其处于正常工作状态。

（2）个人防护用品准备。洁净区专用鞋、洁净隔离服、一次性口罩与帽子、无粉灭菌乳胶（丁基）手套等。危害药品调配的个人防护用品要求参照危害药品调配技术操作规范执行。

（3）药品、物品物料准备。按照操作规程洗手更衣，进入调配操作间，将摆放药品的推车放在水平层流洁净台或生物安全柜附近指定位置，并准备调配使用的一次性物品物料：注射器、75% 乙醇、碘伏、无纺布、利器盒、医疗废弃袋、生活垃圾袋、砂轮、笔等。

（4）水平层流洁净台和生物安全柜消毒。用蘸有 75% 乙醇的无纺布，从上到下、从内到外擦拭各个部位。

2. 混合调配操作

（1）调配操作前校对：操作人员应按输液标签，核对药品名称、规格、数量、有效期和药品外观完好性等，无误后进行加药混合调配。

（2）选用适宜的一次性注射器，检查并拆除外包装，旋转针头连接注射器并固定，确保针尖斜面与注射器刻度处于不同侧面。

（3）将药品放置于洁净工作台操作区域，用 75% 乙醇或碘伏消毒基础输液袋（瓶）加药处、药品安瓿瓶颈或西林瓶胶塞等。

1）调配注射液，应在洁净工作台侧壁打开安瓿，避免朝向人或高效过滤器方向，以防药液喷溅到人或高效过滤器上，用注射器抽取所需药液量，注入基础输液袋（瓶）内轻轻摇匀。

2）调配粉针剂，用注射器抽取适量溶媒注入西林瓶内，轻轻摇动或置于振荡器上助溶，待完全溶解后，抽出所需药液量，注入基础输液袋（瓶）内轻轻摇匀。

（4）肠外营养液及危害药品加药混合调配见本项目肠外营养调配操作规程及危害药品调配操作规程。

3. 调配操作结束后

（1）应再次按输液标签核对药品名称、规格、有效期，以及注意事项的提示性注解或标识等，并应核查抽取药液的用量，已调配好的成品输液是否有絮状物、微粒等，无误后在输液标签上签名或盖章。

（2）将调配好的成品输液以及空安瓿或西林瓶传送至成品输液核查区，进入成品输液核查包装程序。危害药品成品输液应在调配操作间内按操作规程完成核查程序。

（3）每日调配结束后，应立即全面清场，物品归回原位，清除废物，按清洁、消毒操作规程进行全面的清洁、消毒，并做好记录与交接班工作。

（4）按照更衣操作流程出调配操作间。

4. 注意事项

（1）每个洁净工作台配备两人为一组进行加药混合调配，便于双人核对；不得进行交叉调配操作，即在同一操作台面上，同时进行两组或两组以上药品混合调配操作。

（2）严格执行无菌操作规程，按照规范要求洗手，无菌手套不能代替洗手过程。

（3）混合调配操作时，非整支（瓶）用量，应在输液标签上有明确标注其实际用量，以便校对。

（4）肠外营养液、危害药品、高警示药品和某些特殊药品混合调配非整支（瓶）用药量计算时，应当实行现场双人核对与签名。

（5）操作台中物品摆放应规范、合理，避免跨越无菌区域。

1）水平层流洁净台大件物品放置相距不小于15cm，小件物品相距不少于5cm，距离台面边缘不少于15cm，物品摆放不得阻挡洁净层流，距离洁净台后壁不少于8cm。

2）生物安全柜内所有操作，应在离工作台外沿20cm，内沿8~10cm并离台面10~15cm区域内进行，药品或物品不得阻挡生物安全柜散流孔，操作前将防护玻璃下拉至指定位置。

（6）调配操作以及清洁、消毒过程，应防止任何药液溅入高效过滤器，以免损坏器件或引起微生物滋生。

（7）每完成一组（批）混合调配操作后，应立即清场，用蘸有75%乙醇的无纺布擦拭台面，不得留有与下一批调配无关的药品、余液、用过的注射器和其他物品。

（8）混合调配抽吸药液时，抽液量不得超过注射器容量的四分之三，防止针筒脱栓。

（9）混合调配操作时使用的物品、药品有污染或疑似污染时，应当立即更换。

（10）多种药品混合调配操作过程中，应当根据临床需求和各药品的理化性质，评估确定多种药品混合配伍的安全性，并决定调配流程与加药顺序。如果输液出现异常或对药品配伍、操作程序有疑点时，应停止调配，报告当班药师，确认无误后方可重新调配并记录。

> 🖋️ **知识链接**
>
> ### 自动静配机器人
>
> 目前，全球自动静配机器人市场正在迅速发展。2015年中国首台配药机器人——WEINAS系列智能静脉用药调配机器人面世，也是全世界第一台能调配安瓿瓶、采用智能蠕动泵技术进行静脉用药调配的机器人。该机器人在上海交通大学附属仁济医院成功启用，这意味着静脉药物配置进入了更加洁净、精准、安全、智能的"机器人时代"。
>
> 近年来，越来越多的医院对静脉用药调配的智能化需求增加，静脉药物调配智能化也逐步成为药房自动化中的热门领域。静配机器人替代人工对静脉药物尤其肿瘤化疗药物的调配将成为更多医院未来应用的方向。

（五）成品输液核查与包装

1. 成品输液核查

（1）检查成品输液袋（瓶）外观是否整洁，轻轻挤压，观察输液袋有无破损或渗漏，尤其是加药及接缝处。

（2）检查成品输液外观有无变色、浑浊、沉淀、结晶或其他可见异物等；肠外营养液还应检查有无油滴析出、分层等。

（3）按输液标签内容，逐项核对药品与标签是否一致，再次检查药品配伍的合理性以及用药剂量的适宜性。

（4）检查抽取药液量准确性和西林瓶与安瓿药液残留量，核查非整支（瓶）药品的用量与标签是否相符。

（5）检查输液标签完整性，信息是否完整、正确，各岗位操作人员签名是否齐全、规范，确认无误后，核查药师应签名或盖章。

（6）检查核对完成后，废物按规定分类进行处理。

2. 成品输液包装

（1）将合格的成品输液按病区、批次、药品类别进行分类包装。遮光药品应进行遮光处理，外包装上应当有醒目标识；危害药品不得与其他成品输液混合包装；肠外营养液应单独包装。

（2）核查各病区、批次和成品输液数量，确认无误后，将包装好的成品输液按病区放置于转运箱内，上锁或加封条，填写成品输液发送信息并签名。

（六）成品输液发放与运送

1. 发放成品输液，药学人员应与运送工勤人员交接运送任务，按规定时间准时送至各病区。

2. 成品输液送至各病区后，运送工勤人员与护士当面交接成品输液，共同清点数目，双方签名、并记录。

3. 运送工勤人员返回后，运送过程中发生的问题应及时向发药人员反馈并记录。

4. 运送工作结束后，清点转运工具，清洁、消毒成品输液转运箱、转运车。

5. 危害药品成品输液运送过程中须配备溢出处理包。

三、肠外营养液调配技术操作规范

（一）混合调配操作规程

肠外营养液混合调配操作规程区别于普通输液调配操作主要是混合时的顺序。

1. 肠外营养液混合调配操作顺序

（1）加入药品前，关闭一次性静脉营养输液袋所有输液管夹。

（2）将磷酸盐加入氨基酸或高浓度葡萄糖注射液中。

（3）将其他电解质、微量元素加入葡萄糖注射液或氨基酸注射液内，注意不能与磷酸盐加入同一稀释液中，钙离子和镁离子也不能加入同一稀释液中。

（4）用脂溶性维生素溶解水溶性维生素后，加入脂肪乳剂中。如果处方中不含脂肪乳，可将水溶性维生素加入5%葡萄糖注射液中溶解。复合维生素可按照说明书方式加入肠外营养液中。

（5）药品加入一次性静脉营养输液袋顺序。先加入氨基酸或含磷酸盐氨基酸注射液，再加入除脂肪乳注射液之外的其他液体。加入药液时要不断缓慢按压输液袋，使充分混匀。待上述注射液全部注入静脉营养输液袋后，及时关闭相应两路输液管夹，防止空气进入或液体流出。检查一次性静脉营养输液袋内有无浑浊、变色、异物以及沉淀物生成。

（6）最后注入脂肪乳注射液，边加边缓慢轻压袋体，待脂肪乳注射液全部注入一次性静脉营养输液袋后，及时关闭输液管夹，防止空气进入或液体流出。

（7）竖直一次性静脉营养输液袋，使加药口向上，拆除加液管，通过挤压袋体排尽空气后关闭截流夹，将无菌帽套于加药口上。

（8）悬挂一次性静脉营养输液袋，检查是否有渗出、沉淀、异物、变色等异常情况。如出现，应废弃并重新调配，及时查找原因并记录。

（9）调配完成后的肠外营养成品输液标签应注明总容量、成分、注意事项、建议输注时限和有效期等。

2. 混合调配操作注意事项

（1）混合调配肠外营养液，应在水平层流洁净台内操作。

（2）严格按照操作规程进行混合调配操作。

1）磷与钙、钙与镁不可加入同一载体中，避免生成沉淀。

2）葡萄糖注射液不宜直接与脂肪乳剂混合，以免影响其稳定性。

3）电解质不能直接加入脂肪乳中，以免破坏乳滴稳定性，导致破乳。

4）多种微量元素注射液与磷制剂应分别加入不同载体中，避免局部浓度过高发生变色反应。

5）如需加胰岛素，则单独加在葡萄糖注射液中。

（二）注意事项

1. 肠外营养液调配

（1）营养评估确认患者是否需要或适合使用肠外营养液。

（2）审核肠外营养用药医嘱是否适宜准确，推荐评估以下内容（成年人用量）。

1）每日补液量控制，一般按以下原则计算：第一个 10kg，补 100ml/kg；第二个 10kg，补 50ml/kg；超过 20kg，补 20ml/kg；发热患者超过 37℃，每升高 1℃一般宜每日多补充 300ml。

2）糖脂比：1~2∶1；非蛋白热量与氮比：100~200∶1。

3）不推荐常规加入胰岛素，如需加入，以每克葡萄糖 0.1IU 胰岛素的起始比例加入。

4）电解质限度：一价阳离子总量（Na^+、K^+）不超过 150mmol/L；二价阳离子总量（Ca^{2+}、Mg^{2+}）不超过 10mmol/L；如使用无机磷酸盐（如复合磷酸氢钾注液）推荐使用钙磷相容曲线判断是否可能生成沉淀。

5）丙氨酰谷氨酰胺应与至少 5 倍体积的载体混合。

2. 成品输液核查、包装与发放

（1）重点检查肠外营养质量，如有无变色、分层、破乳等。

（2）检查输液管夹、截流夹是否关闭，无菌帽是否已套上，输液袋是否有渗漏等。

（3）核对非整支（瓶）用量药品标记是否完整清晰，计算是否正确。

（4）肠外营养液应用专用包装袋单独包装，与电解质等其他成品输液分开，以避免交叉污染。包装时一般每包 2~3 袋为宜，应轻拿轻放，避免重压。

3. 成品输液运送与交接

（1）用专用周转容器包装运送，避免重压及剧烈晃动，以防输液管夹与截流夹松动。

（2）与病区护士交接时应注意输液管夹、截流夹是否处于关闭状态、液体是否有渗漏。

（3）其他事项与普通输液一致。

四、危害药品调配技术操作规范

（一）基本要求

1. 危害药品混合调配应与抗生素调配操作隔开，设置独立单元的调配操作间。

2. 危害药品混合调配应选用Ⅱ级 A2 型生物安全柜。

3. 从事危害药品混合调配的工作人员，还应接受危害药品特点、负压调配技术与调配实践技能培训。

4. 从事危害药品混合调配的药学专业技术人员，根据各医疗机构具体情况进行岗位轮换，妊娠期和哺乳期妇女应暂停危害药品混合调配岗位工作。

（二）混合调配操作规程

危害药品混合调配操作规程区别于普通输液调配操作主要是混合调配操作，详见以下内容。

1. 混合调配操作

（1）为防止危害药品污染台面，应在生物安全柜台面中央铺一块医用吸附垫。

（2）混合调配操作，应严格执行负压无菌技术。

（3）用注射器抽取危害药品药液时，抽取药液量不宜超过注射器容量的四分之三，且药液中不得出现气泡，以免影响吸取药液量的准确性。

（4）调配完成后，将注射器与针头分离，废针头和空安瓿放入利器盒中。其他废物用黄色医疗废物包装袋单独包装扎紧，注明危害药品废物标识，按规定交由医疗机构统一处理。

2. 调配操作结束后

（1）每组混合调配操作完成后，再次按照输液标签，核对药品名称、规格、用量、抽取药液量的计算、临床使用注意等，准确无误后，操作人员和核查人员双签名或盖章，并再次清洁输液袋（瓶）表面和加药口，用专用密封袋单独包装密封，并注明危害药品警示标识后传出调配操作间。

（2）清场、清洁、消毒按照静脉用药集中调配操作规程内容执行。

（三）注意事项

1. 药品接收

（1）运送危害药品包装及小包装应使用专用周转容器，并有危害药品警示标识。

（2）如有破损，按危害药品溢出应急预案处置。应妥善包装，再放置于专用周转容器中退还库房，并做好记录。

2. 药品储存

（1）对于危害药品，静配中心应按高警示药品的管理要求进行管理和储存，并有统一的高警示药品标识。

（2）应在专区或专柜单独安全储存，应每日清点，发现账物不符，立即查找原因、汇报结果，并做好记录。

3. 审核用药医嘱

（1）应按照静脉用药集中调配操作规程执行。

（2）审核用药医嘱应特别关注以下几点。

1）审核选用药品与患者临床诊断是否相符，有无禁忌证。

2）应根据患者体表面积或肝肾功能计算药品剂量是否适宜。

3）对需要进行抗过敏预处理或水化、碱化治疗的，核查是否有相关预处理的用药医嘱。

4. 核对输液标签

（1）药师应综合考虑药品稳定性、滴速、相互作用、用药顺序等因素，合理安排用药医嘱调配批次。

（2）输液标签，应有在临床使用时需要特别提示的注意事项。

5. 补充药品与核对

（1）摆药区补充危害药品时，操作人员应戴一次性手套，拆除外包装。脱包后，西林瓶或安瓿表面应用蘸有75%乙醇的无纺布擦拭，以除去危害药品残留物。经双人核对确认无误后，按有效期近期先用的原则上药架。

（2）用过的无纺布和手套等，应按医疗废物处理规定处置。

6. 成品输液发放与运送

（1）将包装好的成品输液，分病区、整齐放置于有危害药品警示标识的专用周转容器内，按照静脉用药集中调配操作规程执行，并与病区护士签名交接。

（2）易产生泡沫的危害药品成品输液，应放置于单独容器内或单独运送。

（3）运送过程中需配备危害药品溢出处理包。

五、更衣操作规程

（一）进入非洁净控制区

1. 不得化妆，取下佩戴的手表、耳环、戒指、手镯等装饰品以及手机。

2. 在普通更衣区更换专用工作鞋、工作服，并戴发帽。

（二）进入洁净区

1. 一次更衣室脱下专用工作鞋，换上洁净区用鞋，按七步洗手法洗手清洁。

2. 二次更衣室戴一次性口罩与帽子、穿洁净隔离服，戴无粉灭菌乳胶手套。

3. 穿戴规范，无头发外露，皮肤应尽量少暴露。

4. 用手肘部推开门进入调配操作间，禁止用手开门。

（三）离开洁净区

1. 混合调配操作结束后，脱下一次性手套，弃于医疗废物包装袋内。

2. 在二次更衣室脱下洁净隔离服整齐放置，一次性口罩、帽子弃于医疗废物包装袋内。

3. 在一次更衣室脱去洁净区用鞋，并放在指定位置。

（四）外来人员管理

1. 应建立非静配中心人员接待与参观管理制度。非静配中心人员未经中心负责人同意，不得进入；参观人员不得进入洁净区。

2. 进入非洁净控制区人员的更衣，同静配中心工作人员"更衣操作规程"。

六、清洁消毒操作规程

（一）非洁净控制区

1. 清洁

（1）清洁用品：拖布、清洁布、清洁盆、地巾、水桶、毛刷、吸尘器、清洁剂等。

（2）调配工作结束后，应立即整理物品，清除非洁净控制区内遗留物及废弃物，地面用吸尘器吸取表面粉尘，用适宜的清洁用品清除污迹，若有特别污染物，可用清洁剂擦拭、用水擦洗至无泡沫。

1）每日清洁：工作台、座椅、地面。

2）每周清洁：门、窗等。

3）每月清洁：天花板、墙面、公用设施。

2. 消毒

（1）消毒工具。应选用微细纤维材料清洁布、地巾、消毒剂等。

（2）推荐消毒剂。75%乙醇、250mg/L 或 500mg/L 含氯消毒溶液。消毒溶液制备，应采用清洁并对含氯消毒溶液不产生影响的容器，按规定浓度加入消毒剂和水混合均匀，消毒溶液应使用前配制。

（3）消毒前，应先进行清洁工作。用消毒溶液擦拭消毒，停留 10～15 分钟后，再用水擦去消毒液。

1）每日消毒：工作台、座椅、地面。

2）每周消毒：门、窗等。

3）每月消毒：天花板、墙面、公用设施。

3. 辅助工作区如药品脱外包区、外送转运箱和转运车存放区、综合性会议示教休息室与非洁净控制区紧密相连，应持续保持清洁卫生，并应每月清洁消毒一次。

4. 摆药筐每日用250mg/L含氯消毒溶液浸泡30分钟，然后用水冲洗干净，自然晾干。危害药品摆药专用筐应单独浸泡冲洗。

5. 外送转运箱、转运车每日用500mg/L含氯消毒溶液擦拭消毒，停留10~15分钟后，再用水擦去消毒液。

（二）洁净区

1. 清洁

（1）清洁用品：无纺布或其他不脱落纤维（或颗粒）物质的清洁用品、清洁不锈钢桶或塑料桶、清洁剂等。

（2）调配操作结束后，应立即清场，整理水平层流洁净台、生物安全柜，清除遗留物及废物。用适宜的清洁剂擦拭照明灯开关、工作台顶部，然后再从上到下清洁台面的两壁，最后清洁工作台面，用水擦洗至无泡沫。

1）每日清洁：工作台四周、座椅、所有的不锈钢设备，传递窗的顶部、两壁、台面，门框、门把手，废物桶，地面等。

2）每周清洁：门、窗等。

3）每月清洁：天花板、墙面、公用设施。

（3）清洁过程中，不得将清洁剂或水喷溅到高效空气过滤器上。

2. 消毒

（1）消毒工具：无纺布或丝绸、清洁不锈钢桶或塑料桶、地巾。

（2）推荐的消毒剂：75%乙醇、500mg/L含氯消毒溶液。消毒溶液制备同前。

（3）消毒前，应先进行整理、清洁，再用消毒溶液擦拭消毒，停留10~15分钟后，用水擦去消毒液。

1）每日消毒：用75%乙醇擦拭消毒水平层流洁净台、生物安全柜风机、照明灯开关的按键、工作台工作区顶部，然后从上到下清洁工作台的两壁，最后擦拭工作台面；选用适当的消毒溶液擦拭所有不锈钢设备、传递窗顶部、台面、两壁和门把手以及座椅、推车等；用消毒溶液擦拭废物桶内外，医疗废物套上黄色垃圾袋，生活垃圾套上黑色垃圾袋；用消毒溶液擦地面，不得留有死角。

2）每周消毒：门、窗等。

3）每月消毒：天花板、墙面、公用设施。

（4）消毒过程中，应防止将消毒剂等液体喷溅到高效空气过滤器上。

（三）清洁工具的清洁、消毒

1. 擦桌面、墙面用清洁工具。用水和清洁剂清洗干净后，用250mg/L含氯消毒溶液浸泡30分钟，冲净消毒液，干燥备用。

2. 擦地面用清洁工具。用水和清洁剂清洗干净后，用500mg/L含氯消毒溶液浸泡30分钟，冲净消毒液，干燥备用。

3. 三个功能区以及洁净区内危害药品调配操作间的清洁工具，应专区专用，清洗、消毒，分别存放。

（四）医疗废物处置

1. 危害药品废物分别包扎处理，应在危害药品调配操作间内进行。成品输液进行双人核对后，废针头、空安瓿丢入利器盒；其他废物用黄色医疗废物包装袋单独包装扎紧，注明危害药品废物标识，按规定交由医疗机构统一处理。

2. 普通药品废物处理，应在成品输液核查后进行，废弃针头丢入利器盒；其他废物用黄色医疗废物包装袋包装扎紧，按规定交由医疗机构统一处理。

▌ 任务实施

实训七　静脉用药集中调配

一、任务目的

综合运用所学知识与技能，开展静脉用药集中调配。

1. 掌握静脉用药集中调配的流程。

2. 掌握静脉用药集中调配规程，特别是肠外营养液和危害药品调配规程。

3. 熟悉更衣操作规程。

4. 熟悉清洁消毒操作规程。

5. 养成守法诚信、严谨细致的工作作风。

二、材料准备

1. 模拟医院静脉用药调配中心（室）或实地实训：环境和设备（生物安全柜、水平层流台），药品（5%葡萄糖注射液、0.9%氯化钠注射液、其他医嘱用药），75%乙醇，物料（一次性20ml注射器、隔离衣、口罩、帽子和手套等）。

2. 计算机（模拟接收用药医嘱信息、审方）。

三、实施步骤

步骤一　审核用药医嘱

（1）按照《药品管理法》《医疗机构处方审核规范》执行。

（2）审核静脉用药医嘱的合理性、相容性和稳定性；溶媒的选择与基础输液用量的适宜性。

（3）不合理医嘱与临床沟通修改，修改后的医嘱再次审核相关内容直至合理。

步骤二　打印输液标签，摆药贴签核对

（1）医嘱审核通过后打印输液标签，并核对。

（2）摆药贴签，双人核对。

（3）按药品性质或病区，将摆药贴签核对好的药品传递至相应的调配操作间。

步骤三　加药混合调配

（1）混合调配前准备：确认设备处于正常状态，准备好个人防护用品、药品、物品物料等，水平层流洁净台和生物安全柜消毒。

（2）混合调配操作：具体药品混合调配操作规程详见本章内容。

（3）调配操作后：再次核对；调配好的成品输液进入成品输液核查包装程序，特别注意危害药品成品输液应在调配操作间内完成核查；调配结束后清场以及按照消毒操作规程消毒，并做好记录与交接

班工作。

(4) 按照更衣操作规程出调配操作间。

步骤四　成品输液核查与包装

(1) 成品输液的核查。

(2) 成品输液包装。

步骤五　成品输液发放与运送

(1) 发放成品输液，药学人员与运送工勤人员交接核对，危害药品需配备溢出处理包。

(2) 运送至病区后，运送工勤人员与病区的交接核对。

(3) 运送结束后，清点和消毒。

四、任务要点

1. 模拟静脉用药集中调配规范操作规程。

2. 注意肠外营养液和危害药品的操作注意事项。

五、总结与效果评价

姓名		组别	
实训地点		实训时间	
是否审核医嘱		□是	□否
不合理医嘱是否和医师沟通修改		□是	□否
是否核对输液标签		□是	□否
贴签摆药是否双人核对		□是	□否
加药混合调配是否按照操作规程操作		□是	□否
成品输液是否核查		□是	□否
成品输液包装是否符合要求		□是	□否
成品输液发放与运送是否符合要求		□是	□否
任务总结			
药德感悟			
任务实施情况	□优	□良	□合格	□差
组长签字			

任务二　静脉用药集中调配质量管理

🧑‍⚕️ 岗位情景模拟

情景描述　药学部质量控制（简称质控）组发现静脉用药调配中心有关肠外营养液相关的培训、操作以及检测记录不全，希望在下阶段的工作中予以提高改进。

讨论　1. 静脉用药调配中心质量管理内容有哪些？

2. 肠外营养液质量检测有哪些内容？

一、质量管理内容

1. 静配中心应当建立健全规章制度、人员岗位职责和相关技术规范、操作规程，并严格执行落实。

2. 静配中心应存储的档案文件主要包括：规章制度、工作流程、岗位职责；人员信息、健康档案与培训记录；项目设计文件、装修施工的合同、图纸、验收文件；仪器、设施设备等的合格证、说明书以及各项维修、维护保养记录；药品管理、调配管理与各环节质控工作记录；督导检查记录等。

3. 静配中心应当严格落实处方审核有关规定，为药师开展处方审核工作提供信息化支撑。

4. 静配中心药师应当与临床科室保持紧密联系，了解各临床科室静脉用药特点、总结临床典型案例；调研、掌握临床静脉用药状况；收集临床科室有关成品输液质量等反馈信息。

5. 静配中心工作人员应当严格遵守标准操作规程，做好清场、清洁和消毒工作，并严格控制洁净区和非洁净控制区人员的进出。

6. 静配中心应当加强设施设备的使用、维护、保养管理。通过培训，提高对设施设备和洁净环境的管理水平。

7. 静配中心应当制定医疗废物管理制度，实行危害药品等医疗废物分类管理，做到分别包装放置、逐日清理，交由医疗机构有关部门统一处理。

8. 医疗机构应当根据临床诊疗需求，采购适宜包装、规格的药品，提高静配中心服务水平，减少剩余药液的产生，并建立相应规章制度，依法依规对剩余药液进行处理。

9. 静配中心应当建立应急预案管理制度与处置措施，包括危害药品溢出，水、电、信息系统与洁净设备等故障及火灾等应急预案。

二、人员要求

1. 静配中心应当按照规定，配备数量适宜、结构合理的药学专业技术人员和工勤人员，一般可按照每人每日平均调配 70～90 袋（瓶）成品输液的工作量配备药学专业技术人员。

2. 静配中心负责人应当由具有药学专业本科及以上学历、药学专业中级及以上专业技术职务任职资格、具有药品调剂工作经验和管理能力的药师担任。

3. 负责用药医嘱审核的人员应当具有药学专业本科及以上学历、药师及以上专业技术职务任职资格、具有 3 年及以上门急诊或病区处方调剂工作经验，接受过处方审核相关岗位的专业知识培训并考核合格。

4. 负责摆药贴签核对、加药混合调配的人员，原则上应当具有药士及以上专业技术职务任职资格；负责成品输液核查的人员，应当具有药师及以上专业技术职务任职资格，不得由非药学专业技术人员从事此项工作。

5. 从事静脉用药集中调配工作的药学专业技术人员，均应当经岗位专业知识和技术操作规范培训并考核合格，每年应当接受与其岗位相适应的继续教育。

6. 从事与静脉用药集中调配工作相关的人员，每年至少进行一次健康检查，建立健康档案。对患有传染性疾病或者其他可能污染药品的疾病、或患有精神性疾病等不宜从事药品调配工作的，应当调离工作岗位。

三、环境布局

（一）布局要求

1. 静配中心应设有洁净区、非洁净控制区、辅助工作区三个功能区。

（1）洁净区设有调配操作间、一次更衣室、二次更衣室以及洗衣洁具间。

（2）非洁净控制区设有用药医嘱审核、打印输液标签、贴签摆药核对、成品输液核查、包装配送、清洁间、普通更衣及放置工作台、药架、推车、摆药筐等区域。

（3）辅助工作区设有药品库、物料储存区、药品脱外包区、转运箱和转运车存放区以及综合性会议示教休息室等。

（4）配套的空调机房、淋浴室和卫生间也是静配中心的辅助工作区，但属于污染源区域。

2. 三个功能区之间的缓冲衔接和人流与物流走向合理，不得交叉。

3. 不同洁净级别区域间应当有防止交叉污染的相应设施，严格控制流程、布局上的交叉污染风险。

4. 静配中心内不设置地漏。淋浴室及卫生间应设置于静配中心外附近区域，并应严格管控。

（二）净化系统要求

1. 洁净级别要求：一次更衣室、洁净洗衣洁具间为 D 级（十万级）；二次更衣室、调配操作间为 C 级（万级）；生物安全柜、水平层流洁净台为 A 级（百级）。

2. 换气次数要求：D 级（十万级）≥15 次/小时，C 级（万级）≥25 次/小时。

3. 静压差要求

（1）电解质类等普通输液与肠外营养液洁净区各房间压差梯度：非洁净控制区＜一次更衣室＜二次更衣室＜调配操作间；相邻洁净区域压差 5～10Pa；一次更衣室与非洁净控制区之间压差≥10Pa。

（2）抗生素及危害药品洁净区各房间压差梯度：非洁净控制区＜一次更衣室＜二次更衣室＞抗生素及危害药品调配操作间；相邻洁净区域压差 5～10Pa；一次更衣室与非洁净控制区之间压差≥10Pa。

（3）调配操作间与非洁净控制区之间压差≥10Pa。

3. 其他设计要求

（1）一次更衣室、二次更衣室、调配操作间应当分别安装压差表，并选择同一非洁净控制区域作为压差测量基点。

（2）用于同一洁净区域的空气净化机组及空调系统开关、温湿度表、压差表宜设置于同一块控制面板上，安装在方便操作和观察记录的位置，并应当易于擦拭清洁。

（3）房屋吊顶高度设计要求。静配中心整体净层高宜达 2.5 米以上。

（4）调配操作间应分别设置进物、出物传递窗（门），危害药品进物、出物传递窗（门）。

（5）调配操作间的设计应当能够使管理或监控人员从外部观察到内部的操作。

（三）暖通系统要求

根据药品性质分别设置不同的全空气定风量空调系统（即送回风系统与送排风系统）。

（1）电解质类等普通输液和肠外营养液调配操作间，与其相对应的一次更衣室、二次更衣室、洗衣洁具间为一套独立的混合式空调系统。

（2）抗生素和危害药品调配操作间，与其相对应的一次更衣室、二次更衣室、洗衣洁具间为一套独立的全新风（直流式）空调系统，但危害药品调配操作间应隔离成单独调配操作间。

> 🔖 **知识链接** -
>
> ### 全空气定风量空调系统
>
> 全空气定风量空调系统 – 混合式系统（即送回风系统）：是指空调系统的空气循环方式，即空调处理器的空气由回风和不少于30%新风混合而成，混合空气送入洁净间后，等量空气排至室外，一部分空气循环使用。
>
> 全空气定风量空调系统 – 全新风（直流式）系统（即送排风系统）：是指空调系统的空气循环方式，即空调处理器的空气为全新风，送入洁净间后全部排放到室外，没有回风管。

四、静配中心质量监测

静配中心质量监测内容包括洁净环境监测、手监测、设施、仪器设备检测与维护、成品输液质量监测等。质量监测的目的是保证输液安全，同时提高调配人员的工作安全性与舒适度。

（一）洁净环境监测

在规范进行日常维护的基础上，应定期通过取样对静配中心洁净区不同洁净级别区域进行空气和物体表面监测，以评估该区域环境质量状况。静脉用药调配中心洁净环境检测指标及标准见表5-1。

表5-1　静脉用药调配中心洁净环境检测指标及标准（静态）

洁净级别	一次更衣室	洗衣洁具间	二次更衣室	调配操作间
	D（100000）级		C（10000）级	
尘埃粒子	≥0.5μm/m³	≥5μm/m³	≥0.5μm/m³	≥5μm/m³
	≤3500000	≤20000	≤350000	≤2000
细菌测试	沉降菌		沉降菌	
	≤10cfu/皿·0.5h		≤3/cfu/皿·0.5h	
换气次数	≥15 次/小时		≥25 次/小时	
静压差	非洁净控制区＜一次更衣室＜二次更衣室＜电解质类等普通输液和肠外营养液调配操作间 非洁净控制区＜一次更衣室＜二次更衣室＞抗生素和危害药品调配操作间 （洁净区相邻区域压差5~10Pa，一次更衣室与非洁净控制区之间压差≥10Pa）			
温度	18~26℃			
相对湿度	35%~75%			
环境噪声	≤60dB			
设备噪声	生物安全柜≤67dB，水平层流洁净台≤65dB			
工作区域亮度	≥300lx			
抗生素调配间排风量	根据抗生素间的设计规模确定			

注：菌落形成单位（colony forming units，cfu）指单位体积中的细菌群落总数。在活菌培养计数时，由单个菌体或聚集成团的多个菌体在固体培养基上生成繁殖所形成的菌落。

1. 空气监测　是连续测定不同洁净级别区域空气中微生物和尘埃粒子数量，评估空气质量，以保证洁净的环境状况。空气中沉降菌至少每3个月检测一次，尘埃粒子至少每年检测一次。

空气监测包括空气中微生物监测以及尘埃粒子监测。微生物监测主要采用沉降菌监测法，最少采样点和最少培养基平皿数见表5-2、表5-3。每个检测点的沉降菌平均菌落数，应低于评定标准中的界限，菌落数规定见表5-4。尘埃粒子监测采用计数浓度法监测洁净区悬浮粒子，即通过测定洁净区内单位体积空气中含大于或等于某粒径的悬浮粒子数，以评定洁净区的洁净度。不同洁净级别区域，每次最小的空气悬浮粒子采样量见表5-5。洁净区悬浮粒子数要求见表5-6。

表5-2　最少采样点数目标准

面积（m²）	洁净度级别/采样点数目		
	A（100）级	C（10000）级	D（100000）级
<10	2~3	2	2
≥10~<20	4	2	2
≥20~<40	8	2	2
≥40~<100	16	4	2
≥100~<200	40	10	3

注：对于A（100）级的单向流洁净室/区，包括A（100）级洁净工作台，其面积指的是送风覆盖面积；对于C（10000）级以上的非单向流洁净间/区，其面积指的是房间面积；C（10000）级为二次更衣室。

表5-3　最少培养基平皿数

洁净度级别	最少培养皿数（φ90mm）
A（100）级	3
C（10000）级	3
D（100000）级	3

表5-4　洁净区沉降菌菌落数规定（静态）

洁净度级别	沉降菌菌落数/皿放置0.5h
A（100）级	≤1
C（10000）级	≤3
D（100000）级	≤10

表5-5　洁净区空气悬浮粒子最小采样量

粒径（升/次）　　洁净度级别	A（100）级	C（10000）级	D（100000）级
≥0.5μm	5.66	2.83	2.83
≥5μm	8.5	8.5	8.5

表5-6　洁净区悬浮粒子数要求

洁净度级别	悬浮粒子最大允许数（个/立方米）	
	≥0.5μm	≥5μm
A（100）级	3500	0
C（10000）级	350000	2000
D（100000）级	3500000	20000

2. 物体表面监测　为控制污染风险，评估洁净区物品洁净度质量状况，应每3个月对水平层流洁净台、生物安全柜等物体表面进行一次微生物检测。

采样方法包括擦拭采样法、拭子采样法、压印采样法，完成采样后的培养基平皿送医院检验科进行细菌培养，出具检测报告。擦拭或拭子采样法细菌总数≤5cfu/cm²，未检出致病菌者为合格；压印采样法，即接触碟法，菌落数限定值，见表5-7。

表 5-7　菌落数限定值（静态）

洁净度级别/菌落数	设施表面 （cfu/碟）	地面 （cfu/碟）	手套表面 （cfu/碟）	洁净服表面 （cfu/碟）
A（100）级	≤3	≤3	≤3	≤5
C（10000）级	≤5	≤10	≤10	≤20

🔗 知识链接

物体表面监测采样方法

　　擦拭采样法，用于平整规则的物体表面，洁净工作台采样可用 5cm×5cm 的标准灭菌规格模具板，放置于被检测物体表面，每一洁净工作台台面设置 5 个采样点。

　　拭子采样法，用于不规则物体表面，如门把手等。采用棉拭子直接涂擦采样，采样面积≥100cm²，设置 4 个采样点，用一支浸有无菌洗脱液的棉拭子，在规格板内横竖往返均匀涂擦各 5 次，并随之旋转棉拭子，剪去手接触部位后，将棉拭子投入 10ml 含无菌洗脱液试管内，立即送检验科检测判定。

　　压印采样法，亦称接触碟法，用于平整规则的物体表面采样，如生物安全柜、水平层流洁净台、推车、墙面等表面以及地面、橡胶手套和洁净服表面等，采样时打开平皿盖，使培养基表面与采样面直接接触，并均匀按压接触平皿底板，确保其均匀充分接触，接触约 5 秒钟，再盖上平皿盖，立即送检验科检测判定。对照培养基平皿，应无菌落生长。

（二）手监测

手监测主要是手卫生监测和手套指尖监测。

1. 方法　同物体表面监测。

2. 结果判定　检测细菌菌落总数≤10cfu/cm²则为合格。

（三）设施、仪器设备检测与维护

应当按规范切实加强日常管理工作，执行落实设施、仪器设备维护保养制度，做好日常维护保养工作。

1. 洁净区仪器设备检测与维护

（1）检测仪器应每年进行一次校正。

（2）洁净区应每日至少进行一次整体的常规性巡视检查，以确认各种仪器设施与设备处于正常工作状态。

（3）水平层流洁净台和生物安全柜应每年进行一次各项参数的检测，并根据检测结果进行维护和调整。

（4）应定期检查水平层流洁净台预过滤器的无纺布滤材，并进行清洁消毒或更换。

（5）水平层流洁净台高效空气过滤器应定期检测。生物安全柜下降风速偏离正常值范围或菌落数监测指标结果不达标时，应及时更换高效空气过滤器，并请具有此专业资质的企业协助完成，更换后再次进行检测，合格后方可使用。

2. 空气处理机组检测与维护

（1）空气处理机组、新风机组应依据周围环境和当地空气质量状况制定定期的检查制度。

（2）新风机组风口滤网，每个月清洁一至三次。

（3）初效过滤器，一般应每个月清洁检查一次、2～4个月更换一次，如发现污染和堵塞应及时更换。

（4）中效过滤器，一般应每2个月清洁检查一次、3～6月更换一次，如发现污染和堵塞应及时更换。

（5）末端高效过滤器，每年检查一次，使用2～3年应更换，高效过滤器更换后应及时对洁净区进行洁净度检测，合格后方可投入运行使用。

（6）定期检查回风口过滤网，每日擦拭回风口，每周清洁一次，每年更换一次，如遇特殊污染，应及时检查更换，并用消毒剂擦拭回风口内表面。

（四）成品输液质量监测

1. 基本内容详见本项目任务一内容。

2. 开展成品输液稳定性、无菌检查等研究，为临床提供用药安全数据。

3. 肠外营养液的质量控制和质量保证

（1）质量控制（quality control，QC）　肠外营养液因混合的药品品种多，因此需格外关注其质量检测。肠外营养液至少进行成品检查与目视检查，除此以外应结合各医疗机构情况相应开展其他相关质量检测，具体内容如下。

1）成品检查：按照标签信息核对药品名称、规格、剂量，确认肠外营养液颜色均一、无可视颗粒，乳剂无破乳分层现象，确认肠外营养液密封无漏液。

2）目视检查：参照可见异物检查法（药典通则0904），在规定条件下目视可以观测到直径大于$50\mu m$不溶性微粒。肠外营养液在加入脂肪乳前需进行目视检查，不得有可见异物，观察时间应长于20秒。

3）粒径分布：光散射法测定粒径分布（药典通则0982），测定前应使肠外营养液分散体系成稳定状态，保证供试品能够均匀稳定地通过检测窗口，药典注射用乳剂质量要求为$1\mu m$以下的粒子数不得少于总粒子数的90%，不得有大于$5\mu m$粒子。

4）不溶性微粒：参照不溶性微粒检查法（药典通则0903），包括光阻法和显微计数法光阻法。光阻法测定结果通常100ml以上的注射液，每1ml中含$10\mu m$及$10\mu m$以上的微粒数不得过25粒，含$25\mu m$及以上的微粒数不得过2粒。

5）无菌检查：检查全过程严格执行无菌操作，选取硫乙醇酸盐流体与胰酪大豆胨液体作为培养基，取样量为单批次的2%或10个（取较少的），单一样本接入培养基的最少量为10%但不少于20ml（药典通则1101）。

6）热原检查：本法系将一定剂量的供试品，静脉注入家兔体内，在规定时间内，观察家兔体温升高的情况，以判定供试品中所含热原的限度是否符合规定（药典通则1142）。

7）细菌内毒素检查：利用鲎试剂来监测或量化革兰阴性菌产生的细菌内毒素（药典通则1142）。

8）重力分析法（gravity analysis）：通常采用基于重量的方法混合肠外营养药品。在肠外营养液混合后，会对组分或最终混合物称重以判断是否超出限度。因此，对于使用自动配制设备的情况或安全范围较窄的药物（如氯化钾和磷酸盐等），推荐使用重力进行质量控制，保证加药过程正确无误。

（2）质量保证（quality assurance，QA）　指为满足质量要求，而在质量体系中实施并根据需要进行证实的全部有计划和有系统的活动。与质量控制不同的是，质量保证主要依靠制度与流程确保肠外营养液配制得以正常运行，而质量控制则是通过检测手段证实肠外营养液成品符合要求。因此，需要制定有效的质量保证流程，严格遵照执行并进行持续改进。

1）推荐制定有效的肠外营养液处方审核、配制、无菌操作、成品检查、配制环境监测等制度和流程并严格遵照。

2）推荐定期对操作人员进行培训、继续教育与考核，确保操作人员能够胜任肠外营养液配制的相关工作。

3）推荐开展用药监护、用药教育、不良反应报告等临床药学实践工作。

4）推荐运用质量管理方法对肠外营养液配制工作进行持续改进。

（五）工作记录与追溯

严格执行落实文档管理制度，做好文档管理与各项工作记录。对全体工作人员进行相关技术规范、规章制度、文档管理与工作记录等知识培训，明确各岗位职责和任务，确保每道工序与成品输液质量的可追溯性。

1. 工作记录的设置要求

（1）工作记录封面应有记录文件名称、编号、科室名称、日期，同类工作记录封面应相同。

（2）各项工作、操作流程各个环节都应有相关记录，可以电子信息记录或相关表格记录，以保证质量控制和工作量，并确保可追溯性。

（3）应备有外部相关科室和患者意见的信息记录。

2. 工作记录填写要求

（1）工作记录书写应及时、完整、准确。数值有效位数的保留应当与标准相符，不得提前填写、事后补记或臆造。

（2）不得撕毁或涂改工作记录。如发生书写错误，应在错误处画一横线，更正后签名，注明更改日期，并确保错误部分清晰可辨。

（3）工作记录表内容应书写齐全，不得留有空格。无填写内容时，在空格中写"无"，书写内容与前一项相同时，不得用省略符号或"同上"表示，书写名称和时间应规范，不得简写。

（4）对发生操作失误、数据偏差或其他异常情况的，应在"备注"或"异常情况"栏内说明真实情况。

3. 工作记录的检查与整理归档

（1）静配中心质量检查员应每天监督检查工作记录书写情况，对记录中存在异常、错误，应及时指出并督促更正。

（2）工作记录审核完成后，由专人整理登记并妥善保管。如需要查阅时，应经静配中心负责人同意。

（3）工作记录应按周、月、季、年集中连续性分类整理归档，以确保查询追溯。

（4）对采用电子信息保存的工作记录，应采用硬盘或其他存储方法进行备份，并应设置有电子信息归档后，不得再进行修改的安全保障功能，以确保工作记录的安全性。

（5）用药医嘱单保存，应按照《处方管理办法》第五十条规定执行，应有专人负责保存、销毁或删除，并有专人监销，书写销毁、删除记录。

（6）静配中心负责人应定期召开质量评估会，记录、总结、优化或改进不足，建立持续质量改进措施。

五、应急预案

（一）概述

1. 静配中心应建立相关应急预案，包括危害药品溢出，水、电、信息系统与洁净设备等故障及火灾等。

2. 静配中心应配备与处置各项应急意外事件相匹配的相关物品、工具设备。

3. 全体人员应按照各项应急预案进行培训和模拟演练，熟练掌握相关应急预案处置流程和处理措施，确保各项预案的可行性。

4. 对发生的意外事件应查明原因，吸取教训，制定改进措施，并做好记录。

（二）危害药品溢出应急预案

1. 危害药品溢出，一般可分为注射用药液或粉末溢出。

2. 静配中心应配备溢出处理包，由专人负责、定期检查维护、便于随时取用。溢出处理包应备有纱布、无纺布、吸水纸巾、海绵、一次性防护服、工作鞋、手套、一次性口罩、护目镜、专用垃圾袋、小铲子、镊子、剪刀、75% 乙醇、含氯消毒液等。

3. 溢出处置操作

（1）评估药液或药品粉末溢出的污染程度和范围　包括人员、场地、设施设备。溢出严重的应张贴警示标识，限制他人接近泄漏区域。

（2）溢出物对人员污染　①脱去被污染的防护服，置于危害药品垃圾桶内；②被污染的皮肤区域，应用肥皂和清水彻底冲洗，如有皮肤被划破，除冲洗外应控制出血，并及时接受治疗处理；③如药液喷溅到眼睛，应先用 0.9% 氯化钠溶液或清水冲洗，并及时接受治疗处理；④清理溢出物时，应防止皮肤划破；⑤事后应做好记录及上报工作。

（3）溢出物处理　①危害药品药液溢出，依据溢出量，采用相应的物品吸附与控制溢出液；粉末状危害药品应用湿布覆盖，用小铲收集，再用纱布轻轻擦拭；②用小铲或镊子将玻璃碎片收集后放入利器盒中。

（4）清洁消毒　①根据被污染区域和溢出量情况，应先用水擦洗或冲洗，再用清洁剂擦拭，最后用含氯消毒溶液消毒；②如果是吸附性较强的危害药品，应选用适宜的溶剂再次擦拭消毒处理。

（5）被污染物的处理　①反复使用的物品用清洁剂擦拭，再用水清洗并消毒；②处理溢出物的一次性耗材与物品，应放置于黄色医疗废物包装袋中，并标注警示标识，交由医院统一烧毁。

（6）对危害药品溢出的药品名称、溢出量、处理过程、原因分析，溢出物对操作人员与环境的影响程度等，做好记录归档工作。

4. 生物安全柜内危害药品溢出处理

（1）在生物安全柜内发生的危害药品输液袋（瓶）破裂，按溢出处置操作流程处理。

（2）应重视以下环节的处置。①认真擦拭、消毒生物安全柜内表面，特别是凹槽处；②如果高效过滤器被污染，应依据污染的程度，采用擦洗消毒或更换过滤器。

任务实施

实训八　静配中心质量检测

一、任务目的

综合运用所学知识与技能，开展静脉用药集中调配中相关的质量检测。

1. 掌握静脉用药调配中心质量检测技术中洁净环境检测各项内容检测方法。

2. 熟悉设施、仪器设备检测与维护。

3. 掌握文档记录和管理。

4. 养成患者中心、严谨细致的工作作风。

二、材料准备

1. 仪器与材料：培养基、培养皿、恒温培养箱、高压蒸汽灭菌器、激光尘埃粒子计数器等。

2. 相关登记表格。

三、实施步骤

步骤一　取样与检测

（1）按要求对空气中微生物、尘埃粒子、水平层流洁净台和生物安全柜等物体表面微生物、手表面微生物进行采样。

（2）采样后进行微生物培养。

步骤二　结果判定

对照空气、物体表面和手的菌落数规定，以及空气悬浮粒子数要求，判断各项指标是否符合质量管理要求。

步骤三　记录归档

规范填写检测记录（表5-8）并归档。

表5-8　质量检测记录

质量检测项目	测试条件	方法	状态	测试人员	测试时间	结果判定是否符合要求

四、任务要点

1. 模拟静脉用药调配中心环境对洁净环境进行相关检测。

2. 做好记录并归档。

五、总结与效果评价

姓名		组别	
实训地点		实训时间	
空气中微生物检测操作是否符合要求		□是	□否
空气中尘埃粒子检测操作是否符合要求		□是	□否
水平层流洁净台和生物安全柜物体表面微生物是否符合要求		□是	□否
手监测是否检测		□是	□否
手监测是否符合要求		□是	□否
以上检测是否都有详细记录和归档		□是	□否
任务总结			
药德感悟			
任务实施情况	□优	□良	□合格 □差
组长签字			

目标检测

答案解析

一、选择题

（一）单选题

1. 静脉用药集中调配流程（   ）

A. 药师接收医师开具静脉用药医嘱信息→打印输液标签→对用药医嘱进行适宜性审核→摆药贴签核对→加药混合调配→成品输液核查与包装→发放运送→病区核对签收

B. 药师接收医师开具静脉用药医嘱信息→对用药医嘱进行适宜性审核→摆药贴签核对→打印输液标签→加药混合调配→成品输液核查与包装→发放运送→病区核对签收

C. 药师接收医师开具静脉用药医嘱信息→对用药医嘱进行适宜性审核→摆药贴签核对→加药混合调配→打印输液标签→成品输液核查与包装→发放运送→病区核对签收

D. 药师接收医师开具静脉用药医嘱信息→对用药医嘱进行适宜性审核→摆药贴签核对→加药混合调配→成品输液核查与包装→打印输液标签→发放运送→病区核对签收

E. 药师接收医师开具静脉用药医嘱信息→对用药医嘱进行适宜性审核→打印输液标签→摆药贴签核对→加药混合调配→成品输液核查与包装→发放运送→病区核对签收

2. 输液标签基本信息应与药师审核确认的用药医嘱信息相一致，有纸质或电子备份，并保存（   ）年备查

A. 1   B. 2   C. 3

D. 4   E. 5

3. 运送过程中哪类药品需配备溢出处理包（   ）

A. 抗肿瘤药   B. 肠外营养液   C. 葡萄糖

D. 胰岛素   E. 抗生素

（二）多选题

1. 以下需要在生物安全柜里混合调配的药品是（   ）

A. 肠外营养液   B. 抗生素

C. 抗肿瘤药   D. 质子泵抑制剂

2. 需要至少每 3 个月进行微生物检测的是（   ）

A. 空气中微生物   B. 水平层流洁净台物体表面

C. 生物安全柜物体表面   D. 危害药品

E. 肠外营养液

3. 需要有文件记录的是（   ）

A. 规章制度   B. 培训记录

C. 洁净环境监测记录   D. 质控记录

二、项目拓展

1. 结合以下案例，根据肠外营养液调配技术操作规程，谈谈该如何做好肠外营养液的调配，并进行实践训练。

　　静脉用药调配药师发现调配好的肠外营养液（50%葡萄糖500ml＋中长链脂肪乳250ml＋20%丙氨酰谷氨酰胺50ml＋10%氯化钠30ml＋10%氯化钾30ml＋10%葡萄糖酸钙10ml＋甘油磷酸钠10ml＋25%硫酸镁5ml＋水溶性维生素1支＋脂溶性维生素1支＋多种微量元素10ml）明显分层，出现油脂分离现象。分析原因主要是未有效审核医嘱，该医嘱缺乏复方氨基酸，丙氨酰谷氨酰胺不能单独作为氨基酸使用。

　　2. 应急管理和演练是目前医院药事管理中的重要内容，请以静脉用药调配中心信息系统故障为例，制定《静脉用药调配中心信息系统故障应急预案》，并进行模拟应急演练。

（于　迪）

书网融合……

微课　　　　　　本章小结　　　　　　题库

项目六　临床药学与药学服务

PPT

学习目标

【知识目标】

（1）掌握药学查房、用药教育、用药监护的工作内容及工作流程；掌握特殊人群用药选择和剂量调整原则；掌握治疗药物监测、药物基因组学的定义及临床指征。

（2）熟悉药学会诊、病例讨论、药学门诊的工作内容及工作流程；熟悉个体化用药方案设计方法及药学服务内容。

（3）了解临床药学与药学服务的定义及作用；了解治疗药物监测、药物基因组学的监测方法和实施步骤。

【能力目标】

能初步开展药学查房、用药教育和用药监护，制定个体化用药方案。

【素质目标】

培养以患者为中心的职业道德，严谨求实、辩证全面的职业素养。

　　临床药学是以患者为中心，以合理用药为主要核心内容，以提高用药质量为目的的一门医药结合型、综合型药学分支学科。20 世纪 50 年代中后期"临床药学"的概念被首次提出，60 年代初在高等学校设置了"临床药学专业"，并在医院建立了"临床药师制"，药师直接参与临床用药，提高临床药物治疗水平，保障患者用药安全。

　　临床药学伴随着药剂学、药理学、治疗学等新理论、新技术的发展而形成，通过临床药师深入临床实践而得到实施和发展。临床药学是医学和药学的桥梁学科。临床药学彻底改变了医院药学的工作模式，使医院药学的工作由"以药物为中心"转移到"以患者为中心"，由传统的药物供应转变为直接面向医师、护士、患者的药学技术服务，给患者提供高质量的、负责的药物治疗。这种由临床药师、医师、护士共同参与患者的药物治疗模式进一步体现了医疗服务以人为本的原则，促进了医疗技术水平的提高。

　　临床药师是指以系统药学专业知识为基础，并具有一定的医学和相关专业基础知识与技能，直接参与临床用药，促进药物合理应用和保护患者用药安全的药学专业技术人员。《医疗机构药事管理规定》中明确指出，医疗机构应当配备临床药师。临床药师应当全职参与临床药物治疗工作，对患者进行用药教育，指导患者安全用药。医疗机构应当根据本机构性质、任务、规模配备适当数量临床药师，三级医院临床药师不少于 5 名，二级医院临床药师不少于 3 名。临床药师应当具有高等学校临床药学专业或者药学专业本科毕业以上学历，并应当经过规范化培训。

　　临床药师应具有扎实的临床药学专业基础理论知识和相关医药理论知识，熟悉本专业有关的法律法规，了解临床药学的国内外现状和发展趋势；懂医精药，掌握常见疾病药物的治疗方案设计与评价方法；对某一临床专科的用药，具有发现、解决、预防潜在或实际存在的用药问题的能力；具有获取药物新信息和新知识的能力，以及沟通交流、文字表达、用药指导等能力。

为适应医疗机构开展临床药学工作、逐步建立临床药师制的需要，推动与规范临床药学人才培养工作，自 2005 年起，原卫生部开始进行临床药师培训试点工作。2013 年，原卫生部印发了《卫生部临床药师培训基地管理办法（试行）》以规范临床药师训工作，提高培训质量，加速临床应用型药学专业技术人才的培养。目前临床药师规范化培训模式有两种：中国医院协会药事管理专业委员会临床药师培训和中华医学会临床药学分会临床药师培训。

（一）中国医院协会药事管理专业委员会临床药师培训

国家卫生行政部门委托中国医院协会药事管理专业委员会组织开展临床药师培训，并成立了中国医院协会临床药师工作专家委员会、临床药师培训专家指导委员会，负责临床药师各专业培训大纲的拟定、临床药师培训考核等工作。临床药师培训由获得临床药师培训基地资格的医疗机构开展，每年进行春季、秋季两次招生。

培训分为学员培训和师资培训。学员培训分为理论学习和临床实践两个部分。师资培训主要培训临床药师掌握基本的带教方法和带教技能。培训又分为专科培训和通科培训两种。专科培训专业包括抗感染药物、心血管内科、呼吸内科、消化内科、抗肿瘤药物、免疫系统药物、ICU、内分泌、神经内科、肠外肠内营养、抗凝治疗、疼痛药物治疗、小儿用药、妇产科用药等专业。专科培训周期为 1 年，通科培训周期为半年，师资培训周期为 12 周，由取得副高以上药学专业技术职务任职资格的临床药师担任师资培训的指导老师。带教药师与受训学员比例为 1：3。

2009 年，在总结试点经验的基础上，临床药师培训在全国正式开展，首批批准了 19 家临床药师培训试点基地正式开展临床药师培训工作。截至 2017 年，临床药师培训工作已实现全国不同基地的同质化，基地管理要求已实现常态化，2023 年招生的基地数近 300 个，初步满足了社会对临床药师的需求，对提升医院绩效管理和合理用药水平起到了关键作用。

（二）中华医学会临床药学分会临床药师培训

中华医学会临床药学分会在原国家卫生计生委医管中心的批准下，于 2016 年在全国启动开展临床药师规范化培训工作。2016 年 9 月 11 日，中华医学会临床药学分会发布了《中华医学会临床药学分会关于在全国开展临床药师规范化培训的通知》。截至 2021 年，由临床药学分会组织编写的临床药师规范化培训教材已达 19 本。

中华医学会临床药学分会临床药师培训模式与中国医院协会药事管理专业委员会组织开展临药师培训有所不同。

1. 学员招生模式不同　中国医院协会药事管理专业委员会的临床药师培训，由各基地单位自主招生；中华医学会临床药学分会的临床药师培训，由省医学会临床药学分会成立省级临床药师规范化培训管理办公室，负责统一招收培训学员，集中理论培训考核，统筹分配至各培训中心。

2. 学员培训时间安排不同　学员培训时间均为 1 年，中国医院协会药事管理专业委员会的临床药师培训，基地培训需脱产 1 年；中华医学会临床药学分会的临床药师培训，前 3 个月为综合技能理论培训，考试合格后再进行 9 个月的临床药学实践培训。

截至 2020 年，师资培训在全国范围内认定了 36 家师资培训中心，已培养带教师资 650 余名，并建立了完善的师资培训中心考核机制。学员培训在全国范围内已经认定了 117 家学员培训中心，已有 92 家培训中心正式开展了培训工作，覆盖了全国 18 个省、自治区、直辖市，学员中心平均每年培养 200 余名学员，具备了完善的培训制度和培训体系。

任务一　药学查房

岗位情景模拟

情景描述　患者，女，65岁。主诉活动后偶有胸闷、胸痛，疑似冠心病收治入院。既往高血压、糖尿病病史，入院后医生开具长期医嘱：阿司匹林肠溶片100mg po qm、硫酸氢氯吡格雷片75mg po qd、瑞舒伐他汀钙片20mg po qn、二甲双胍片500mg po bid、氨氯地平片5mg po qd。临床药师对该患者进行入院后初次药学查房。

讨论　1. 药学查房前需做好哪些准备工作？

　　　　2. 药学查房包括哪些内容？

药学查房是指以临床药师为主体，在病区内对患者开展以安全、合理、有效用药为目的的查房过程，包括药师独立查房和药师与医师、护士等医疗团队的联合查房。临床药师在选定专业的临床科室开展日常药学查房，也对提请药学会诊或病例讨论的患者开展药学查房。

知识链接

药学查房的意义

医院药学工作的重点应该是以患者为中心，开展药学监护，为患者提供更优质的药学服务。药师参与查房，在住院病房用药现场与患者随时联系和沟通，对指导患者合理用药具有重要意义。临床药师加入医药护团队，参与临床药物治疗，进行个体化药物治疗方案的设计与实施，开展药学查房，为患者提供药学专业技术服务。药学查房也为药师提供了与患者面对面交流的平台，从而真正做到由"面向药品供应"转变为"面向患者服务"。

一、药学查房的基本要求

按照《医疗机构药学服务规范》的要求，医疗机构从事药学查房工作的药师应满足以下条件之一：经本医疗机构认定在临床药师岗位上工作的临床药师；取得临床药师岗位培训证书的药师；具有临床药学工作经验的高级职称药师。药学查房时，临床药师应按照本单位制定的《临床药师查房制度》要求，开展药学查房的具体工作。

二、药学查房的全过程

药学查房的流程包括药学查房前准备、药学查房和药学查房后总结（图6-1）。

（一）药学查房前准备

为提高药学查房效率，临床药师在药学查房前必须做好相应的准备工作。

1. 通过医院电子病历系统等途径，获取并熟悉查房患者的基本情况，尤其是重点监护患者如病危、病重、病情复杂及新入院患者等，内容包括但不限于患者姓名、性别、年龄、生命体征、现病史、基础疾病、既往史、既往用药史、过敏史、家族史、个人史、婚育史、入院诊断、辅助检查结果、治疗方案及疾病进展等情况。对于有疑问及需着重了解的部分内容应做好相应记录，以便药学查房时重点关注。

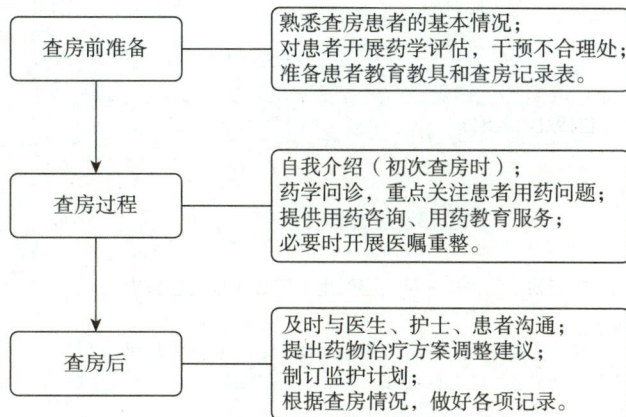

```
┌─────────────┐      ┌─────────────────────────────────┐
│             │      │ 熟悉查房患者的基本情况；          │
│  查房前准备  ├─────▶│ 对患者开展药学评估，干预不合理处；  │
│             │      │ 准备患者教育教具和查房记录表。     │
└──────┬──────┘      └─────────────────────────────────┘
       │
       ▼
┌─────────────┐      ┌─────────────────────────────────┐
│             │      │ 自我介绍（初次查房时）；           │
│  查房过程    ├─────▶│ 药学问诊，重点关注患者用药问题；    │
│             │      │ 提供用药咨询、用药教育服务；       │
│             │      │ 必要时开展医嘱重整。             │
└──────┬──────┘      └─────────────────────────────────┘
       │
       ▼
┌─────────────┐      ┌─────────────────────────────────┐
│             │      │ 及时与医生、护士、患者沟通；        │
│  查房后      ├─────▶│ 提出药物治疗方案调整建议；         │
│             │      │ 制订监护计划；                  │
│             │      │ 根据查房情况，做好各项记录。       │
└─────────────┘      └─────────────────────────────────┘
```

图 6 - 1　药学查房流程

2. 根据患者的基本情况，提前对患者进行药学评估，从药物的有效性、安全性、经济性和适当性对重点监护患者的初始治疗方案进行用药合理性分析，提炼出药学问诊的内容、患者教育的要点等药学查房的思路和内容，并记录和干预不合理医嘱。

3. 根据办公条件和患者情况，准备查房记录本和患者教育的教具。如哮喘患者使用的吸入剂装置（沙美特罗替卡松吸入粉雾剂、布地奈德副莫特罗粉吸入剂、噻托溴铵粉吸入剂），方便现场演示使用方法。

（二）药学查房

1. 自我介绍　临床药师在对患者进行初次查房时，应进行简单的自我介绍，告知患者临床药师的身份，临床药师在住院期间能够提供的药学服务，如解答患者用药方面的问题或疑惑、监护患者的用药疗效及不良反应、患者用药教育等，提高患者依从性，促进合理用药。

2. 药学问诊　主要内容包括患者整个诊疗过程中的所有疾病和药物相关信息，评估患者药物治疗的获益和风险，获取患者的治疗需求，为药学监护的制定和实施提供基础信息和客观证据。重点关注患者的用药问题，询问患者是否按要求用药、用药后的效果及不良反应、用药习惯等信息，以便有针对性地进行用药教育，指导患者正确使用药物，为患者制订药学个体化监护计划。

3. 药物重整　药师在住院患者入院、转科或出院等重要环节，通过与患者沟通、查看相关资料等方式，了解患者用药情况，比较目前正在使用的所有药物与用药医嘱是否合理一致，给出用药方案调整建议，并与医疗团队共同对不适宜用药进行调整的过程。药师建立药物重整记录单（样表见表 6 - 1），旨在最大限度地保证患者用药安全，实现药物治疗的准确性和连续性，减少临床用药差错和药品不良反应。

4. 患者用药教育　药学查房过程中，临床药师应根据患者用药情况针对性地开展患者教育，并鼓励患者就用药相关问题进行咨询。是否正确使用药品则直接关系到患者的治疗效果和生命安全，通过患者用药教育，可以满足患者用药的基本需要，提高患者用药依从性、优化治疗效果的有效途径，是防范和减少药品不良事件发生的有效措施。

表 6-1　药物重整记录单

姓名		出生日期		性别		联系方式	
ID 号		□入院时间 □就诊时间				□出院时间 □转科时间	
主要诊断							

过敏史：（食物、药物等过敏史，包括过敏表现）

药物列表：
信息来源：□患者　□家属　□自带药物　□护理人员　□医生　□转诊单　□病历卡　□其他

药物名称 （通用名）	用法用量	用药原因	开始时间	停止时间	备注 （重整原因）

药师签字：　　　　　　　医师核对签字：　　　　　　　日期：

用药相关问题

（三）药学查房后总结

药学查房的总结包括药学查房记录、制订监护计划和医药护沟通等方面。

1. 查房记录

（1）初次查房问诊记录　内容应包括入院原因（症状及出现时间）、现病史（主诉的展开，对患者症状更完整的描述）、既往病史、既往用药史（名称、剂量、途径、方法、疗程等）、家族史、伴发疾病与用药情况、个人史及婚育史（教育背景、职业、饮食习惯、烟酒嗜好等）、药物不良反应及过敏史等。

（2）再次查房问诊记录　内容应关注患者主诉、医嘱落实情况，确认患者是否正确用药（用药教育）、观察并询问患者用药后的反应、认真记录患者的问题。

2. 制订监护计划　包括患者指标的变化、不良反应的观察与判断、给药方案的变化、是否需要给药方案调整等。给医师、护士等提出治疗方案的建议，并记录是否接受，以确保监护计划的执行。

3. 问题反馈临床　临床药师应根据药学评估结果，整理出患者用药问题，通过查找文献，分析问题，给出问题解决方案及建议，并反馈临床。对于临床药物治疗中存在的共性问题，药学部门应定期与临床科室进行沟通，记录沟通过程和整改效果。

4. 医药护沟通　查房后应就药学查房过程中发现的问题及时与医生、护士及患者沟通，与医师沟通药物治疗方案的制定与调整，与护士沟通给药方法（如滴速）、药物保存（如避光）和药物给药顺序等问题。记录沟通过程和最终效果。

任务二 用药教育

岗位情景模拟

情景描述 患者，男，70岁。因咳嗽咳痰、呼吸困难2年余于门诊就诊，临床诊断为慢性阻塞性肺疾病，医嘱开具布地奈德粉吸入剂。门诊药师将药品发给患者，并做好布地奈德粉吸入剂的用药教育。

讨论 1. 本案例中布地奈德粉吸入剂用药教育的内容有哪些？

2. 可以采取哪些用药教育方式？

患者用药教育（patient medication education，PME）是指药师对患者提供合理用药指导、普及合理用药知识等药学服务的过程，以提高患者用药知识水平、用药依从性，降低用药错误发生率，保障医疗质量和医疗安全。

患者用药教育方式包括口头、书面材料、实物演示、视频音频、宣教讲座、电话或互联网教育等。对于门诊、急诊、住院发药窗口的患者，药师可以用语言、视频音频、用药注意事项标签等适宜方式提供用药交代；当发药窗口的药师无法满足患者需求时，应当引导患者到相对独立、适于交流的环境中（咨询窗口或药师门诊）做详细的用药教育。对于住院患者，可以在患者床旁以口头、书面材料、实物演示、视频演示等方式进行用药教育。对于社区患者，可采取集中宣教讲座、科普视频宣教、电话或互联网等方式进行用药教育。

知识链接

患者用药教育的方法

个例示范法：患者使用模拟装置期间应具体介绍服药方法教育患者。如吸入装置、胰岛素注射装置。

媒介传播法：运用现代化的信息传播媒介和途径开展多方位、多层次的患者用药宣传教育，使患者能够在日常生活中潜移默化地了解并掌握药物知识。

座谈讨论法：组织患者或家属定期进行用药专门讨论。

专题讲座法：组织患者或其家属参与针对性强、浅显易懂的科普式专题讲座来实现对患者的用药教育。

咨询法：指患者针对自身所患疾病而进行的有关药物治疗信息的咨询。药师可通过开设药学门诊对患者进行用药指导。

制作科普读物：组织编写类似"家庭医生""家庭药箱"等科普读物，可最大限度地满足人们对医疗保健知识的需求。

一、用药教育的基本要求

按照国家卫生健康委办公厅《关于印发医疗机构药学门诊服务规范等5项规范的通知》中《医疗机构用药教育服务规范》的要求，医疗机构从事用药教育服务的药师应当具有药师及以上专业技术职任职资格。用药教育环境应当安全、舒适，便于交流；有条件的医疗机构可提供专门场地，以保护患者隐私。医疗机构应当提供能够检索专业数据库、中英文期刊的电子设备和各种形式的用药教育材料，如药品说明书、特殊剂型药物或装置的演示模型、用药指导单、药物或疾病介绍手册以及特殊教具、适于视障人士的专用贴纸等。

二、用药教育的内容

1. 药品基本信息　介绍药物（给药装置）的名称（包括通用名、商品名或其他常用名称）、规格等，特别注意同种药物、同类药品或含同种成分的药物严禁同时使用，如对乙酰氨基酚片和对乙酰氨基酚口服溶液的成分均为对乙酰氨基酚，不能同时服用。

2. 药物的治疗用途及使用方法　说明药品的用途，个体化的用药方案包括给药剂量、给药方法、给药时间，注意特殊剂型、特殊服用方法、特殊装置等，需要重点教会患者如何使用；特殊药品的相互作用等。

3. 用药疗程的选择　如慢性病用药期间应注意长期、长程监测血压、血糖、血脂；治疗精神性疾病用药期间应注意其依赖性、成瘾性，严格控制用药疗程。

4. 药品不良反应及注意事项　可能出现的常见和严重不良反应，可采取的预防措施及发生不良反应后应当采取的应急措施，发生用药错误（如漏服、错服药物）时可能产生的结果以及应对措施。

5. 药品储存　告知患者需要特殊储存条件的药品，重点进行说明，并贴上相应的标签。

6. 患者疗效自评　告知患者所服药物的预期效果和起效时间，让患者学会自己评价治疗效果。如降血糖药用药期间监测血糖，应告知患者具体监测方法。

对特殊人群，如老年人、儿童、妊娠期与哺乳期妇女、肝肾功能不全者、多重用药患者以及认知、听力或视力受损的患者等，应当根据其病理、生理特点及药代学、药效学等情况，制定个体化的用药教育方案，保障患者用药安全、有效。

三、用药教育的工作步骤

1. 住院患者用药教育步骤

（1）药师首先向患者进行简单的自我介绍，说明此次教育的目的和预计时间。

（2）收集患者疾病史、用药史、文化程度等信息，根据初步掌握情况，确定用药教育的方式（口头、书面或其他），充分考虑患者的特殊情况，如视力障碍、听力障碍、语言不通等。

（3）评估患者对自身健康问题和用药情况的了解及期望、能正确使用药物的能力以及对治疗的依从性。

（4）通过询问，了解患者对用药目的、药物服用方法、剂量、疗程、用药注意事项、常见不良反应等的掌握程度，制定个体化用药教育方案。

（5）结合患者实际情况，采取口头、书面材料、实物演示等方式进行用药教育，使患者充分了解药物治疗的重要性和药品的正确使用方法。

（6）用药教育结束前，通过询问患者或请其复述等方式，确认患者对药物使用知识的掌握程度；掌握情况欠佳的，应当再次进行用药教育。

（7）如实填写用药教育记录，保证客观、及时、规范。

2. 非住院患者的用药教育步骤　可参考"住院患者用药教育步骤"，并根据服务场所、患者实际情况等进行适当简化。

3. 对社区公众的用药教育步骤　应根据不同年龄、性别、职业特点，将其划分成相应的重点人群，再根据不同人群的需要，有针对性地开展相应的用药教育。内容宜以常见病的药物防治为主，青少年学生用药教育宜以药物滥用预防为主。

四、用药教育的记录内容

用药教育记录内容应包含以下内容，如住院患者出院带药教育单（表 6 - 2）。

1. 患者基本信息、疾病相关信息以及用药史、疾病史、过敏史、家族史等，以便为教育的实施提供数据支持。

2. 用药教育相关的全部药品信息，包括药品通用名、给药方式、剂量、疗程等。

3. 主要的用药教育内容以及来源和依据，做到有据可查。

4. 用药教育的结果，患者接受或拒绝。

5. 药师签名并标注用药教育的时间。

表 6 - 2　住院患者出院带药教育单

姓名		性别		年龄		联系方式	
住院号			病区			宣教日期	
诊断：							
用药宣教：							
药品名称		数量		用法用量		主要作用	
用药注意事项：							

指导对象：□患者本人　□患者家属　□其他（　　）

药师：

任务三　药学监护

👨‍⚕️ **岗位情景模拟**

情景描述　患者，男，68 岁。因慢性心力衰竭急性发作收治入院。既往高血压、糖尿病、心房颤动病史，医师根据患者病情，制定药物治疗方案：沙库巴曲缬沙坦钠 100mg po bid、氯沙坦钾片 100mg po qd、美托洛尔缓释片 47.5mg po qd、华法林片 2.5mg po qn、呋塞米片 20mg po qd、螺内酯片 20mg po qd、二甲双胍 500mg po bid。临床药师对该患者的用药进行药学监护。

讨论　1. 何为药学监护？

2. 本案例中临床药师的药学监护应包括哪些内容？

药学监护（pharmaceutical care，PC）是指药师应用药学专业知识为住院患者提供直接的、与药物使用相关的药学服务，以提高药物治疗的安全性、有效性与经济性。

药学监护包括 3 种功能：①发现潜在的或实际存在的用药问题；②解决实际发生的用药问题；③防止潜在的用药问题。

一、药学监护的基本要求

按照国家卫生健康委办公厅《关于印发医疗机构药学门诊服务规范等 5 项规范的通知》中《医疗机构药学监护服务规范》的要求，医疗机构从事药学监护服务的药师应符合以下条件之一：符合本机构相应要求的从事临床药师工作的药师；具有临床药学工作经验的副主任药师及以上专业技术职务任职资格的药师。医疗机构应配备合适的工作场所和软硬件设施条件。软件设施包括查看医嘱和病历的医疗信息系统及相应权限、检索药学信息软件等。

二、药学监护服务过程

药学监护的过程包括监护对象、监护内容、分级药学监护、监护记录等。

（一）监护对象

药学监护的服务对象为住院患者，重点服务下列患者和疾病情况。

1. 特殊人群　儿童、老年人、妊娠及哺乳期患者，存在脏器功能损害（如肝肾功能不全）的患者，存在合并症的患者。

2. 危重症患者　重症感染、高血压危象、急性心衰、急性心肌梗死、哮喘持续状态、癫痫持续状态、甲状腺危象、酮症酸中毒、凝血功能障碍、出现临床检验危急值的患者、慢性心力衰竭、慢性阻塞性肺疾病、药物中毒患者等，以及既往有严重药物过敏史、上消化道出血史或癫痫史的患者等。

3. 特殊用药　应用治疗窗窄的药物、抗感染药物、抗肿瘤药物、免疫抑制剂、血液制品等，接受溶栓治疗，有基础病的患者围手术期用药，血药浓度监测值异常，出现严重药品不良反应，联合应用有明确相互作用的药物，联合用药 5 种及以上，接受静脉泵入给药、鼻饲或首次接受特殊剂型药物治疗等。

4. 特殊治疗　接受血液透析、血液滤过、血浆置换、体外膜肺氧合等患者。

（二）监护内容

住院患者的药学监护服务应贯穿于患者药物治疗的全过程，从患者进入病区接诊开始，直至治疗目标完成、转科或出院为止。如患者有转科，再次转回病区后，应重新评估是否将其列为药学监护对象。对患者开展药学监护服务的要点如下。

1. 加入医药护治疗团队，制定个体化治疗方案　与医生一起决定患者是否需要进行药物治疗，明确治疗目标，为这一目标设计药物治疗方案（即个体化用药）。不仅要决定是否用药，还要判断药物的选择、剂量、给药途径、给药方法、药物治疗监测和向患者提供与用药有关的宣教和咨询服务。药师必须综合分析信息，根据与其他服务人员交谈所获得的信息、患者情况、疾病类型和医生提出的治疗观点提出用药方案的建议。

2. 用药方案疗效及不良反应监护　监测患者用药全过程，对药物治疗做出综合评价，判断药物治疗的效果，若疗效不佳或无效，药师应协助医师分析原因并讨论重新调整药物治疗方案；对可能发生的药品不良反应进行预防和监测，及时发现、判断并予以处置，最大限度地降低药物不良反应及有害的药物相互作用的发生。

3. 合理用药监护　包括患者依从性监护，患者依从性监护是对患者执行治疗方案的情况进行监护。

（三）分级药学监护

临床药师根据药学监护分级标准对患者所需的用药监护服务进行分级，对于特殊专科患者，如肿瘤、血液、儿科等，可根据上述标准酌情调整。药师针对患者的用药监护分级，开展不同级别的用药监护工作。

🔗 **知识链接**

基于分级药学监护标准的智慧临床药师工作站

智慧临床药师工作站通过临床药学业务驱动的方式，系统参照《分级药学监护标准》自动抓取医疗信息，对患者所需药学监护服务进行分级。并在自动分级的基础上，主动提示临床药师每日应完成的药学监护服务，为临床药师建立日常临床任务表和工作日志。因此，该系统可主动规范临床药师提供药学监护服务的内容和频率，对临床药师开展药学监护服务的规范性和时效性进行监管与记录。此外，系统可自动根据分级药学监护任务的完成情况，生成临床药师的工作绩效，提供横纵多维度统计比较，更加便于管理者进行绩效考核。

（四）监护记录

药师应建立规范的患者用药监护记录表，如实记录患者住院期间的药物治疗情况（表6-3，表6-4）。针对不适宜的药物治疗，药师应及时将具体建议、参考依据及时与医师和（或）护士反馈，主动获知各方对用药建议的采纳情况、接受程度及反馈意见，并在药学监护记录表中进行记录。

表6-3　新入院患者药学监护记录表

入院日期：　　　　　　　　　　　　查房日期：　　　　查房科室：

基本情况	住院号		床号		姓名	
	年龄		体重/身高		性别	
主诉						
诊断						
主要实验室检查结果	肾功能					
	肝功能					
	其他					
院外用药医嘱重整				用药依从性评估		
初始治疗方案（包括患者具体使用的药物和不合理用药干预情况）						

续表

入院日期：　　　　　　　　　　　　　　　查房日期：　　　　查房科室：

基本情况	住院号		床号		姓名	
	年龄		体重/身高		性别	

用药分析	有效性					
	安全性	药品不良反应			既往史	
					家族史	
		相互作用				
	经济性					
	适宜性					

药学问诊	

监护计划	

问题及患者反馈	

药学监护过程 〔主诉、查体、辅助检查、诊疗方案调整、药学监护（包括疗效、药品不良反应、治疗过程、依从性）〕	

药师建议 （相关问题、建议内容及参考依据、医护采纳情况、患者接受程度）	

药师签字：　　　　　　　　　　　　　　　日期：

表6-4　在院患者药学监护记录表

查房日期：　　　　　　　　　　　　　　　查房科室：

基本情况	住院号		床号		姓名	
	年龄		体重		性别	

患者诊断	

修正诊断	

实验室检查 结果更新	肾功能	
	肝功能	
	其他	

治疗方案调整 （包括患者具体使用药物，治疗方案调整原因和不合理用药干预情况）	

续表

查房日期：　　　查房科室：

基本情况	住院号		床号		姓名	
	年龄		体重		性别	

用药分析	有效性		
	安全性	药品不良反应处理情况	
		相互作用	
	经济性		
	适宜性		

药学问诊	
监护计划	
问题及患者反馈	
药学监护过程 ［主诉、查体、辅助检查、诊疗方案调整、药学监护（包括疗效、药品不良反应、治疗过程、依从性）］	
出院患者用药指导	
药师建议 （相关问题、建议内容及参考依据、医护采纳情况、患者接受程度）	

药师签字：　　　　　　　　　　　日期：

任务实施

实训九　药学监护

一、任务目的

综合运用所学知识与技能，开展药学监护。

1. 掌握　药学监护的内容。

2. 熟悉　药学监护记录。

3. 养成以患者为中心、严谨细致的工作作风。

二、材料准备

模拟病例、药学监护记录表、计算机。

三、实施步骤

步骤一　评估用药方案合理性

审核药物的适应证、禁忌证、用法用量、配伍禁忌、相互作用、用药疗程等是否合理。

步骤二　监护用药方案的疗效及不良反应

（1）判断药物治疗的效果，若疗效不佳或无效，药师应协助医师分析原因并讨论重新调整药物治疗方案。

（2）对可能发生的药品不良反应进行预防和监测，及时发现、判断并予以处置。

步骤三　监护药物治疗过程

（1）关注用药方案的正确实施，包括输液治疗的安全性监护和首次使用特殊剂型药物的用药教育等。

（2）对药物基因检测、治疗药物监测等结果进行解读，并根据结果实施药学监护。

步骤四　监护患者依从性

对患者执行治疗方案的情况进行监护。

步骤五　书写药学监护记录表

新入院患者药学监护记录可参考表6－3；在院患者药学监护记录可参考表6－4。可根据药学监护对象的疾病特征、用药情况和其他个体化需求设计表格并准备相应资料。

四、任务要点

1. 模拟药学监护的各步骤，评估用药方案合理性、监护用药方案的疗效及不良反应、监护药物治疗过程、监护患者依从性、书写药学监护记录表。

2. 评估用药方案合理性，针对不合理的药物治疗方案，药师应给出专业性的调整意见并及时将具体建议、参考依据向医师/护士反馈。

3. 模拟中发现药品不良反应，及时判断并予以处置。

4. 药学监护的过程中，注意多与医师、护士沟通。

五、总结与效果评价

姓名		组别	
实训地点		实训时间	
是否已评估用药方案合理性		□是	□否
是否对不合理用药方案提出自己的意见或建议		□是	□否
是否监护用药方案的疗效		□是	□否
是否监护药品不良反应		□是	□否
是否及时发现、判断、处理药品不良反应		□是	□否
是否关注用药方案的正确实施		□是	□否
是否已监护患者依从性		□是	□否
药学监护记录表是否填写规范		□是	□否
任务总结			
药德感悟			
任务实施情况	□优	□良	□合格	□差
组长签字			

任务四　药学会诊与病例讨论

岗位情景模拟

情景描述　住院患者，男，67岁。行髋关节置换术，术后发生髋关节术后感染，经验性给予0.9%氯化钠注射液100ml＋注射用万古霉素0.5g ivgtt q12h抗感染治疗3天，感染症状控制不佳，请临床药师进行药学会诊，协助调整抗感染药物治疗方案。

讨论　1. 药学会诊的药师资质有什么要求？

2. 本案例中临床药师接受药学会诊应做好哪些准备，能为临床医师解决哪些药物问题？

药学会诊是指临床科室或医院其他部门因为患者疾病治疗原因要求临床药师现场给予药物治疗学建议或药学帮助。临床药师通过会诊指导临床用药，对患者进行随访、药学监护和药物不良反应监测，并根据用药过程中出现的问题及时调整治疗方案。按会诊范围，药学会诊可分为院内会诊（或科间会诊）、全院会诊、院外会诊等；按患者病情缓急程度，药学会诊可分为急会诊和普通会诊；按会诊形式，药学会诊可分为现场会诊和远程会诊。

病例讨论是指一个专业的医师、药师或多个专业的医师、药师通过对患者病情的分析明确疾病诊断、确定诊疗方案；通过对出院患者疾病诊疗过程的讨论，总结经验、分析不足，提出质量和技术改进措施；对死亡患者进行死亡原因分析的医疗活动。病例讨论是提高患者诊疗质量、保证医疗安全、开展临床教学的重要形式。病例讨论有疑难病例讨论、术前病例讨论、出院病例讨论、死亡病例讨论、临床病例讨论等形式。

病例讨论和药学会诊的区别：药学会诊是单独一个科室，针对该科室的问题一人前去；病例讨论常常由多个科室或一个科室的多人参加，可以是解决问题，也可以是学习交流。病例讨论的形式可以多样化，可以是临床医师发起，邀请临床药师参加，也可以是临床药师发起，邀请临床医师参与，也可以是临床药师发起，由多个专业的临床药师共同参与讨论等。

一、人员资质要求

单独参加会诊的临床药师应具有高级专业技术职称。但在实际工作中，由于我国临床药学学科起步较晚，具有会诊能力的高级专业技术职称的临床药师较少，目前国内各医院参与会诊的临床药师至少为资深的主管药师。

参加病例讨论的临床药师的资质至少符合以下条件之一：经本医疗机构认定在临床药师岗位上工作的临床药师；取得临床药师岗位培训证书的临床药师；具有临床药学工作经验的副主任药师及以上专业技术职务任职资格的药师。

二、药学会诊和病例讨论的内容及目的

临床药师参与会诊和病例讨论，主要是发现、分析、解决临床治疗中的药物相关问题。从而培养临床药师多方面的能力，最终的目的是提高药师对临床药物治疗的综合能力，包括以下内容。

（1）分析解决疑难患者的治疗药物选择问题。

（2）分析解决疑难患者的药物治疗安全性问题。

（3）分析制定特定患者的个体化药物治疗方案。

（4）分析特定患者的药物治疗监护问题。

（5）分析解决危重症患者的急救问题。

（6）学习某些特殊人群的药物治疗，如老年人、小儿、孕产妇、肝肾功能不全的患者、重度低蛋白血症患者的药物治疗。

（7）培养药师收集和整理信息的能力。

（8）培养药师交流沟通的能力，药师交流沟通的能力对患者和医疗团队内部非常重要。

三、药学会诊和病例讨论的工作流程

（一）药学会诊的工作流程

药学会诊的工作流程见图6-2。

1. 判断药学会诊目的　会诊药师通过会诊申请明确会诊目的，必要时可与主管医师沟通。

2. 浏览患者治疗经过　会诊药师通过查阅病历资料了解患者病情，着重了解与药物治疗相关的疾病和治疗信息，包括患者的基本信息（年龄、性别、身高、体重、生活习惯等）、疾病信息（现病史、既往史、家族史、过敏史、伴发疾病、并发症、病情进展等）、用药信息（用药史、药物治疗疗效、药品不良反应、用药依从性等）等。

3. 问诊患者　会诊药师应对患者或家属进行问诊，以直接获取与会诊相关的信息。问诊应围绕会诊目的进行，包括患者病情进展、药物治疗情况、药物治疗反应及用药依从性等。

4. 与医护人员沟通　问诊结束后，会诊药师应与主管医师和护士沟通，重点围绕患者药物治疗方案、执行情况等相关问题，进一步评估病情和药物治疗情况。

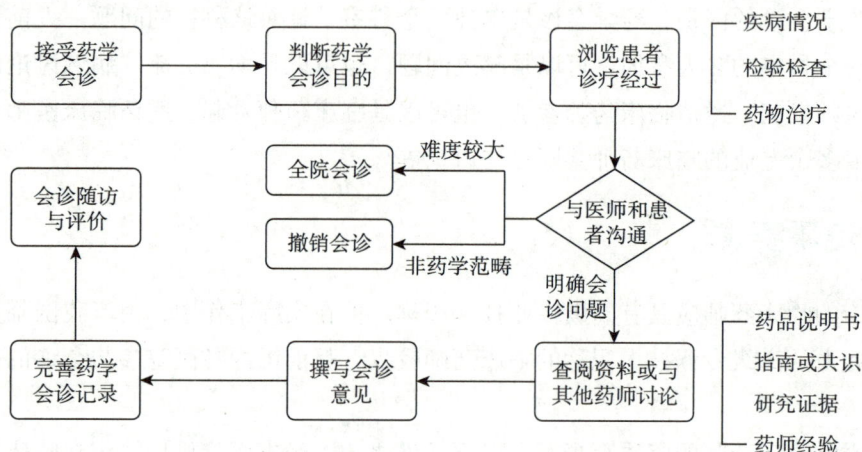

图6-2　药学会诊的工作流程

5. 给出药学会诊意见　根据本次会诊目的并结合获取的患者信息，从药物治疗安全性、有效性、经济性、适宜性、可及性、依从性等方面进行评估，基于患者具体情况和循证证据进行综合分析，最终给出会诊意见。药师给出的会诊建议作为临床用药的有益参考，最终用药方案由临床医师确定。

（二）病例讨论的工作流程

病例讨论的工作流程见图6-3。

1. 汇报病例　汇报人应系统地介绍该病例的主诉、现病史、既往史、过敏史、个人史及辅助检查、诊断及药物治疗方案及疗效，并根据病例情况说明目前患者药物治疗上需解决的问题。

2. 要点分析 根据本次讨论的目的、结合患者病情和相关疾病诊疗指南与共识、药学知识及临床经验，归纳问题要点，提出讨论问题。汇报人可提出优化治疗的建议，制定新的药物治疗方案，阐述新方案带来的获益及风险。

3. 集体讨论 讨论内容宜围绕病例讨论目的和问题要点进行开展，包括但不限于疾病治疗指南、疾病治疗原则、药物选择、特定药物特点（循证医学、异同点、不良反应、相互作用等）。讨论发言要结合国内外权威、新近文献，全面综合并实事求是地分析病历资料，解决本病例存在的具体问题。

4. 讨论总结 可邀请专家对参与人员的发言进行点评，指出存在疏漏和错误，培养参与人员的临床思维能力、药学思维能力和综合分析能力，总结最优解决方案。讨论病例为在院患者时，应根据药学病例讨论结果制订对应的药学监护计划。

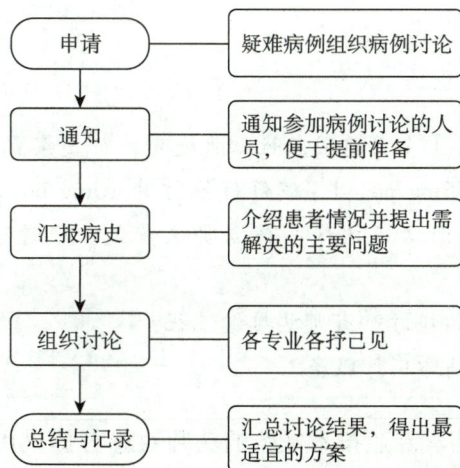

图 6-3 病例讨论的工作流程

表 6-5 临床药师药学会诊/病例讨论记录表

科室		时间				临床药师	
患者姓名		性别		年龄		床号	
						住院号	
药物过敏史或其他情况							
入院诊断：							
当前诊断：							
既往病史及用药史：							
主要医疗或药学问题：							
遗留问题及解决方式/随访情况：							
药学会诊/讨论意见：							
建议采纳情况	采纳□ 未采纳□						
治疗效果：							

🔗 **知识链接**

肠外肠内营养药学会诊简介

目前药学会诊包括抗感染、肠外肠内营养、呼吸、消化、心血管等专业，解决不同专业药物治疗的相关问题。其中，肠外肠内营养药学会诊为临床解决营养药物治疗相关问题，主要包括：①判断营养状况并确定营养支持治疗指征；②制定最佳营养支持治疗方案；③监测营养支持的疗效、不良反应及并发症的发生，调整营养治疗方案。

任务五　药学门诊

⚕️ **岗位情景模拟**

情景描述　患者，男，65岁，1个月前因急性心肌梗死，行支架置入术。术后服用阿司匹林肠溶片0.1g po qd、硫酸氢氯吡格雷片75mg po qd、瑞舒伐他汀片10mg po qn、缬沙坦氢氯噻嗪片（80mg：12.5mg）1片 po qd。患者到药学门诊咨询这些药需要吃多久？平时除了服药，还有哪些需要注意的事项？

讨论　1. 如何进行药学门诊的接诊？有哪些接诊流程？

　　　　2. 本案例中如何提供药学门诊服务？

药学门诊是指医疗机构具有药学专业技术优势的药师对患者提供用药评估、用药调整、用药计划、用药教育、随访指导等一系列专业化服务。

药学门诊的工作模式主要分为药师独立门诊和药师参与门诊。药师独立门诊包括专科门诊和综合门诊；药师参与门诊包括医师-药师联合门诊和多学科合作门诊。国内目前开展的药学门诊类型主要为慢病药学门诊，包括抗凝治疗管理药学门诊、基于药物治疗管理的精准用药门诊、专科患者药学门诊，如高血压药学门诊、糖尿病药学门诊、移植药学门诊、慢性阻塞性肺疾病与哮喘药学门诊、特殊人群（孕产妇、儿童、老年人等）用药管理等药学门诊。

一、药学门诊的基本要求

按照国家卫生健康委办公厅《关于印发医疗机构药学门诊服务规范等5项规范的通知》中《医疗机构药学门诊服务规范》的规定，医疗机构药学部门应当对从事药学门诊服务的药师进行条件审核，由本机构医疗管理部门进行备案管理。从事药学门诊服务的药师应符合以下条件之一：具有主管药师及以上专业技术职务任职资格、从事临床药学工作3年及以上；具有副主任药师及以上专业技术职务任职资格、从事临床药学工作2年及以上。药学门诊应当纳入医疗机构信息系统管理，药师可以查询患者诊断、检验检查、用药等诊疗记录，并记录药学门诊相关信息。药学门诊应当符合诊室的硬件设施要求。

二、药学门诊的服务对象

药学门诊服务对象主要是诊断明确、对用药有疑问的患者。

（1）患有一种或多种慢性病，接受多系统药物或多专科治疗的患者。

（2）同时使用多种药物的患者。

（3）正在使用特定药物的患者，特定药物包括：特殊管理药品、高警示药品、糖皮质激素、特殊剂型药物、特殊给药装置的药物等。

（4）特殊人群，如老年人、儿童、妊娠期与哺乳期妇女、肝肾功能不全患者等。

（5）疑似发生药品不良反应的患者。

（6）需要药师解读治疗药物监测（如血药浓度和药物基因检测）结果的患者。

（7）其他有药学服务需求的患者。

三、药学门诊的工作内容

药学门诊的工作内容包括了解收集患者信息、评估患者用药情况（患者用药清单样表见表6-6）、提供用药咨询、开展用药教育、提出用药方案调整建议等，并记录药学门诊记录表（样表见表6-7）。

1. 了解患者信息　通过询问、查阅患者病历等方式，了解患者用药相关信息，包括患者基本信息（年龄、性别、职业、住址、文化程度、医保等）、健康信息（个人史、家族史、生育史、既往史、现病史、生活习惯等）、用药信息（用药史、药品不良反应史、免疫接种史等）、需求信息（药物治疗、健康状况、药学服务等）等。

2. 评估患者用药情况　根据患者用药后的反应等，可从药物治疗适应证、有效性、安全性、经济性、依从性等方面进行评估，基于循证证据及患者具体情况进行综合分析。重点关注患者的治疗需求，解决个体化用药及其他合理用药相关问题。

3. 提供用药咨询　解答患者存在的用药疑问。

4. 开展用药教育　采取口头、书面材料、实物演示等方式为患者提供教育指导，包括药品的适应证、禁忌证、用法用量、用药时间、用药疗程、注意事项、药品不良反应，以及生活方式指导等。通过询问或请其复述等方式，确认患者或其照护人已理解相关内容，并接受所提建议。

5. 提出用药方案调整建议等　经评估后发现患者存在用药不适宜问题的，药师应当提出用药方案调整建议等。药师提出的建议作为临床用药的有益参考，最终用药方案由医师确定。

表6-6　患者用药清单

姓名：　　　　性别：　　　　年龄：　　　　就诊卡号/住院号：　　　　就诊日期：

服用药物		用法用量			起止时间		注意事项
药品名称	规格	用途	剂量	用法	开始	结束	

出诊药师：

表6-7　药学门诊记录表

就诊日期：　　　　门诊药师：　　　　患者编号：

项目	内容
基本信息	姓名：　　　　　　诊疗卡号：　　　　　　住院号： 性别：□男　□女　　年龄：　　　身高：　　cm　　体重：　　kg 教育的程度：□初中及以下　□高中　□大专　□大学本科　□硕士及以上 职业：□有固定工作　□农民　□学生　□退休　□其他 联系电话：　　　　　　家庭住址：

项目	内　　容
临床诊断	□肾病综合征　　□慢性肾功能不全　　□高血压　　□冠心病　　□肝功能不全 □心脏瓣膜病　　□慢性心功能不全　　□糖尿病　　□脑血管病　　□高脂血症 □慢性阻塞性肺疾病　　□支气管哮喘　　□深静脉血栓　　□高尿酸血症 □动脉硬化　　□其他
用药史	药物过敏　　　　□是（具体药物　　　　　　　　　　　　　　）　　□否 用药依从性　　　□好　　　　　　　　　　□差 怀孕或准备怀孕　□是（周）　　□否 母乳喂养　　　　□是　　　　　　　　　　□否 计划手术　　　　□是（手术名称：　　　　　　　　　　　）　　□否
对药物了解 程度	用药目的　　　　□清楚　　　　　　　　　□不清楚 用药方法　　　　□清楚　　　　　　　　　□不清楚 用药注意事项　　□清楚　　　　　　　　　□不清楚 合并用药　　　　□清楚　　　　　　　　　□不清楚
病史简述	
咨询内容	□基因检测个体化治疗　　　□血药浓度监测 □抗凝管理　　　　　　　　□慢病管理　　　　□其他 咨询问题：
治疗方案	
用药指导	□药物名称与用途　　　　□用药方法　　　　□不良反应/用药注意事项 □药物/食物相互作用　　□特殊存储要求　　□其他 药师建议：
患者满意度	您认为临床药师对药物的讲解（　　） A. 很详细　　　B. 较详细　　　C. 一般　　　D. 不详细　　　E. 很不详细 临床药师是否解决了您的问题（　　） A. 解决了　　　B. 部分解决　　C. 没有解决 您对临床药师的服务（　　） A. 很满意　　　B. 较满意　　　C. 一般　　　D. 不满意　　　E. 很不满意 　　　　　　　　　　患者签名：　　　　　　　　　　年　　月　　日
备注	本次门诊的费用是（　　　　　　）元
随访	
治疗小结	

四、药学门诊的接诊流程

根据广东省药学会发布的《药学门诊试行标准》，药学门诊的接诊流程如下（图6-4）。

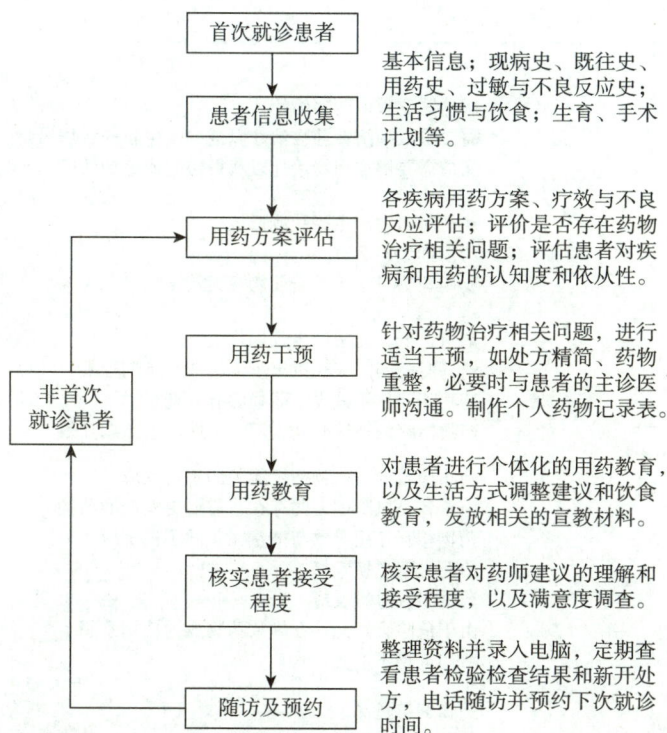

图6-4　药学门诊的接诊流程图

1. 首次就诊的患者

（1）患者信息收集　建立患者信息档案，基本信息包括；现病史、既往史、用药史、过敏与不良反应史；生活习惯与饮食；生育、手术计划等。

（2）用药方案评估　评估各类疾病用药方案、疗效以及是否存在不良反应；评估患者是否存在药物治疗相关问题（表6-8）；评估患者对疾病和用药的认知度和依从性。

（3）用药干预　针对药物治疗相关问题，进行适当干预，如处方精简、药物重整，必要时与患者的主诊医师沟通。制作个人药物记录表，方便患者居家用药管理、就医时向其他医务人员提供用药信息。

（4）用药教育　对患者进行个体化的用药教育，以及生活方式调整建议和饮食教育，发放相关的宣教材料。

（5）核实患者接受程度　核实患者对药师建议的理解和接受程度，以及满意度调查。

（6）随访及预约　整理资料并录入电脑，定期查看患者检验检查结果和新开处方，电话随访并预约下次就诊时间。

2. 非首次就诊患者　调出患者信息档案，根据患者疾病和药物使用变化情况，重新评估药物相关问题（从上述中的"用药方案评估"开始）。

表6-8　药物治疗相关问题（MRPs）的类别和常见原因

药物治疗相关问题（MRPs）	常见原因
没必要药物治疗	无明确的医疗指征（适应证） 只需一种药物治疗疾病却使用了多种药物 疾病更适合使用非药物治疗 使用药物治疗干预另一个药物治疗中可避免的不良事件

续表

药物治疗相关问题（MRPs）	常见原因
需要增加药物治疗	病情需要采取药物治疗 需要采取预防性药物治疗以减少发生新的疾病风险 病情需要增加药物治疗以获得协同或叠加效应
药物治疗无效	病情对药物产生耐受或抵抗 药物剂型不适宜 所用药物对于治疗当前病症无效
药物治疗剂量过低	剂量过低，无法产生预期疗效 给药时间间隔太长以至于无法产生预期疗效 药物相互作用减少了药物的有效剂量 药物治疗的持续时间太短，不能产生预期疗效
不良事件	药物导致的与药物剂量无关的不良反应 由于各类风险因素的存在，需要更安全的药物 药物相互作用导致与剂量无关的不良反应 给药方案更换频繁 药物引起过敏反应 由于危险因素的存在导致药物成为使用禁忌 所用剂型不适宜
药物治疗剂量过高	药物剂量过高 给药间隔过短 给药时间过长 药物相互作用导致毒性反应 单剂量给药时间过快
依从性差	患者不理解说明书 患者不愿服药治疗 患者忘记服药 药品对于患者太贵 患者不能吞服或者不能自行服用药物 患者买不到药物

任务实施

实训十　药学门诊

一、任务目的

综合运用所学知识与技能，开展药学门诊服务。

1. 掌握　药学门诊的工作内容；药学门诊的接诊流程。
2. 熟悉　药学门诊记录表和患者用药清单的填写方法。
3. 养成以患者为中心、严谨细致的工作作风。

二、材料准备

药学门诊记录表、患者用药清单、药品说明书查询软件、临床药学相关工具书、计算机。

三、实施步骤

步骤一　药物治疗评估

（1）建立患者信息档案、回顾病史、用药史。
（2）评估药物治疗情况与药物不良反应等相关问题。

步骤二　为患者制订个人用药记录

（1）整理患者目前用药。

（2）制作个人用药记录。

步骤三　提出药物治疗的干预方案

（1）针对患者目前的药物治疗相关问题（参考表6-8），进行适当的干预措施。

（2）针对患者需要调整的生活方式或饮食，进行适当的干预措施。

步骤四　提供个体化用药教育

步骤五　解答患者关于用药的问题

步骤六　制订随访计划

（1）根据患者病情及用药情况，制订随访计划。

（2）预约复诊时间。

四、任务要点

1. 药学门诊服务中，与患者及家属的交流需注意沟通技巧。

2. 患者用药清单填写中，除了处方药/非处方药，还包括中草药、保健品等，尽可能地详尽。

3. 药学门诊服务体现药师的综合素质，须借助工具书及相关用药软件，要学会熟练使用。

五、总结与效果评价

姓名		组别		
实训地点		实训时间		
患者个人信息记录是否准确		□是		□否
患者用药清单记录是否完整		□是		□否
是否提出药物治疗的干预方案		□是		□否
是否进行个体化用药教育		□是		□否
是否准确解答患者的用药问题		□是		□否
随访方案是否已制定		□是		□否
任务总结				
药德感悟				
任务实施情况	□优	□良	□合格	□差
组长签字				

任务六　特殊人群用药方案设计

岗位情景模拟

情景描述　患者，女，29岁，哺乳期。因发热服用对乙酰氨基酚片，用药期间停止哺乳。为求婴儿的安全，咨询药师停药后多久可继续哺乳？（已知对乙酰氨基酚片血浆消除半衰期为4小时）。

讨论　1. 哺乳期用药安全分级和用药原则是什么？

　　　　2. 本案例中的患者停药后多久可继续哺乳？

个体化用药，狭义上说是在充分考虑每位患者的个体特征，如遗传因素、性别、年龄、体重、生理、病理特征以及合并用药等综合情况的基础上，制定出安全、有效、合理、经济的药物治疗方案。从广义上来说，个体化用药是在整个治疗期间（包括疾病的预防、诊断、治疗及预后），根据患者的需求、喜好和特点进行患者"量体裁衣"式的药物治疗，以期达到治疗效果最大化和毒副作用最小化的新型药物治疗模式。个体化用药常见的模式既包括传统的特殊人群的用药方案设计，又包括借助治疗药物监测（therapeutic drug monitoring，TDM）和基因药物组学手段精准制定个体化方案。

特殊人群主要包括妊娠期、哺乳期妇女、新生儿、儿童、老年人及肝肾功能不全等患者。这部分人群由于其自身的生理、病理变化往往会影响药物的吸收、分布、代谢和排泄，同时也影响药物的疗效和不良反应。

一、妊娠期妇女用药

（一）妊娠期妇女药动学特点

妊娠期妇女由于新生命的孕育，其心血管、消化、内分泌等系统都出现各种各样的生理变化，这些变化导致此时药物的吸收、分布、代谢及排泄都可能与正常人有所不同。

1. 吸收　受妊娠期高雌激素、孕激素水平的影响，消化系统张力降低，动力下降，胃肠蠕动减弱，使吸收更加完全。胃酸和胃蛋白酶分泌减少，弱酸性药物吸收率降低，弱碱性药物吸收率增加。

2. 分布　药物在体内的分布与药物和组织、血浆蛋白的结合情况有关。从妊娠早期开始，血容量逐渐增加，妊娠32～34周达到高峰并持续到分娩，使药物分布容积增加，血药浓度下降。血浆蛋白尤其是白蛋白减少，使游离状态的药物增多，一方面药物活性增加，另一方面易通过胎盘扩散进入胎儿体内，增加胎儿风险。

3. 代谢　妊娠晚期，肝酶系统活力降低；高雌激素水平使胆汁在肝内淤积，影响药物代谢和排泄。

4. 排泄　从妊娠早期开始，肾脏血流、肾小球滤过率逐渐增加，加快药物在肾脏的排泄，使药物的半衰期缩短。

5. 胎盘屏障　在药物代谢动力学上，胎盘的主要作用是转运、受体表达以及生物转化。随着妊娠进展，这些功能也会发生变化。胎盘对药物转运受药物本身理化性质影响，分子量小、血浆蛋白结合率低、非极性的药物容易通过胎盘到达胎儿。胎盘有多重内源性、外源性受体表达，包括β-肾上腺素、糖皮质激素、叶酸、胰岛素等。胎盘的生物转化作用使某些药物产生致畸活性的中间产物或终产物，如苯妥英、利福平等。

（二）药物对胎儿的影响

1. 受精后2周内　此阶段胚胎的所有细胞尚未进行分化，表现为"全"或"无"，结果为胚胎死亡、受精卵流产或仍能存活而发育成正常个体。因此，受精后半个月以内，几乎见不到药物的致畸作用。

2. 晚期囊胚着床后至12周左右　此期为药物的致畸期，是胚胎、胎儿各器官处于高度分化、迅速发育、不断形成的阶段，首先是心脏、脑发育，随后是眼、四肢等。此期如胚胎接触致畸药物，最易发生先天性畸形。

3. 12周以后至分娩　此期为胎儿发育的最后阶段，器官已基本形成，药物致畸的风险明显减弱。但对于未分化完全的器官，如生殖系统，某些药物仍能产生影响。神经系统因在整个妊娠期间持续分化发育，故药物对神经系统的影响一直存在。另外，在分娩期也应考虑药物对即将出生的新生儿有无影响。

（三）药物妊娠期安全分级

美国食品药品监督管理局（FDA）根据药物对胎儿的致畸情况，曾将药物分为 A、B、C、D、X 五个级别。由于药物妊娠期安全分级，提高了孕妇对药品的使用率，增加了孕妇和医生对药物的信任。2014 年，FDA 发布了新的"妊娠与哺乳标示规则（Pregnancy and Lactation Labeling Rule，PLLR）"，并于 2015 年 6 月 30 日正式生效。鉴于目前很多药物的信息尚未更新，且"ABCDX"分级使用仍较普遍，本教材仍沿用此分级。

A 级：经临床对照研究，无法证实药物在妊娠早期和中晚期对胎儿的危害作用，对胎儿的伤害可能性最小，为无致畸性药物。如适量维生素。

B 级：经动物实验研究，未见对胎儿有危害。无临床对照实验，未得到有害证据，可以在医师观察下使用。如青霉素、红霉素、胰岛素等。

C 级：动物实验表明，对胎儿有不良影响。由于没有临床对照实验，只能在充分权衡药物对孕妇的益处、胎儿潜在利益和胎儿危害情况下，谨慎使用。如庆大霉素、异烟肼等。

D 级：有足够证据证明对胎儿有危害性。只有在孕妇有生命威胁或患严重疾病，而其他药物又无效的情况下才考虑使用。如链霉素等。

X 级：动物和人类实验证实会导致胎儿畸形。在妊娠期间或可能妊娠的妇女禁止使用。如甲氨蝶呤等。

在妊娠前 12 周，不宜用 C、D、X 类药物。

> ✎ **知识链接**
>
> #### 妊娠与哺乳标示规则
>
> 妊娠与哺乳标示规则建议在药品说明书中添加"备孕期男性使用"和"备孕期女性使用""孕期暴露登记""孕期用药风险摘要""孕期使用临床考虑""孕期用药数据""哺乳期用药风险摘要""哺乳期用药临床考虑和数据"等更为详细的说明。
>
> 1. 妊娠期包括怀孕（妊娠）、产程与分娩，其中的资讯包括风险概要、临床考量，以及资料。内容包括妊娠期间药物使用资讯，以及提供妊娠女性使用该药物时收集和更新数据的相关登记信息，亦即「怀孕暴露注册试验」等四类子项目。
>
> 2. 哺乳期包括母乳喂养期间的药品使用资讯，例如药物在母乳中的含量及其对幼儿的潜在影响。
>
> 3. 对女性和男性生殖系统影响描述，包括药品对怀孕检验、避孕建议与不孕症方面的资讯。
>
> 怀孕与哺乳期标示规则比传统的怀孕分级更为复杂，以文字资料取代简化的字母分级，能提供详细的资料为医护人员开立处方提供参考，并提供咨询决策的资讯，让整个怀孕生产过程与哺乳期的用药更为安全。

（四）妊娠期妇女用药原则

1. 须有明确的指征。必须在医生指导下用药，不要擅自用药，尤其在妊娠期前 3 个月。

2. 当两种以上药物有相同或相似的疗效时，应考虑选用妊娠风险小的药物。

3. 能单独用药就应避免联合用药。

4. 严格掌握用药剂量和持续时间，注意及时停药。

5. 妊娠早期若病情允许，尽量推迟到妊娠中晚期用药。

6. 避免在孕期使用试验性药物以及疗效不明确的药物。尽量使用疗效肯定的药物，避免使用尚难确定对胎儿有无不良反应的药物。

7. 若病情需要，在妊娠早期必须使用致畸药物的，应先终止妊娠。

二、哺乳期妇女用药

（一）经乳汁分泌药物特点

1. 脂溶性高的药物易分布到乳汁中。

2. 乳汁的 pH 比母体血浆 pH 低，碱性药物易分布，酸性药物不易分布。

3. 药物与血浆蛋白结合后难以通过细胞膜，游离型药物才能通过。

（二）药物哺乳期安全分级

目前，哺乳期用药安全分级（即 L 分级）在临床上普遍应用。L 为英文 lactation 哺乳的首字母大写。L 分级是由美国儿科学教授 Thomas W. Hale 率先提出的，他将哺乳期用药按其危险性分为 L1～L5 五个等级。

L1 级：最安全，没有证实对新生儿有危害或甚微。如对乙酰氨基酚、肾上腺素、阿莫西林等。

L2 级：比较安全，使用该级别药物有危险性的证据很少。如阿昔洛韦、阿米卡星等。

L3 级：中等安全，该类药物有很轻微的、非致命性的副作用，只有在权衡对婴儿的利大于弊后方可应用。如氨茶碱、阿司匹林等。服药期间应暂停母乳喂养，停药后 24 小时将乳汁吸出后，再开始母乳喂养。

L4 级：有明确的危害性证据。

L5 级：禁用。

（三）哺乳期妇女用药原则

1. 是否必要用药　需要权衡利弊，对于疗效不确切或者缺乏哺乳期安全性研究的中成药在哺乳期不推荐使用。

2. 尽量选择单一成分，避免复合制剂　单一成分往往更容易获得药物安全性的评估，而复合制剂由于成分多，对哺乳影响也会变得复杂，所以不推荐使用。

3. 合理选择用药方式　在不影响疗效前提下，尽量选择对乳汁影响最小的给药方式。可选择外用的就不选择口服，能选择口服的则不选择静脉用药。

4. 合理选择用药时机　避开高血药浓度时喂奶，通常建议在一次喂奶结束后 30 分钟或下次喂奶前 3～4 小时前或者宝宝夜间进入长睡眠后服药。最安全的方法是服药期间暂不哺乳或者少哺乳。

5. 考虑用药安全等级　已经服用了哺乳期禁用药的，需暂停哺乳，待用药结束后，根据药品说明书上注明的半衰期，计算恢复哺乳时间。一般经过药物的五个半衰期以后，药物在体内完全消除，可以重新开始哺乳。

三、新生儿用药

（一）新生儿期药动学特点

出生后 28 天内为新生儿期。新生儿的组织器官及生理功能尚未发育成熟，体内酶系统亦不十分健全，对药物的吸收、分布、代谢、排泄等体内过程，不同于其他年龄组儿童，更不同于成人。

1. 吸收　新生儿体表面积相对较成人大，皮肤角化层薄，局部用药透皮吸收快而多。胃黏膜尚未发育完全，胃酸分泌很少，使不耐酸的口服青霉素吸收较完全。胃排空的时间较长，主要在胃内吸收的药物吸收较完全。皮下或肌内注射可因周围血液循环不足而影响吸收分布，一般新生儿不采用。静脉给药吸收最快，药效也可靠。

2. 分布　影响药物分布的最重要因素是血浆蛋白与药物结合的程度。新生儿的血浆蛋白与药物的结合力低，药物游离型比重大，浓度高，易发生药物中毒。

3. 代谢　新生儿的酶系统尚不成熟和完备，药物代谢缓慢，血浆半衰期延长，易出现毒性反应。

4. 排泄　新生儿肾脏有效循环血量及肾小球滤过率较成人低30%～40%。很多药物因新生儿的肾小球滤过能力低而影响排泄，致使血浆药物浓度高，半衰期也延长，易出现毒性反应。因此，一般新生儿用药量宜少，用药间隔时间应适当延长。

（二）新生儿期用药原则

1. 明确用药指征，制定合理给药方案，避免使用新生儿禁用药品。

2. 明确用药目的，监测用药过程。

3. 选择合适的给药途径。口服给药影响因素较多，容易造成给药剂量不准确，而长期皮下或肌内注射容易引起局部组织损伤。

4. 用药谨遵医嘱，不随意加减量。

四、儿童用药

（一）儿童用药特点

1. 儿童时期新陈代谢比较旺盛，在体内的吸收、分布、代谢和排泄的过程比成人快。

2. 体液占体重的比例比成人大，水盐转化率比成人快，但是对水和电解质代谢的调节功能比较差，容易导致失衡，对影响水盐代谢和酸碱代谢的药物特别敏感，较成人易于中毒。

3. 儿童处于生长发育时期的消化系统、血液系统、神经系统以及肝肾功能等，发育均不完善，特别是新生儿、早产儿的肝肾功能和某些酶系统尚未成熟，用药不当，可导致不良反应，甚至中毒。

4. 儿童免疫系统发育不完善，而且又处在快速生长发育中，容易发生营养紊乱性疾病。

5. 儿童年龄不同，发育的营养状况也不同，需准确计算给药剂量，充分考虑其生理特点。

（二）儿童用药原则

1. 明确用药指征，制定合理给药方案，避免使用儿童禁用药品。

2. 严格掌握剂量，注意间隔时间。由于小儿的年龄、体重逐年增加，体质强弱各不相同，用药的适宜剂量也有较大的差异。同时，还要注意延长间隔时间，切不可给药次数过多、过频。在疗效不好或怀疑过量时，部分药物可以通过测定血药浓度来调整给药剂量和间隔时间。

3. 选择适宜给药途径，优先选用儿童剂型。一般来说，经胃肠给药较安全，应尽量采用口服给药。早产儿皮肤很薄，多次肌内注射可发生神经损伤，最好不用。较大的婴幼儿，循环较好，可用肌内注射。婴幼儿静脉给药，一定要按规定速度滴注，切不可过快过急，要防止药物渗出引起组织坏死。另外，婴幼儿皮肤角化层薄，药物很易透皮吸收，甚至中毒。切不可涂敷过多过厚，用药时间不要过长。

4. 密切观察用药反应，防止药品不良反应的发生。

（三）儿童用药剂量计算

1. 根据儿童年龄计算

（1）Fried's 公式　婴儿药物剂量＝月龄×成人剂量/150

（2）Young's 公式　小儿药物剂量＝（年龄×成人剂量）/（年龄＋12）

（3）其他公式　1 岁以内儿童用量＝0.01×（月龄＋3）×成人剂量

　　　　　　　　　1 岁以上儿童用量＝0.05×（月龄＋2）×成人剂量

2. 按体重计算

（1）若已知某种药物每千克体重的剂量　直接乘以儿童体重。

（2）若不知每千克体重剂量　小儿剂量＝成人剂量/70×小儿体重（kg）

（3）若不知道儿童体重，按下列公式计算

　　　　　　　1~6 个月小儿体重（kg）＝月龄×0.6＋3

　　　　　　　7~12 个月小儿体重（kg）＝月龄×0.5＋3

　　　　　　　1~10 岁小儿体重（kg）＝年龄×2＋8

3. 按体表面积计算

（1）若已知某种药每平方米体表面积的剂量　直接乘以个人的体表面积即可。

（2）若不知每平方米体表面积的剂量

　　　　　　儿童剂量＝成人剂量/1.73m² ×小儿体表面积（m²）

　　　　小儿体表面积＝（体重×0.035）＋0.1（体重小于或等于30kg 者）

体重大于 30 千克者，体重每增加 5 千克，体表面积在 1.15m²（30kg 儿童的体表面积）的基础上增加 0.1m²。

（3）查阅"儿童体重与体表面积粗略折算表（表 6 - 9）"，得出儿童体表面积。

表 6 - 9　儿童体重与体表面积粗略折算表

体重（kg）	体表面积（m²）	体重（kg）	体表面积（m²）
3	0.21	12	0.56
4	0.25	14	0.62
5	0.29	16	0.7
6	0.33	18	0.75
7	0.39	20	0.8
8	0.42	25	0.9
9	0.46	30	1.15
10	0.49		

4. 按照"儿童剂量按成人剂量折算表"（表 6 - 10）查阅。

表 6 - 10　儿童剂量按成人剂量折算表

年龄	相当于成人剂量的比例	年龄	相当于成人剂量的比例
初生~1 个月	1/18 ~ 1/14	4~6 岁	1/3 ~ 2/5
1 个月~6 个月	1/14 ~ 1/7	6~9 岁	2/5 ~ 1/2
1 个月~1 岁	1/7 ~ 1/5	9~14 岁	1/2 ~ 2/3
1~2 岁	1/5 ~ 1/4	14~18 岁	2/3 ~ 全量

五、老年人用药

（一）老年人的药动学特点

1. 吸收　老年人胃肠道肌肉纤维萎缩，张力降低，胃排空延缓，胃酸分泌减少。由于胃肠动脉硬化而致胃肠道血流减少，肠道上皮细胞数目减少，有效吸收面积减少。

2. 分布　血浆蛋白含量降低，直接影响药物与蛋白的结合，使游离药物浓度增加，作用增强。

3. 代谢　肝脏是药物代谢和解毒的主要场所，老年人的肝脏重量比年轻时减轻15%，代谢分解与解毒能力明显降低，药物代谢速度减慢，血浆半衰期延长，容易受到药物的损害。

4. 排泄　肾脏是药物的主要排泄器官，老年人的肾单位仅为年轻人的一半，影响药物的排泄，使药物在体内积蓄，容易产生不良反应或中毒。

（二）老年人的药效学特点

目前，对于老年人的药效学研究还不够深入。老年人机体各器官结构功能老化、代谢功能改变、适应力减退、体内调节功能下降等，改变了对药物的反应性，导致了药物到达作用部位或受体的血药浓度改变，引起细胞与受体数量和反应性的改变，这可能是老年人药效学改变的主要原因。随着年龄增长，老年人出现脑容积、脑血流量、儿茶酚胺等减少，酶活性减弱，靶组织中受体数目和结合力改变，甚至脑萎缩现象，导致对中枢神经兴奋药的敏感性降低，对中枢神经抑制药反应性增强。老年人的心脏心肌收缩力也随着年龄的增长而逐渐减弱，对各种刺激的反应性也明显下降，常导致对儿茶酚胺的最大效应降低，表现为对 β 受体敏感性降低，α 受体敏感性升高。另外，老年人激素分泌水平下降，调节能力下降，对激素类药物的反应差异较大，一般对糖皮质激素反应较为迟钝，而对胰岛素和甲状腺素的反应则较敏感。老年人免疫细胞数量减少，免疫应答缺陷，使免疫力下降，常导致老年人患各种严重感染性疾病。

（三）老年人的用药原则

1. 明确用药指征，简化用药品种　根据患者同时使用的药品数量与药物不良反应发生率的关系，评估是否所有药物都是必需的；是否可由具有多重治疗作用的药物替代；是否可以停用疗效不明显、耐受性差或本身未按医嘱服用的药物。

2. 选择适当剂型　老年慢性病患者需要长期用药时，应尽可能口服给药。对有吞咽困难的老年人，可选用颗粒剂、口服液或喷雾制剂。

3. 用药剂量个体化　老年人对环境的适应能力和自身调节能力下降，给药剂量和方法宜缓和平稳。一般应根据患者年龄、健康状态、体重、肝肾功能、病情严重程度和药物治疗指数等，从小剂量开始，根据临床反应缓慢增量，直至获得满意疗效的治疗剂量。

4. 优化给药时间，提高用药依从性　良好的依从性是治疗成功的关键。对老年患者应尽量简化治疗方案，尽可能让老年人的用药做到准确合理，同时避免因老年人健忘、混淆而漏服、错服药物。

六、肝功能不全患者用药

（一）肝功能不全患者的药动学特点

患者肝功能不全时，药物的吸收、分布、代谢清除都会受到影响。

1. 吸收　药物不能有效地经过肝脏的首过效应，使主要在肝脏内代谢清除的药物生物利用度提高，同时体内血药浓度明显增高，不良反应发生率也可能升高。

2. 分布　在肝脏疾病时，肝脏的蛋白合成功能减退，血浆中白蛋白浓度下降，使药物的血浆蛋白结合率下降，血中结合型药物减少，而游离型药物增加，使该药物的作用加强，同时不良反应也可能相应增加，尤其对于蛋白结合率高的药物，其影响更为显著。

3. 代谢　肝脏是药物代谢最重要的器官。在肝脏疾病时，肝细胞的数量减少，肝细胞功能受损，肝细胞内的多数药物酶活性降低，特别是细胞色素 P450 酶系的活性和数量均可有不同程度的减少，使主要通过肝脏代谢清除的药物的代谢速度和程度降低，清除半衰期延长，血药浓度增高，长期用药还可引起蓄积性中毒。某些需要在体内代谢后才具有药理活性的前体药，则由于肝脏的生物转化功能减弱，这些药物的活性代谢产物的生成减少，使其药理效应也降低。

（二）肝功能不全患者的药效学特点

肝功能不全时机体对药物的反应性会发生改变，如严重肝病患者对吗啡、苯二氮䓬类等药物不耐受，仅给予正常人用量的 1/3 ~ 1/2 剂量，就可引起明显的脑电图异常。在失代偿肝硬化和严重肝炎患者中，其他中枢神经抑制药如氯丙嗪、异丙嗪等也存在此现象。肝功能衰竭并发弥散性血管内凝血时，机体对抗凝药物如肝素、华法林等敏感性增高，易造成大出血，这可能是由于肝脏利用维生素 K 合成凝血因子的能力或肝功能不全时血浆蛋白结合率降低，从而导致游离型药物浓度增高，作用增强。

与此相反，肝硬化患者 β 受体呈现下调现象，从而改变了 β 受体激动药的药效，如患者对异丙肾上腺素加快心率作用的敏感性降低。

（三）肝功能不全患者用药原则

1. 明确诊断，合理选药。
2. 避免或减少使用对肝脏毒性大的药物。
3. 注意药物相互作用，特别应避免与肝毒性的药物合用。
4. 慎用经肝脏代谢且不良反应多的药物。
5. 初始剂量宜小，必要时进行 TDM，做到给药方案个体化。
6. 定期监测肝功能，及时调整治疗方案。

（四）肝功能不全患者给药方案调整

肝功能不全时根据肝功能减退时对有关药物药动学的影响和发生毒性反应的可能性，可将药物分为以下 4 类，作为给药方案的调整时参考。

1. 由肝脏清除，但并无明显毒性反应的药物须谨慎使用，必要时减量给药。
2. 经肝脏清除，可致明显毒性反应的药物，这类药在有肝病时尽可能避免使用。
3. 肝肾两种途径清除的药物在严重肝功能减退时血药浓度升高，加之此类患者常伴功能性肾功能不全，可使血药浓度更明显升高，故须减量应用。
4. 经肾排泄的药物，在肝功能障碍时，一般无需调整剂量。但这类药物中的肾毒性明显的药物，在用于严重肝功能减退者时，仍需谨慎或减量，以防肝肾综合征的发生。

七、肾功能不全患者用药

（一）肾功能不全时药动学和药效学特点

肾功能不全患者肾单位数量减少、肾小管酸中毒，药物的吸收减少。肾功能损害能改变药物与血浆蛋白的结合率，导致药物分布改变。肾脏疾病时，经肾脏代谢的药物生物转化障碍。肾功能不全患者肾小球滤过减少、肾小管分泌减少、肾小管重吸收增加、肾血流量减少，导致药物排泄减少。肾功能损害时机体对药物的反应性均可能发生改变。

（二）肾功能不全患者用药原则

1. 明确诊断，合理选药。
2. 避免或减少使用肾毒性大的药物。
3. 注意药物相互作用，特别应避免与有肾毒性的药物合用。
4. 肾功能不全而肝功能正常者可选用双通道（肝肾）排泄的药物。
5. 根据肾功能的情况调整用药剂量和给药间隔时间，必要时进行 TDM，设计个体化给药方案。

（三）肾功能不全者给药方案调整

当肾功能不全患者必须使用主要经肾脏排泄并具有明显的肾毒性药物时，应按肾功能损害程度严格调整剂量，有条件的可做血药浓度监测，实行个体化给药。剂量调整通常以减量法、延长给药间隔或二者结合三种方式调整给药方案。

1. 按肾功能试验结果估计肾功能损害程度调整剂量。其中内生肌酐清除率反映肾功能最具参考价值，血肌酐其次，血尿素氮影响因素较多。
2. 根据内生肌酐清除率调整用药方案。
3. 按药物说明书调整用药剂量与给药间隔。
4. 进行治疗药物监测，使峰浓度与谷浓度控制在有效且安全的范围。

🔗 知识链接

以人为本 因人而异 健康中国

任何药物都具备两重性，既能"治病"，也能"致病"。而且，在很多情况下，最佳用药剂量对于每个个体也是不同的。由于用药过量带来的不良反应及用药不足导致的疗效欠佳都是治疗失败的重要原因。如不同患者使用华法林的剂量可以相差 20 倍，左旋多巴治疗量的差距可达 60 倍。据世界卫生组织调查统计，全球死亡患者中约有三分之一是由不合理用药所致。在美国，每年约有 10 万人死于药物不良反应，直接和间接经济损失高达 120 亿美元。因此，推行个体化用药不仅势在必行，而且刻不容缓。个体化用药是要充分、全面地考虑每个患者的遗传因素（药物代谢基因类型）、身体因素（性别、年龄、体重）、病情因素（病理生理特征、正在服用的其他药物）等基础上，综合制定全面、安全、合理、有效、经济的药物治疗方案。遵循"以人为本、因人而异"的原则，予以"适当的患者，适当的给药，适当的剂量和适当的时间"，才充分发挥药物的效应，减少不良反应及降低医疗费用。

任务七 治疗药物监测与个体化用药

🧑‍⚕️ 岗位情景模拟

情景描述 患者，女，45 岁，癫痫病史，长期服用丙戊酸钠缓释片 500mg，一日 2 次以控制癫痫症状。近半年，患者癫痫未有发作，开始自行减量。减量后第 3 天，患者突发癫痫发作，来院就诊，行丙戊酸钠血药浓度检测，结果为 25μg/ml（参考范围：50~125μg/ml）。

　　讨论　1. 本例患者突发癫痫的原因是什么？

　　　　　2. 丙戊酸钠血药浓度监测在本案例中发挥什么作用？

　　　　　3. 哪些药物以及哪些用药人群建议进行血药浓度监测？

治疗药物监测（therapeutic drug monitoring，TDM）是指在临床进行药物治疗过程中，观察药物疗效的同时，定时采集患者的血液（有时采集尿液、唾液等体液），测定其中的药物浓度，探讨药物的体内过程。以便根据患者的具体情况，以药动学和药效学基础理论为指导，借助先进的分析技术与电子计算机手段，并利用药代动力学原理和公式，实现给药方案的个体化。

由于患者个体间存在一定的差异，从而导致疾病的易感风险、发生、进展和药物治疗干预的疗效和不良反应都存在个体的差异。因此，通过 TDM 测定血液、尿液、脑脊液及其他体液中的药物浓度来调整给药剂量，以达到提高疗效和依从性、减少不良反应的目的。

一、治疗药物监测的适用范围

虽然 TDM 能够提高药物疗效，减少药物的毒副作用，但并不是所有药物均需进行治疗药物监测，需要 TDM 的代表药物如下。

1. 心血管系统药物　地高辛、洋地黄、奎尼丁、利多卡因、普鲁卡因胺、胺碘酮。

2. 中枢神经系统药物　苯妥英钠、卡马西平、丙戊酸、苯巴比妥、乙琥胺、扑米酮、阿米替林、丙米嗪、去甲替林、氯丙嗪、氯氮平、利培酮、碳酸锂。

3. 抗微生物药　庆大霉素、妥布霉素、万古霉素、伏立康唑等。

4. 免疫抑制剂　环孢素、他克莫司、马替麦考酚酯等。

5. 抗肿瘤药　甲氨蝶呤、顺铂。

6. 平喘药　氨茶碱、茶碱。

7. 镇痛药　对乙酰氨基酚、水杨酸盐。

（一）药效学因素

1. 治疗指数低、安全范围窄、毒副作用强的药物。如强心苷、抗心律失常药物、氨基糖苷类抗菌药物等。

2. 毒性反应不易识别的药物。如地高辛、苯妥英钠等。

3. 治疗失败会导致严重后果的药物。如免疫抑制剂、抗菌药物等。

4. 需要长期治疗且缺乏明显疗效指标的药物。如免疫抑制剂、抗癫痫药等。

5. 不同治疗目的需要不同的血药浓度的药物。如免疫抑制剂等。

（二）药动学因素

1. 体内过程个体差异大的药物。如三环类抗抑郁药、苯妥英钠等。

2. 容易发生相互作用的药物。如肝药酶抑制剂或诱导剂等。

3. 具有非线性动力学特征的药物。如苯妥英钠、茶碱等。

4. 由于遗传因素等导致代谢存在较大差异的药物。如去甲替林、美托洛尔等。

5. 特殊人群用药。如肾功能不全的患者应用氨基糖苷类抗菌药物等。

（三）特殊原因

1. 判定患者依从性。如常规剂量下无效或者出现中毒反应等。

2. 药物中毒的判断与解救。如药物过量服用等。

3. 提供司法依据。如兴奋剂检测、判定中药是否混有西药等。

以下一种或多种情况下均可排除于 TDM 之外：治疗窗不明确的药物，即使获得了相关的血药浓度数据，也无法正确解释和指导临床用药；有切实可行的临床指标用于判断疗效和不良反应，据此就可以有效地进行用药剂量的调整；治疗范围比较宽的药物，在比较大的剂量范围和血药浓度范围内都有较好的疗效和安全性；应用不可逆的药物或作用于局部的药物，血药浓度不能预测药理作用强度。

二、治疗药物监测在个体化用药中的应用

（一）生物样品采集

TDM 采用的生物样品包括血液、尿液、唾液、脑脊液、乳汁、精液等样本，最常见的为血液样品。为了准确进行结果的解释和剂量的调整，采样时间应当尽可能严格控制，尤其是对于半衰期较短的药物，其血药浓度变化较快，如果采样时间不精确，会导致测定结果偏差较大。采样量主要与分析测试的方法有关，随着现代化分析仪器的逐渐普及和应用，所需样品量倾向于越来越少。样品的处理方法主要由监测的药物和后续的分析方法决定，是指血液是否需要抗凝、避光或添加保护剂等。

1. 采样时间　一般情况下，测定血药浓度的目的是估算个体的分布容积和清除率，并以此预测负荷剂量和维持剂量，达到有效的治疗浓度范围。在治疗开始时取血测定，主要是估算分布容积，达到稳态后取血测定，才可用于估算清除率。确定理想的采样时间，主要取决于药物的给药形式和半衰期。

常见的监测浓度为峰浓度、效应峰浓度、谷浓度和即时浓度。峰浓度的采样时间为静脉给药结束后或非静脉等间隔给药后的达峰时间或非静脉不等间隔给药时最短一次给药后的达峰时间；一般适用于疗效或毒性作用相关性强的药物。效应峰浓度的采样时间为药物体内分布相结束时；一般适用于药物的给药速率远高于体内的分布速率，给药结束至分布相结束时，作用部位的药物浓度才达到峰值，即药物效应最大。谷浓度是达稳态后最长给药的下一次给药前；适用于与药物疗效或毒性作用相关性强，也适用于半衰期短的药物。即时浓度是根据需要，随时取样，用来验证药物浓度与临床症状的关系。

在实际工作中，采样前也要考虑其他因素。如多剂量给药时，在血药浓度达稳态后采血，以考察与目标浓度的符合程度；上述情况，多在下一次给药前采取血样，所测浓度接近谷浓度，称偏谷浓度。如用于设计给药方案时，必须按照各方法的不同要求采血。当怀疑患者出现中毒反应或急救时，可以随时采血。

2. 有效血药浓度范围　多数药物的血药浓度与药理效应及毒副反应具有良好的相关性。当血药浓度高于一定的水平，可能出现毒副反应，相反，当血药浓度低于一定的水平时，则不表现出药理反应。因此，有效血药浓度范围或治疗窗的概念在临床上经常提及，一般是指最低有效浓度与最低中毒浓度之间范围，常见药物的有效浓度范围见表 6-11。临床上常以此作为个体化用药的目标值，据此调整血药浓度。

事实上，有效血药浓度范围是一个统计学结论，它建立在临床观察基础之上，是对大部分人有效且能很好耐受的范围，但不一定适用于每一个人和每一个具体情况。因此，血药浓度和药理效应的相互关系相当复杂，它们的相关性可能因衰老、疾病、合并用药等产生变化，导致有效浓度范围在某个患者身上显著不同于一般人。

表 6 – 11　常见药物的有效浓度范围

药物	有效浓度范围
卡马西平	4 ~ 10μg/ml
丙戊酸	50 ~ 100μg/ml
苯妥英	10 ~ 20μg/ml
苯巴比妥	15 ~ 40μg/ml
地高辛	0.5 ~ 2.0ng/ml
胺碘酮	0.5 ~ 2.5μg/ml
利多卡因	1 ~ 5μg/ml（中毒 10μg/ml 以上）
他克莫司（全血）	5 ~ 20ng/ml
环孢素（全血）	0.1 ~ 0.3μg/ml（中毒 0.3μg/ml 以上）
甲氨蝶呤	<5μmol/L（中毒 10μmol/L，给药 24 小时后）
	<0.5μmol/L（中毒 1μmol/L，给药 48 小时后）
	<0.05μmol/L（中毒 0.1μmol/L，给药 72 小时后）
茶碱	5 ~ 15μg/ml（中毒 20μg/ml 以上）
万古霉素	25 ~ 40μg/ml（达峰时）
	10 ~ 20μg/ml（谷浓度）

（二）样品测定

进行样品测定，首先需要确定血药浓度分析方法。因药物性质不同，可根据设备条件和方法对被测药物的灵敏性、专属性、精确度等，选用不同的测定方法进行测定。常用的方法有高效液相色谱法（HPLC）、液质联用法（HPLC – MS、HPLC – MS/MS）、放射免疫分析（RIA）、荧光偏振免疫分析（FPIA）、酶免疫分析（EIA）、微生物法等，其中最常见的是 HPLC 和 FPIA。

（三）结果解析

结果解析是 TDM 中最关键的一步，关系临床决策，意义重大。

1. 收集临床资料　一方面要收集患者的临床资料，详细了解患者的生理状况、病理状况，尤其是要了解影响药物血浆蛋白结合率的因素；应详细了解患者所用药物情况，特别是被检测药物的使用过程以及合并用药情况。另一方面要收集被测药物的药动学资料，应了解被测药物的药动学参数群体值和有效浓度范围，了解该药物的剂量、血药浓度与效应间的相关程度和影响因素等。

2. 结果解释　根据患者临床资料和药物的药动学资料，计算血药浓度水平作为预测值，比较实测值与预测值。根据患者用药依从性、药物剂型、生物利用度、药物的蛋白结合率、患者病理生理状况和合并用药等进行综合判断，确定是否需要调整给药方案（表 6 – 12）。

表 6 – 12　常见处理意见

结果	处理意见
检测浓度在有效范围内，临床有效，参数与文献一致	给药方案合适，无需调整
检测浓度不在有效范围内，临床无效或不佳，参数与文献不一致	给药方案不合适，需调整，然后再行检测
检测浓度小于有效范围，临床有效，参数与文献不一致	给药方案合适，待病情有变化时再检测
检测浓度在有效范围内，临床无效或不佳，参数与文献一致	根据参数慎重调整给药方案，密切观察临床情况

任务八　药物基因组学与个体化用药

岗位情景模拟

情景描述　患者，男，53岁。因高尿酸血症至内分泌科就诊，医嘱拟开具别嘌醇片。开具前，医师建议患者行别嘌醇相关药物基因检测。

讨论　1. 医师为何建议行别嘌醇基因检测，基因检测结果对临床药物治疗有何指导意义？

　　　　2. 本案例中别嘌醇需要检测何种基因？

药物基因组学的前身是遗传药理学，由人类遗传学和药理学构成。随着分子生物技术的发展，药物基因组学成为一门研究与药物有关的核糖核酸和脱氧核糖核酸变化引起个体反应差异的学科，主要探索编码药物代谢酶、药物转运体和作用靶点的基因多态性对药动学和药效学的影响，与药物的安全性、有效性和经济性息息相关。

药物基因组学研究基因多态性与药物反应之间的内在联系，从而改变"一个药适合所有人"的传统观点。根据基因的特征为某个群体或个体选择药物的种类和剂量，实现个体化用药，提高药物的特异性、有效性，降低和避免不良反应。

一、药物基因组学的适用范围

基因多态性是指在一个生物群体内，同时和经常存在两种或两种以上不连续的变异型或基因型，也称遗传多态性。多态性通常分为三类：DNA片段长度多态性、DNA重复序列多态性、单核苷酸多态性。

基因多态性造成药物的使用在个体间产生差异，进而影响药物的药理效应。与药物相关的多态性主要包括：药物代谢酶的基因多态性、药物转运体的基因多态性和药物受体的基因多态性。

（一）药物代谢酶的基因多态性

药物代谢酶参与内源性物质和外源性物质的代谢，许多药物代谢酶的基因多态性具有显著的功能意义，导致其对底物代谢能力发生改变，最终导致药物反应出现个体差异。代谢酶分为Ⅰ相药物代谢酶和Ⅱ相药物代谢酶，其中Ⅰ相药物代谢酶又分为细胞色素P450酶、非细胞色素P450酶，Ⅱ相药物代谢酶常见的是 N-乙酰基转移酶（NAT）、葡糖醛酸基转移酶（UGT）等。其中细胞色素P450家族研究最深入。细胞色素P450（CYP450）是由一群超家族编码的酶蛋白组成，参与临床上60%以上的药物代谢。P450酶基因多态性是造成不同个体药物代谢差异的主要来源。涉及药物代谢的细胞色素P450主要为CYP1、CYP2、CYP3家族中7种重要的亚型：CYP1A2（占P450代谢药物的4%）、CYP2A6（2%）、CYP2C9（10%）、CYP2C19（2%）、CYP2D6（30%）、CYP2E1（2%）、CYP3A4（50%）。

（二）药物转运体基因多态性

药物的吸收、分布和排泄的共同规律是体内都涉及跨膜转运。药物跨膜转运有多种方式，最主要的是被动扩散、膜动转运、易化扩散、主动运输，其中易化扩散和主动运输都需要载体，因此药物与载体（转运体）的结合，决定了药物跨膜转运的程度。根据转运体的类型，主要分为：ATP-结合盒转运体（ATP-binding cassette transporters，ABC）和溶质载体（solute carrier，SLC）超家族。

（三）药物受体的基因多态性

药物受体是对生物活性物质具有识别和结合能力，并具有介导细胞信号传导功能的蛋白质。能与受体结合的生物活性物质分为内源性和外源性两种，其中内源性物质有神经递质、激素、活性肽、抗原、抗体和代谢物等，外源性物质有药物和毒物。许多药物是通过与受体结合发挥作用的，因此药物受体的基因多态性必然会影响药物在体内作用性质和强度的差异性。

药物代谢酶和药物
作用靶点基因相关
的药物表

二、药物基因组学在个体化用药中的应用

（一）生物样品采集

用于药物代谢酶和药物作用靶点基因检测的标本类型有多种，包括全血标本、组织标本（新鲜组织、冰冻组织、石蜡包埋组织、穿刺标本）、口腔拭子、骨髓、胸腔积液、腹腔积液等。

（二）样品测定

药物代谢酶和药物作用靶点基因检测过程一般包括核酸提取和靶标检测两个阶段。用于靶标检测的方法包括 PCR – 直接测序法、PCR – 焦磷酸测序法、荧光定量 PCR 法、PCR – 基因芯片法、PCR – 电泳分析、PCR – 高分辨率熔解曲线法、等位基因特异性 PCR 法、PCR – 限制性片段长度多态性方法、原位杂交（ISH）等多种方法。

（三）结果解析

检测报告应通俗易懂，应在尽可能避免歧义的情况下客观地解释结果，以确保临床医生能正确解读。

药物代谢酶和药物
作用靶点基因检测
项目及其用药指导

根据药物基因组生物标志物检测指导个体化用药主要包括两种类型：一是根据个体的遗传信息调整用药剂量，以增加药物疗效，减少药物不良反应的发生；二是根据个体的遗传信息确定用药的种类，避免应用针对特定基因型个体无效或可能产生严重药物不良反应的药物。

药物剂量的调整往往需根据随机对照临床研究的结果；对目前缺乏随机对照临床研究的遗传变异，可依据基因型对药物药代动力学曲线下面积影响的大小估算用药剂量；当一个药物的反应性受多个基因或基因与环境因素间相互作用影响时，可根据国内国际大规模临床试验推导出的、纳入了个体基因型及其他因素的用药剂量计算公式确定用药剂量。

> 🔗 **知识链接**
>
> #### 个体化用药研究技术
>
> 个体化用药研究技术分为 2 个方面，即检测技术和临床服务。检测技术近年来发展很快：①高通量测序技术的普及，使基因检测的准确性、覆盖性得到了很大提升，可以更好地解释个体间疾病的差异，提升了检测结果对临床的指导意义；②液体活检技术也是逐渐在普及的临床检测新技术，尤其在肿瘤领域的作用正在凸显，该技术在患者用药疗效、预后及耐药等方面有良好的指导作用；③组学技术在临床检测中的作用也越来越受到关注，相对于单组学结果，多组学结果的整合应用为个体化用药提供了新的模式；④分子影像技术也正在走向临床，用于药动学研究和组织器官的暴露量检测，使靶器官药物检测成为可能。临床服务层面主要为检测结果的解读和治疗方案的制定，基于群体药动学的模型建立、基于生理模型的剂量模型建立、整合多因素的剂量模型建立等，更好地模拟药物体内过程，推荐药物剂量，制定适宜的给药方案，实现个体化药物治疗。

任务实施

实训十一　个体化用药方案设计

一、任务目的

综合运用所学知识与技能，开展个体化用药方案设计。

1. 掌握　肾功能不全患者的方案设计原则；治疗药物监测的临床指征，并根据结果调整方案。

2. 熟悉　治疗药物监测的流程。

3. 养成患者为中心、精益求精的职业素养。

二、病例

患者，男，75 岁，体重 70kg，身高 170cm。因"脑出血"予"开颅血肿清除术"后转入 ICU。转入后予头孢曲松 2g ivgtt q12h，同时予对症支持等治疗。术后第 5 天，患者反复高热，痰培养示：金黄色葡萄球菌（甲氧西林耐药），降钙素原 0.58mg/L，血肌酐 132μmol/L，考虑患者病情危重，改用万古霉素抗感染治疗，并拟测万古霉素血药浓度以指导用药。

三、实施步骤

步骤一　初始给药方案设计

（1）计算患者肌酐清除率。

（2）根据肌酐清除率情况给出初始给药方案。

步骤二　样品采集

样品的采集一般由护士来完成，药师对采集的合理性进行评估和技术指导。请药师给出采样时间建议。

步骤三　样品检测

常用的药物浓度检测方法有光谱法、色谱法和免疫分析法等。可根据实际需要，选取不同的检测方法对药物进行检测。

步骤四　结果解析

结果解析是药物浓度检测中最重要，也是最后一步。在解析过程中，需要以下步骤。

（1）获取患者必需临床资料　患者的生理状况、病理状况，被检测药物的用药情况，合并用药情况等，填入表 6-13。

（2）药动学资料　药物的有效血药浓度范围、药动学参数等。

表 6-13　患者临床资料

姓名	性别	年龄	体重	身高	既往病史	既往用药史	诊断

检查检验结果							
指标名称							
测定时间							
数值							

续表

用药情况

药物名称						
用药起止时间						
用法用量						

（3）作出合理解释　根据药动学资料计算血药浓度水平作为预测值，比较实测值与预测值，根据患者情况，确定是否需要调整给药方案。如果万古霉素血药浓度监测的谷浓度为 6.72mg/L，请给出用药方案调整建议。

四、任务要点

1. 综合分析患者的临床特点，根据个体情况给予个体化用药。

2. 根据血药浓度监测结果，开展个体化用药。

五、总结与效果评价

姓名		组别	
实训地点		实训时间	
初始方案设计是否合理		□是	□否
是否合理把握监测血药浓度的必要性		□是	□否
是否能对采集的合理性进行评估和技术指导		□是	□否
是否准确、完整收集临床资料		□是	□否
能否准确描述血药浓度监测的过程和注意事项		□是	□否
是否能合理解释并给出调整建议		□是	□否
任务总结			
药德感悟			
任务实施情况	□优　　　□良　　　□合格　　　□差		
组长签字			

目标检测

答案解析

一、选择题

（一）单选题

1. 药学服务的对象是（　）

　　A. 患者、患者家属、医务人员　　　　　B. 护士

　　C. 患者　　　　　　　　　　　　　　　D. 患者家属

　　E. 社区志愿者

2. 药学查房的内容不包括（　）

　　A. 用药监护　　　　　B. 用药教育　　　　　C. 药学问诊

　　D. 新药应用　　　　　E. 用药咨询

3. 药学会诊的目的不包括 （   ）

    A. 药物治疗监护问题　　　　　　　　　　　B. 治疗药物选择问题

    C. 药物的一致性评价问题　　　　　　　　　D. 药物治疗安全性问题

    E. 特殊人群的药物治疗问题

4. 药物致畸作用的妊娠敏感期是 （   ）

    A. 受精后 18 天左右　　　　　　　　　　　B. 受精后 3 周到 3 个月

    C. 受精后 3 个月至 6 个月　　　　　　　　D. 受精后 6 个月至 9 个月

    E. 妊娠分娩期

5. 临床上不需要进行治疗药物监测（TDM）的药品是 （   ）

    A. 地高辛　　　　　　　　B. 阿司匹林　　　　　　　　C. 环孢素

    D. 甲氨蝶呤　　　　　　　E. 万古霉素

6. 下列关于肾功能不全患者的用药原则，不正确的是 （   ）

    A. 明确诊断，合理选药

    B. 避免或减少使用肾毒性大的药物

    C. 注意药物相互作用，特别应避免与有肾毒性的药物合用

    D. 肾功能不全而肝功能正常者可选用经肾脏排泄的药物

    E. 根据肾功能情况调整用药剂量和给药间隔时间，必要时进行 TDM，设计个体化给药方案

7. 当检测浓度在有效范围内，临床有效，参数与已知一致时，下列处理意见正确的是 （   ）

    A. 给药方案合适，无需调整

    B. 给药方案不合适，需调整，然后再行检测

    C. 给药方案合适，待病情有变化时再检测

    D. 根据参数慎重调整给药方案，密切观察临床情况

（二）多选题

1. 用药教育的形式包括 （   ）

    A. 口头　　　　　　　　　B. 书面材料　　　　　　　　C. 实物演示

    D. 互联网教育　　　　　　E. 宣教讲座

2. 药学监护的内容包括 （   ）

    A. 用药方案合理性评估　　　　　　　　　　B. 用药方案疗效监护

    C. 药品不良反应监护　　　　　　　　　　　D. 药物治疗过程监护

    E. 患者依从性监护

3. 国内开展的药学门诊有 （   ）

    A. 抗凝治疗管理药学门诊　　　　　　　　　B. 基于药物治疗管理的精准用药门诊

    C. 高血压药学门诊　　　　　　　　　　　　D. 糖尿病药学门诊

    E. 移植药学门诊

4. 药学门诊的服务对象包括 （   ）

    A. 不会用吸入剂装置的患者　　　　　　　　B. 疑似发生药品不良反应的患者

    C. 有多种慢性病的患者　　　　　　　　　　D. 妊娠期患者

    E. 同时使用多种药物的患者

5. 下列药物特征中，乳汁易排泄的是（　　）

    A. 弱碱性 　　　　　　　　　　B. 弱酸性 　　　　　　　　　C. 水溶性强

    D. 脂溶性强 　　　　　　　　　E. 蛋白结合率低

6. 下列属于影响 CYP2D6 代谢酶的药物是（　　）

    A. 他莫昔芬 　　　　　　　　　B. 阿米替林 　　　　　　　　C. 昂丹司琼

    D. 美托洛尔 　　　　　　　　　E. 华法林

二、简答题

药学监护的重点监护对象包括哪些？

三、案例分析题

1. 患者，男，70 岁，因肺栓塞收治入院。医嘱予服用华法林片 2.5mg，一日一次，目前凝血国际标准化比值（INR）稳定在 2.5 左右，准备出院。针对该患者，药师应做哪些用药教育？

2. 患者，男，70 岁，因"右肺鳞癌 $T_4N_2M_0$ Ⅲb 期"入院行吉西他滨 + 顺铂方案治疗，药师需从哪些方面进行用药监护？

3. 患者，女，30 岁。2 周前因发热（体温 39℃），自行服用布洛芬片，今门诊检查后发现怀孕。患者到药师门诊咨询，之前服用的布洛芬是否会对胎儿有影响？是否能保住胎儿？讨论：

（1）布洛芬片对不同妊娠期胎儿的影响？

（2）根据患者末次月经时间，评估患者用药的时间是否对胎儿有影响？

（3）综合评估后，布洛芬片是否对该患者的胎儿有影响？后续需要什么处理？

4. 患者因肾移植术后服用他克莫司，此次血药浓度监测发现浓度低于有效浓度，分析该患者的检测结果，需要收集哪些临床资料？

5. 患者，男，65 岁，再发急性脑梗死入院。患者既往脑梗死个人史，长期服用氯吡格雷 75mg po qd 抗血小板、阿托伐他汀钙片 20mg po qd 调脂稳斑治疗。患者用药依从性良好。患者药物基因检测结果为 CYP2C19 ＊2/ ＊2，慢代谢型。根据药物基因检测结果，患者应如何调整用药？

四、项目拓展

1. 结合以下案例，根据住院患者用药教育的工作内容及工作流程，谈谈该如何做好药学服务，并进行实践训练。

患者出院诊断为冠状动脉粥样硬化性心脏病支架置入术后、高血压、2 型糖尿病，目前出院带药有硝苯地平控释片 30mg po qd、阿卡波糖片 50mg po tid、二甲双胍片 0.5g po bid、阿司匹林肠溶片 100mg po qd、硫酸氢氯吡格雷片 75mg po qd、阿托伐他汀钙片 20mg po qn。

2. 根据所学知识，查询药品说明书及相关资料，总结一份儿童禁用药品清单。

（马俐丽　徐锦龙）

书网融合……

| 微课 | 本章小结 | 题库 |

项目七 药物临床应用管理

PPT

学习目标

【知识目标】

（1）掌握处方点评、医疗机构抗菌药物治疗和预防性应用的基本原则、超说明书用药管理要点；掌握医疗机构药品不良反应监测要点与上报流程。

（2）熟悉处方点评工作流程、抗菌药物分级管理和监测指标、超说明书用药备案审核流程；熟悉药品不良反应与用药错误的相关概念及用药错误监测要求。

（3）了解合理用药原则、医院用药动态监测与超常预警；了解药品不良反应监测与用药错误监测管理规定。

【能力目标】

能进行处方点评，会判断合理处方和不合理处方；能进行抗菌药物处方的专项点评；能进行超说明书用药审核；能填写《药品不良反应/事件报告表》，会开展药品不良反应监测与用药错误监测工作。

【素质目标】

培养以患者为中心、科学公正、遵纪守法、严谨求实的职业道德；培养精益求精、求真务实的科学素养。

1985 年，WHO 在国际合理用药专家会议上，把合理用药定义为：要求患者接受的药物适合其临床的需要，所用的剂量及疗程符合其个体化需要，所耗费的药价对患者及其社区最为低廉。2 年后，WHO 提出了合理用药的基本要素：①处方的药应为适宜的药物；②在适宜的时间，以公众能支付的价格保证药物供应；③正确地调剂处方；④以准确的剂量、正确的用法和用药时间服用药物；⑤确保药物质量安全有效。目前虽无统一的、明确的合理用药定义，但药物治疗的"安全性、有效性、经济性、适当性"是国际药学专家们公认的合理用药原则。

1. 安全性 是合理用药的基本前提，是指在规定的适应证、用法和用量的条件下，人体产生毒副作用的程度。药物由于其特殊的药理、生理作用而具有两重性，即在发挥药物治疗作用的同时，不可避免地出现不良反应。医生、药师在实施药物治疗时应充分考虑药物的安全性，权衡利弊，让患者在承受最小药物风险的基础上获得最大的治疗效果。

2. 有效性 是药物治疗的首要目标，是指在规定的适应证、用法和用量的条件下，能满足诊断、预防、治疗疾病需求的药物治疗。药物治疗可分为"对因治疗"和"对症治疗"，即"治本"和"治标"，两者均应视为有效。治疗的有效性描述可分为"痊愈""显效""有效"或"完全缓解""部分缓解""稳定"。然而，有些疾病的药物治疗只能缓解或延缓疾病的进展，因此应使患者对于这些疾病药物治疗的有效性有一个恰当的预期。

3. 经济性 是指以尽可能低的药物成本支出获取尽可能大的治疗收益。临床上常用药物经济学来评价药物治疗的经济性，通过对不同药物治疗方案的成本与效果比较，揭示特定疾病、特定人群的最佳药物选择和最佳的药物治疗方案。

4. 适当性 是基于疾病的临床诊断，根据病因和病症选择最适当的药物，以适当的剂量，在适当的时间，经适宜的途径，给适当的患者，使用适当的疗程，达到预期的治疗目标。

（1）适当的药物　选用的药物应符合安全、有效、经济、适当的原则，根据疾病和患者病理生理状态，选择适当的药物实现疾病治疗的目的。

（2）适当的剂量　疾病治疗的常用剂量是对大多数成人产生明显治疗作用而又不产生严重不良反应的剂量。在此基础上，应根据患者年龄、性别、体重、营养、肝肾功能等状况，给予个体化的用药剂量，包括初始剂量和维持剂量，必要时通过血药浓度监测调整用药剂量。

（3）适当的时间　依据药物的理化特性、药动学以及时辰药理学，把握最佳给药时机，以实现疗效的最大化和对机体不良反应的最小化。

（4）适当的途径　根据患者病理生理状态和药物本身的特性选择适当的给药途径。给药途径分为全身给药和局部给药。全身给药包括口服、舌下、吸入、直肠、静脉、皮下和肌内注射等。通常，静脉给药较口服吸收快、起效迅速。同一药物的不同给药途径可能会引起不同的效应。

（5）适当的患者　患者对选用的药物应无禁忌证，不良反应发生率低或轻微，尤其是新生儿、小儿、老年、妊娠哺乳期女性、肝肾功能不全患者等特殊人群。

（6）适当的疗程　疗程的长短应视病情而定。大部分疾病的对症治疗，如止咳、化痰，在症状消失后即可停药。部分疾病对因治疗，如抗幽门螺杆菌治疗，需要一定疗程才能达到预期的疗效。糖尿病、高血压等慢性疾病，需要长期用药。

目前，医疗机构不合理用药现象普遍存在。有必要提高思想认识，把合理用药工作摆在突出位置予以推进，加强用药监管，坚守用药安全底线。应充分发挥药师在促进临床合理用药中的作用，通过处方点评、抗菌药物管理、超说明书用药管理、医院用药动态监测与超常预警、药品不良反应监测、用药错误监测等一系列药物临床应用管理手段，提升合理用药水平，以保障医疗质量安全和患者的健康权益。

任务一　处方点评

岗位情景模拟

情景描述　患儿，男，8岁，因"鼻塞、流涕、咽痛、咳嗽2天，发热1天"来院就诊。医生诊断为普通感冒，开具以下处方。

×××医院普通处方笺

姓名：×××　　性别：男　　年龄：8岁　　体重：30kg　　费别：自费

门诊号（住院）病历号：××　　　科别：小儿科

临床（初步）诊断：普通感冒

Rp.

1. 左氧氟沙星片（0.5g＊7片）×1盒

Sig：0.5g bid po

2. 氢溴酸右美沙芬口服溶液（180mg：120ml）×1瓶

Sig：5ml tid po

3. 布洛芬混悬液（2g：100ml）×1瓶

Sig：12ml tid po

（以下空白）

医师：××　　　　　　药品金额：100

调配药师：××　　　　发药药师：××

讨论　请进行处方点评，判断是否合理，并说明理由？

处方点评是根据相关法规、技术规范，对处方书写的规范性及药物临床使用的适宜性（用药适应证、药物选择、给药途径、用法用量、药物相互作用、配伍禁忌等）进行评价，发现存在或潜在的问题，制定并实施干预和改进措施，促进临床药物合理应用的过程。处方点评是医院持续医疗质量改进和药品临床应用管理的重要组成部分，是提高临床药物治疗学水平的重要手段。

一、组织管理

医院处方点评工作在医院药事管理与药物治疗学委员会（组）和医疗质量管理委员会领导下，由医院医疗管理部门和药学部门共同组织实施。医院应当根据本医院的性质、功能、任务、科室设置等情况，在医院药事管理与药物治疗学委员会（组）下建立由医院药学、临床医学、临床微生物学、医疗管理等多学科专家组成的处方点评专家组，为处方点评工作提供专业技术咨询。

医院药学部门成立处方点评工作小组，负责处方点评的具体工作。处方点评工作小组成员应当具备以下条件：①具有较丰富的临床用药经验和合理用药知识；②具备相应的专业技术任职资格，二级及以上医院处方点评工作小组成员应当具有中级以上药学专业技术职务任职资格，其他医院处方点评工作小组成员应当具有药师以上药学专业技术职务任职资格。

二、处方点评的实施

（一）处方点评模式

1. 传统人工处方点评模式 点评药师凭借自身对相关法律法规、药品说明书和合理用药知识的掌握，对医生开具的处方进行人工点评。然而，随着处方数量的增加，传统人工点评只能覆盖少部分处方的点评，并且这种点评模式过度依赖点评药师的个人知识储备，存在许多不合理处方不能被发现的问题。

2. 信息化处方点评模式 利用信息化的处方点评系统协助药师进行处方点评。该点评模式能够全面、准确、高效地发现处方用药的不合理问题，解决了人工抽查处方低效、点评药师水平参差不齐的问题。还可根据实际需求，实现对某个药品、医生、科室的随机抽样点评，便于科学地统计问题处方和计算处方合格率。

（二）处方点评方法

医院药学部门应当会同医疗管理部门，根据医院诊疗科目、科室设置、技术水平、诊疗量等实际情况，确定具体抽样方法和抽样率，其中门（急）诊处方的抽样率不应少于总处方量的1‰，且每月点评处方绝对数不应少于100张；病房（区）医嘱单的抽样率（按出院病历数计）不应少于1%，且每月点评出院病历绝对数不应少于30份。

医院根据药事管理和药物临床应用管理的现状和存在的问题，确定专项处方点评的范围和内容。专项点评是对特定的药物或特定疾病的药物（如国家基本药物、血液制品、中药注射剂、肠外营养制剂、抗菌药物、辅助治疗药物、激素等临床使用及超说明书用药、肿瘤患者和围手术期用药等）使用情况进行的处方点评。

三、处方点评的依据和结果

（一）处方点评的依据

1. 法律法规依据 《中华人民共和国医师法》《中华人民共和国药品管理法》《处方管理办法》

《医院处方点评管理规范（试行）》等。

2. 专业依据　药品说明书、《中华人民共和国药典》《中国国家处方集》《国家基本药物处方集》《国家基本药物临床应用指南》《新编药物学》《中华人民共和国药典临床用药须知》《抗菌药物临床应用指导原则》等国家级指导原则/诊疗规范、临床路径、国内外权威学会发布的相关指南等（包括中华医学会、中国临床肿瘤学会、中国老年医学学会、欧洲心脏病学会、美国心脏病学会、美国神经病学学会、美国国家综合癌症网络等）。

（二）处方点评的结果

处方点评的结果分为合理处方和不合理处方。不合理处方包括不规范处方、用药不适宜处方及超常处方。

1. 有下列情况之一的，应当判定为不规范处方

（1）处方的前记、正文、后记内容缺项，书写不规范或者字迹难以辨认的。

（2）医师签名、签章不规范或者与签名、签章的留样不一致的。

（3）药师未对处方进行适宜性审核的（处方后记的审核、调配、核对、发药栏目无审核调配药师及核对发药药师签名，或者单人值班调剂未执行双签名规定）。

（4）新生儿、婴幼儿处方未写明日、月龄的。

（5）西药、中成药与中药饮片未分别开具处方的。

（6）未使用药品规范名称开具处方的。

（7）药品的剂量、规格、数量、单位等书写不规范或不清楚的。

（8）用法、用量使用"遵医嘱""自用"等含糊不清字句的。

（9）处方修改未签名并注明修改日期，或药品超剂量使用未注明原因和再次签名的。

（10）开具处方未写临床诊断或临床诊断书写不全的。

（11）单张门急诊处方超过五种药品的。

（12）无特殊情况下，门诊处方超过7日用量，急诊处方超过3日用量，慢性病、老年病或特殊情况下需要适当延长处方用量未注明理由的。

（13）开具麻醉药品、精神药品、医疗用毒性药品、放射性药品等特殊管理药品处方未执行国家有关规定的。

（14）医师未按照抗菌药物临床应用管理规定开具抗菌药物处方的。

（15）中药饮片处方药物未按照"君、臣、佐、使"的顺序排列，或未按要求标注药物调剂、煎煮等特殊要求的。

2. 有下列情况之一的，应当判定为用药不适宜处方

（1）适应证不适宜的。

（2）遴选的药品不适宜的。

（3）药品剂型或给药途径不适宜的。

（4）无正当理由不首选国家基本药物的。

（5）用法、用量不适宜的。

（6）联合用药不适宜的。

（7）重复给药的。

（8）有配伍禁忌或者不良相互作用的。

（9）其他用药不适宜情况的。

3. 有下列情况之一的，应当判定为超常处方

（1）无适应证用药。

（2）无正当理由开具高价药的。

（3）无正当理由超说明书用药的。

（4）无正当理由为同一患者同时开具 2 种以上药理作用相同药物的。

✐ **知识链接**

前置处方审核

由于处方点评为事后点评，无法实现不合理处方的实时干预。根据《医疗机构处方审核规范》（国卫办医发〔2018〕14 号）要求，医院开具的处方需经过审核后才能进入调配、划价等环节，未经审核的处方不能进行收费和调配。已有越来越多的医疗机构应用信息技术建立或引入前置审方系统，开展前置处方审核，将"处方点评"的处方审查的关口前移，把不合理处方拦截在处方调配前，以确保每一张调剂处方的合理性。

四、处方点评的结果统计

1. 处方点评率 点评的处方人次数/同期处方总人次数×100%。

2. 处方合格率 合格的处方人次数/同期点评处方总人次数×100%（说明：不合格处方包括不规范处方、用药不适宜处方及超常处方）。

3. 处方规范率（处方规范性审核通过率） 规范性审核合格的处方数/纳入规范性审核的总处方数×100%。

4. 处方适宜率（处方适宜性审核通过率） 适宜性审核合格的处方数/纳入适宜性审核的总处方数×100%。

5. 处方不适宜率 适宜性审核不合格的处方数/纳入适宜性审核的总处方数×100%。

五、点评结果的应用与持续改进

处方点评结果是医师定期考核、医德考评的重要评价指标。根据《处方管理办法》规定：医疗机构应当对出现超常处方 3 次以上且无正当理由的医师提出警告，限制其处方权；限制处方权后，仍连续 2 次以上出现超常处方且无正当理由的，取消其处方权。

医院药学部门应当会同医疗管理部门对处方点评小组提交的点评结果进行审核，定期公布处方点评结果，通报不合理处方；根据处方点评结果，对医院在药事管理、处方管理和临床用药方面存在的问题进行汇总和综合分析评价，提出质量改进建议，并向医院药事管理与药物治疗学委员会（组）和医疗质量管理委员会报告；发现可能造成患者损害的，应当及时采取措施，防止损害发生。

医院药事管理与药物治疗学委员会（组）和医疗质量管理委员会应当根据药学部门会同医疗管理部门提交的质量改进建议，研究制定有针对性的临床用药质量管理和药事管理改进措施，并责成相关部门和科室落实质量改进措施，提高合理用药水平，保证患者用药安全。医院应当将处方点评结果纳入相关科室及其工作人员绩效考核和年度考核指标，建立健全相关的奖惩制度。

🔗 **知识链接**

处方点评促合理用药

处方点评工作应坚持科学、公正、务实的原则，有完整、准确的书面记录，并通报临床科室和当事人。处方点评小组成员应认真对待处方点评工作，发现问题处方，应当及时通知医疗管理部门和药学部门。通过处方点评工作，提高处方合格率，保障患者用药安全。

任务二　抗菌药物管理

👨‍⚕️ **岗位情景模拟**

情景描述　患者，女，52岁，2型糖尿病、糖尿病肾病Ⅳ期。因左足红肿破溃，发热3天入院，诊断：糖尿病足伴感染。主治医师经验性给予注射用头孢曲松钠2g ivgtt qd 抗感染治疗。后取患者左足分泌物进行病原学检测。3天后，分泌物培养提示"耐甲氧西林金黄色葡萄球菌"，药敏试验提示仅万古霉素、利奈唑胺敏感。主治医师立即停用注射用头孢曲松钠，改注射用盐酸万古霉素1g ivgtt q12h 抗感染治疗。

讨论　该主治医生抗菌药物的使用流程是否规范？选药是否合理？

当前，微生物耐药已成为国际社会高度关注的全球性问题，为积极应对微生物耐药带来的挑战，加强抗菌药物管理显得尤为重要。多年来，国家高度重视抗菌药物临床应用工作，通过制定指导原则、加强临床监测、开展专项整治等，提高抗菌药物合理应用水平。特别是《抗菌药物临床应用管理办法》发布以来，抗菌药物管理走上法治化、制度化的轨道。近些年，国家卫生健康委员会也陆续发布了《遏制细菌耐药国家行动计划（2016—2020年）》《遏制细菌耐药国家行动计划（2022—2025年）》《医疗机构抗菌药物管理技术规范指引》《关于做好新形势下抗菌药物临床应用管理工作的通知》等相关文件以应对面临的严峻形势，进一步提高社会公众对耐药危机的认识，规范抗菌药物的合理使用，遏制细菌耐药。做好抗菌药物的临床应用管理工作，促进合理用药，是医院药师工作的重要组成部分，也是医院药师的专业能力和管理水平的集中体现。

一、抗菌药物应用基本原则

抗菌药物是指治疗细菌、支原体、衣原体、立克次体、螺旋体、真菌等所致感染性疾病的药物，不包括治疗结核病、寄生虫病和各种病毒所致感染性疾病的药物以及具有抗菌作用的中药制剂。合理应用抗菌药物是指在明确指征下，根据患者感染部位、感染严重程度、病原菌种类和生理病理状态选用适宜的抗菌药物，同时参考药动学/药效学原理制定合理的给药方案。简单来说，抗菌药物临床应用是否合理，基于以下两方面：有无抗菌药物应用指征；选用的品种及给药方案是否适宜。抗菌药物的临床应用包括治疗性和预防性应用两种，参照《抗菌药物临床应用指导原则（2015年版）》，下面分别阐述这两种应用的基本原则。

（一）抗菌药物治疗性应用基本原则

1. 诊断为细菌性感染者方有指征应用抗菌药物　根据患者的症状、体征、实验室检查或放射、超声等影像学结果，诊断为细菌、真菌感染者方有指征应用抗菌药物；由结核分枝杆菌、非结核分枝杆菌、支原体、衣原体、螺旋体、立克次体及部分原虫等病原微生物所致的感染亦有指征应用抗菌药物。缺乏细菌及上述病原微生物感染的临床或实验室证据，诊断不能成立者，以及病毒性感染者，均无应用抗菌药物指征。

2. 尽早查明感染病原，根据病原种类及药物敏感试验结果选用抗菌药物　抗菌药物品种的选用，原则上应根据病原菌种类及病原菌对抗菌药物敏感性，即细菌药物敏感试验（以下简称药敏试验）的结果而定。因此有条件的医疗机构，对临床诊断为细菌性感染的患者应在开始抗菌治疗前，及时留取相应合格标本（尤其血液等无菌部位标本）送病原学检测，以尽早明确病原菌和药敏试验结果，并据此调整抗菌药物治疗方案。

3. 抗菌药物的经验治疗　对于临床诊断为细菌性感染的患者，在未获知细菌培养及药敏结果前，或无法获取培养标本时，可根据患者的感染部位、基础疾病、发病情况、发病场所、既往抗菌药物用药史及其治疗反应等推测可能的病原体，并结合当地细菌耐药性监测数据，先给予抗菌药物经验治疗。待获知病原学检测及药敏试验结果后，结合先前的治疗反应调整用药方案；对培养结果阴性的患者，应根据经验治疗的效果和患者情况采取进一步诊疗措施。

4. 按照药物的抗菌作用及其体内过程特点选择用药　各种抗菌药物的药效学和人体药动学特点不同，因此各有不同的临床适应证。医生应根据各种抗菌药物的药学特点，按临床适应证正确选用抗菌药物。

5. 综合患者病情、病原菌种类及抗菌药物特点制定抗菌治疗方案　根据病原菌、感染部位、感染严重程度和患者的生理、病理情况及抗菌药物药效学和药动学证据制定抗菌治疗方案，包括抗菌药物的选用品种、剂量、给药次数、给药途径、疗程及联合用药等。在制定治疗方案时应遵循下列原则。

（1）品种选择　根据病原菌种类及药敏试验结果尽可能选择针对性强、窄谱、安全、价格适当的抗菌药物。进行经验治疗者可根据可能的病原菌及当地耐药状况选用抗菌药物。

（2）给药剂量　一般按各种抗菌药物的治疗剂量范围给药。治疗重症感染（如血流感染、感染性心内膜炎等）和抗菌药物不易达到的部位的感染（如中枢神经系统感染等），抗菌药物剂量宜较大（治疗剂量范围高限）；而治疗单纯性下尿路感染时，由于多数药物尿药浓度远高于血药浓度，则可应用较小剂量（治疗剂量范围低限）。

（3）给药途径　对于轻、中度感染的大多数患者，应予口服治疗，选取口服吸收良好的抗菌药物品种，不必采用静脉或肌内注射给药。仅在下列情况下可先予以注射给药：①不能口服或不能耐受口服给药的患者（如吞咽困难者）；②患者存在明显可能影响口服药物吸收的情况（如呕吐、严重腹泻、胃肠道病变或肠道吸收功能障碍等）；③所选药物有合适抗菌谱，但无口服剂型；④需在感染组织或体液中迅速达到高药物浓度以达杀菌作用者（如感染性心内膜炎、化脓性脑膜炎等）；⑤感染严重、病情进展迅速，需给予紧急治疗的情况（如血流感染、重症肺炎患者等）；⑥患者对口服治疗的依从性差。肌内注射给药时难以使用较大剂量，其吸收也受药动学等众多因素影响，因此只适用于不能口服给药的轻、中度感染者，不宜用于重症感染者。接受注射用药的感染患者经初始注射治疗病情好转并能口服时，应及早转为口服给药。

抗菌药物的局部应用宜尽量避免：皮肤黏膜局部应用抗菌药物后，很少被吸收，在感染部位不能达到有效浓度，反而易导致耐药菌产生，因此治疗全身性感染或脏器感染时应避免局部应用抗菌药物。抗菌药物的局部应用只限于少数情况：①全身给药后在感染部位难以达到有效治疗浓度时加用局部给药作为辅助治疗（如治疗中枢神经系统感染时某些药物可同时鞘内给药，包裹性厚壁脓肿脓腔内注入抗菌药物等）；②眼部及耳部感染的局部用药等；③某些皮肤表层及口腔、阴道等黏膜表面的感染可采用抗菌药物局部应用或外用，但应避免将主要供全身应用的品种作局部用药。局部用药宜采用刺激性小、不易吸收、不易导致耐药性和过敏反应的抗菌药物。青霉素类、头孢菌素类等较易产生过敏反应的药物不可局部应用。氨基糖苷类等耳毒性药不可局部滴耳。

（4）给药次数　为保证药物在体内能发挥最大药效，杀灭感染灶病原菌，应根据药动学和药效学相结合的原则给药。青霉素类、头孢菌素类和其他 β - 内酰胺类、红霉素、克林霉素等时间依赖性抗菌药，应一日多次给药。氟喹诺酮类和氨基糖苷类等浓度依赖性抗菌药可一日给药一次。

（5）疗程　抗菌药物疗程因感染不同而异，一般宜用至体温正常、症状消退 72~96 小时，有局部病灶者需用药至感染灶控制或完全消散。但血流感染、感染性心内膜炎、化脓性脑膜炎、伤寒、布鲁菌病、骨髓炎、B 族链球菌咽炎和扁桃体炎、侵袭性真菌病、结核病等需较长的疗程方能彻底治愈，并减少或防止复发。

（6）抗菌药物的联合应用　单一药物可有效治疗的感染不需联合用药，仅在下列情况时有指征联合用药。

1）病原菌尚未查明的严重感染，包括免疫缺陷者的严重感染。

2）单一抗菌药物不能控制的严重感染，需氧菌及厌氧菌混合感染，2 种及 2 种以上复数菌感染，以及多重耐药菌或泛耐药菌感染。如烧伤患者因铜绿假单胞菌引起的血流感染（铜绿假单胞菌易产生耐药）。

3）需长疗程治疗，但病原菌易对某些抗菌药物产生耐药性的感染，如某些侵袭性真菌病；或病原菌含有不同生长特点的菌群，需要应用不同抗菌机制的药物联合使用，如结核和非结核分枝杆菌。

4）毒性较大的抗菌药物，联合用药时剂量可适当减少，但须有临床资料证明其同样有效。如两性霉素 B 与氟胞嘧啶联合治疗隐球菌脑膜炎时，前者的剂量可适当减少，以减少其毒性反应。

联合用药时宜选用具有协同或相加作用的药物联合，如青霉素类、头孢菌素类或其他 β - 内酰胺类与氨基糖苷类联合。联合用药通常采用 2 种药物联合，3 种及 3 种以上药物联合仅适用于个别情况，如结核病的治疗。此外必须注意联合用药后药物不良反应亦可能增多。

> ✏ **知识链接**
>
>
>
> **β - 内酰胺类抗菌药物使用前是否需进行皮试**
>
>
>
> **1. 青霉素类**　目前我国青霉素类抗菌药物说明书、《抗菌药物临床应用指导原则》和《中华人民共和国药典临床用药须知》均要求在使用青霉素类抗菌药物之前需常规做青霉素皮试。
>
> **2. 头孢菌素类**　不推荐在使用头孢菌素前常规进行皮试，仅以下情况需要皮试。①既往有明确的青霉素或头孢菌素Ⅰ型（速发型）过敏史患者。此类患者如临床确有必要使用头孢菌素，并具有专业人员、急救条件，在获得患者知情同意后，选用与过敏药物侧链不同的头孢菌素进行皮试，其结果具有一定的参考价值。②药品说明书中规定需进行皮试的。应当向药品提供者进一步了解药品引发过敏反应的机制，皮试的灵敏度、特异度、阳性预测值和阴性预测值，并要求提供相应皮试试剂。
>
> **3. 其他 β - 内酰胺类**　青霉素类、头孢菌素类的 β - 内酰胺酶抑制剂复方制剂，皮试适应证和方法可分别参照青霉素类、头孢菌素类药物。单环类、头霉素类、氧头孢烯类、碳青霉烯类、青霉烯类等其他 β - 内酰胺类抗菌药物给药前无需常规进行皮试，除非说明书要求使用前皮试。有明确头孢他啶过敏史患者应避免使用氨曲南。

（二）抗菌药物预防性应用基本原则

抗菌药物的预防性应用涉及临床各科，合理的预防有助于降低高危患者的感染率以及提高外科手术的成功率。有文献报道，预防用药占抗菌药物临床应用总量的30%～40%，但其中无指征应用的现象普遍存在。调查显示，普通感冒患者75%以上用抗菌药物，围手术期预防用药高达95%～100%。其中，相当比例的预防应用是缺乏指征的，当然也达不到效果。所以，抗菌药物预防性应用的管理是抗菌药物管理的关键。

1. 非手术患者抗菌药物的预防性应用

（1）预防用药的目的　预防特定病原菌所致的或特定人群可能发生的感染。包括已经感染但尚处在潜伏期，试图阻止其发病；避免原有感染如风湿热的复发；与结核病带菌者、易感病原体（如甲型流感）密切接触；高危人群等。

（2）预防用药基本原则

1）用于尚无细菌感染征象但暴露于致病菌感染的高危人群。

2）预防用药适应证和抗菌药物选择应基于循证医学证据。

3）应针对一种或两种最可能细菌的感染进行预防用药，不宜盲目地选用广谱抗菌药或多药联合预防多种细菌多部位感染。

4）应限于针对某一段特定时间内可能发生的感染，而非任何时间可能发生的感染。

5）应积极纠正导致感染风险增加的原发疾病或基础状况。可以治愈或纠正者，预防用药价值较大；原发疾病不能治愈或纠正者，药物预防效果有限，应权衡利弊决定是否预防用药。

6）以下情况原则上不应预防使用抗菌药物。普通感冒、麻疹、水痘等病毒性疾病；昏迷、休克、中毒、心力衰竭、肿瘤、应用肾上腺皮质激素等患者；留置导尿管、留置深静脉导管以及建立人工气道（包括气管插管或气管切口）患者。

（3）对某些细菌性感染的预防用药指征与方案　在某些细菌性感染的高危人群中，有指征地预防性使用抗菌药物，预防对象和推荐预防方案见"抗菌药物在预防非手术患者某些特定感染中的应用"。此外，严重中性粒细胞缺乏（中性粒细胞≤0.1×10^9/L）持续时间超过7天的高危患者和实体器官移植及造血干细胞移植的患者，在某些情况下也有预防用抗菌药物的指征，但由于涉及患者基础疾病、免疫功能状态、免疫抑制剂等药物治疗史等诸多复杂因素，其预防用药指征及方案需参阅相关专题文献。

2. 围手术期抗菌药物的预防性应用

（1）预防用药的目的　主要是预防手术部位感染，包括浅表切口感染、深部切口感染和手术所涉及的器官/腔隙感染，但不包括与手术无直接关系的、术后可能发生的其他部位感染。

（2）预防用药原则　围手术期抗菌药物预防用药，应根据手术切口类别、手术创伤程度、可能的污染细菌种类、手术持续时间、感染发生机会和后果严重程度、抗菌药物预防效果的循证医学证据、对细菌耐药性的影响和经济学评估等因素，综合考虑决定是否预防用抗菌药物。但抗菌药物的预防性应用并不能代替严格的消毒、灭菌技术和精细的无菌操作，也不能代替术中保温和血糖控制等其他预防措施。

1）清洁手术（Ⅰ类切口）　手术脏器为人体无菌部位，局部无炎症、无损伤，也不涉及呼吸道、消化道、泌尿生殖道等人体与外界相通的器官。手术部位无污染，通常不需预防用抗菌药物。但在下列情况时可考虑预防用药：①手术范围大、手术时间长、污染机会增加；②手术涉及重要脏器，一旦发生感染将造成严重后果者，如头颅手术、心脏手术等；③异物植入手术，如人工心瓣膜植入、永久性心脏起搏器放置、人工关节置换等；④有感染高危因素如高龄、糖尿病、免疫功能低下（尤其是接受器官移植者）、营养不良等患者。

2）清洁－污染手术（Ⅱ类切口）　手术部位存在大量人体寄殖菌群，手术时可能污染手术部位引致感染，故此类手术通常需预防用抗菌药物。

3）污染手术（Ⅲ类切口）　已造成手术部位严重污染的手术。此类手术需预防用抗菌药物。

4）污秽－感染手术（Ⅳ类切口）　在术前即已开始治疗性应用抗菌药物，术中、术后继续，此不属预防应用范畴。

（3）抗菌药物品种选择

1）根据手术切口类别、可能的污染菌种类及其对抗菌药物敏感性、药物能否在手术部位达到有效浓度等综合考虑。

2）选用对可能的污染菌针对性强、有充分的预防有效的循证医学证据、安全、使用方便及价格适当的品种。

3）应尽量选择单一抗菌药物预防用药，避免不必要的联合使用。预防用药应针对手术路径中可能存在的污染菌，如心血管、头颈、胸腹壁、四肢软组织手术和骨科手术等经皮肤的手术通常选择针对金黄色葡萄球菌的抗菌药物，结肠、直肠和盆腔手术应选用针对肠道革兰阴性菌和脆弱拟杆菌等厌氧菌的抗菌药物。

4）头孢菌素过敏者，针对革兰阳性菌可用万古霉素、去甲万古霉素、克林霉素；针对革兰阴性杆菌可用氨曲南、磷霉素或氨基糖苷类。

5）对某些手术部位感染会引起严重后果者，如心脏人工瓣膜置换术、人工关节置换术等，若术前发现有耐甲氧西林金黄色葡萄球菌（MRSA）定植的可能或者该机构 MRSA 发生率高，可选用万古霉素、去甲万古霉素预防感染，但应严格控制用药持续时间。

抗菌药物在围术期预防应用的品种选择

6）不应随意选用广谱抗菌药物作为围手术期预防用药。鉴于国内大肠埃希菌对氟喹诺酮类药物耐药率高，应严格控制氟喹诺酮类药物作为外科围手术期预防用药。

7）常见围手术期预防用抗菌药物的品种选择，详见抗菌药物在围手术期预防应用的品种选择。

（4）给药方案

1）给药方法　给药途径大部分为静脉输注，仅有少数为口服给药。静脉输注应在皮肤、黏膜切开前 0.5～1 小时内或麻醉开始时给药，在输注完毕后开始手术，保证手术部位暴露时局部组织中抗菌药物已达到足以杀灭手术过程中沾染细菌的药物浓度。万古霉素或氟喹诺酮类等由于需输注较长时间，应在术前 1～2 小时开始给药。

2）预防用药维持时间　抗菌药物的有效覆盖时间应包括整个手术过程。手术时间较短（<2 小时）的清洁手术术前给药一次即可。如手术时间超过 3 小时或超过所用药物半衰期的 2 倍，或成人出血量超过 1500ml，术中应追加一次。清洁手术的预防用药时间不超过 24 小时，心脏手术可视情况延长至 48 小时。清洁－污染手术和污染手术的预防用药时间亦为 24 小时，污染手术必要时延长至 48 小时。过度延长用药时间并不能进一步提高预防效果，且预防用药时间超过 48 小时，耐药菌感染机会增加。

3. 侵入性诊疗操作患者的抗菌药物的预防应用　随着放射介入和内镜诊疗等微创技术的快速发展和普及，我国亟待规范诊疗操作患者的抗菌药物预防应用。根据现有的循证医学证据、国际有关指南推荐和国内专家的意见，对部分常见特殊诊疗操作的预防用药提出了建议，详见特殊诊疗操作抗菌药物预防应用的建议。

特殊诊疗操作抗菌药物预防应用的建议

（三）特殊病理、生理状况患者中应用抗菌药物的基本原则

1. 肾功能减退患者抗菌药物的应用

（1）主要由肝胆系统排泄，或经肾脏和肝胆系统同时排出的抗菌药物用于肾功能减退者，维持原治疗量或剂量略减小。

（2）主要经肾排泄，药物本身并无肾毒性，或仅有轻度肾毒性的抗菌药物，肾功能减退者可应用，可按照肾功能减退程度（以内生肌酐清除率为准）调整给药方案。

（3）肾毒性抗菌药物避免用于肾功能减退者，如确有指征使用该类药物时，宜进行血药浓度监测，并调整给药方案，达到个体化给药，疗程中需严密监测患者肾功能。

肾功能减退患者抗菌药物的应用

（4）接受肾脏替代治疗患者应根据腹膜透析、血液透析和血液滤过对药物的清除情况调整给药方案。

2. 肝功能减退患者抗菌药物的应用

（1）药物主要经肝脏或有相当量经肝脏清除或代谢，肝功能减退时清除减少，并可导致毒性反应的发生，肝功能减退患者应避免使用此类药物，如氯霉素、利福平、红霉素酯化物等。

（2）药物主要由肝脏清除，肝功能减退时清除明显减少，但并无明显毒性反应发生，肝病时仍可正常应用，但需谨慎，必要时减量给药，治疗过程中需严密监测肝功能。红霉素等大环内酯类（不包括酯化物）、克林霉素、林可霉素等属于此类。

（3）药物经肝、肾两途径清除，肝功能减退者药物清除减少，血药浓度升高，同时伴有肾功能减退的患者血药浓度升高尤为明显，但药物本身的毒性不大。严重肝病患者，尤其肝、肾功能同时减退的患者在使用此类药物时需减量应用。经肾、肝两途径排出的青霉素类、头孢菌素类等均属于此类。

肝功能减退患者抗菌药物的应用

（4）药物主要由肾排泄，肝功能减退者无需调整剂量。氨基糖苷类、糖肽类抗菌药物等属于此类。

3. 老年患者抗菌药物的应用

（1）老年人肾功能呈生理性减退，按一般常用量接受主要经肾排出的抗菌药物时，由于药物自肾排出减少，可导致药物在体内积蓄，血药浓度增高，易发生药物不良反应。因此老年患者，尤其是高龄患者接受主要自肾排出的抗菌药物时，可按轻度肾功能减退减量给药。青霉素类、头孢菌素类和其他β-内酰胺类的大多数品种均属于此类。

（2）老年患者宜选用毒性低并具杀菌作用的抗菌药物，无用药禁忌者可首选青霉素类、头孢菌素类等β-内酰胺类抗菌药物。氨基糖苷类具有肾、耳毒性，应尽可能避免应用。万古霉素、去甲万古霉素、替考拉宁等药物应在有明确应用指征时慎用，必要时进行血药浓度监测，并据此调整剂量，使给药方案个体化，以达到用药安全、有效的目的。

4. 新生儿患者抗菌药物的应用

（1）新生儿期肝、肾均未发育成熟，肝代谢酶的产生不足或缺乏，肾清除功能较差，因此新生儿感染时应避免应用毒性大的抗菌药物，包括主要经肾排泄的氨基糖苷类、万古霉素、去甲万古霉素等，以及主要经肝代谢的氯霉素等。确有应用指征时，需进行血药浓度监测，据此调整给药方案，个体化给药，以使治疗安全有效。

（2）新生儿期避免应用可能发生严重不良反应的抗菌药物。可影响新生儿生长发育的四环素类、

喹诺酮类应避免应用，可导致胆红素脑病及溶血性贫血的磺胺类药和呋喃类药应避免应用。

（3）新生儿期由于肾功能尚不完善，主要经肾排出的青霉素类、头孢菌素类等 β-内酰胺类药物需减量应用，以防止药物在体内蓄积导致严重中枢神经系统毒性反应的发生。

（4）新生儿的组织器官日益成熟，抗菌药物在新生儿的药动学亦随日龄增长而变化，因此使用抗菌药物时应按日龄调整给药方案。

5. 小儿患者抗菌药物的应用

（1）氨基糖苷类　有明显耳、肾毒性，小儿患者应避免应用。临床有明确应用指征且又无其他毒性低的抗菌药物可供选用时，方可选用该类药物，并在治疗过程中严密观察不良反应。有条件者应进行血药浓度监测，根据结果个体化给药。

（2）糖肽类　有一定肾、耳毒性，小儿患者仅在有明确指征时方可选用。在治疗过程中应严密观察不良反应，有条件者应进行血药浓度监测，个体化给药。

（3）四环素类　可导致牙齿黄染及牙釉质发育不良，不可用于 8 岁以下小儿。

（4）喹诺酮类　由于对骨骼发育可能产生不良影响，该类药物避免用于 18 岁以下未成年人。

6. 妊娠期和哺乳期患者抗菌药物的应用　妊娠期抗菌药物的应用需考虑药物对母体和胎儿两方面的影响。

（1）对胎儿有致畸或明显毒性作用者　如利巴韦林，妊娠期禁用。

（2）对母体和胎儿均有毒性作用者　如氨基糖苷类、四环素类等，妊娠期避免应用；但在有明确应用指征，经权衡利弊，用药时患者的受益大于可能的风险时，也可在严密观察下慎用。氨基糖苷类等抗菌药物有条件时应进行血药浓度监测。

（3）药物毒性低，对胎儿及母体均无明显影响，也无致畸作用者　妊娠期感染时可选用，如青霉素类、头孢菌素类等 β-内酰胺类抗菌药物。

哺乳期患者接受抗菌药物后，某些药物可自乳汁分泌，通常母乳中药物含量不高，不超过哺乳期患者每日用药量的 1%；少数药物乳汁中分泌量较高，如氟喹诺酮类、四环素类、大环内酯类、氯霉素、磺胺甲噁唑、甲氧苄啶、甲硝唑等。然而无论乳汁中药物浓度如何，均存在对乳儿潜在的影响，并可能出现不良反应。因此治疗哺乳期患者时应避免用氨基糖苷类、喹诺酮类、四环素类、氯霉素、磺胺药等。哺乳期患者应用任何抗菌药物时，均宜暂停哺乳。

二、抗菌药物临床应用分级管理

抗菌药物临床应用的分级管理是抗菌药物管理的核心策略，有助于减少抗菌药物过度使用，降低抗菌药物选择性压力，延缓细菌耐药的上升趋势。医疗机构应当建立健全抗菌药物临床应用分级管理制度，按照"非限制使用级""限制使用级"和"特殊使用级"的分级原则，明确各级抗菌药物临床应用的指征，落实各级医师使用抗菌药物的处方权限。

（一）抗菌药物分级原则

根据安全性、疗效、细菌耐药性、价格等因素，将抗菌药物分为三级。

1. 非限制使用级　经长期临床应用证明安全、有效，对病原菌耐药性影响较小，价格相对较低的抗菌药物。应是已列入基本药物目录、《国家处方集》和《国家基本医疗保险、工伤保险和生育保险药品目录》收录的抗菌药物品种。

2. 限制使用级　经长期临床应用证明安全、有效，对病原菌耐药性影响较大，或者价格相对较高的抗菌药物。

3. 特殊使用级 具有明显或者严重不良反应，不宜随意使用；抗菌作用较强、抗菌谱广，经常或过度使用会使病原菌过快产生耐药的；疗效、安全性方面的临床资料较少，不优于现用药物的；新上市的，在适应证、疗效或安全性方面尚需进一步考证的、价格昂贵的抗菌药物。

（二）抗菌药物分级管理目录的制定

由于不同地区社会经济状况、疾病谱、细菌耐药性的差异，抗菌药物分级管理目录由各省级卫生计生行政主管部门制定，三级医院和二级医院的抗菌药物分级管理上应有区别。各级、各类医疗机构应结合本机构的情况，根据省级卫生计生行政主管部门制定的抗菌药物分级管理目录，制定本机构抗菌药物供应目录，并向核发其《医疗机构执业许可证》的卫生行政主管部门备案。目前各省均有抗菌药物分级目录，且随着管理重点和耐药性等的变迁，会不定期更新目录，医疗机构的分级目录在此基础上可从严管理。

（三）处方权限与临床应用

1. 根据《抗菌药物临床应用管理办法》规定，二级以上医院按年度对医师和药师进行抗菌药物临床应用知识和规范化管理的培训，按专业技术职称授予医师相应处方权和药师抗菌药物处方调剂资格。具有高级专业技术职务任职资格的医师，可授予特殊使用级抗菌药物处方权；具有中级以上专业技术职务任职资格的医师，可授予限制使用级抗菌药物处方权；具有初级专业技术职务任职资格的医师，在乡、民族乡、镇、村的医疗机构独立从事一般执业活动的执业助理医师以及乡村医生，可授予非限制使用级抗菌药物处方权。药师经培训并考核合格后，方可获得抗菌药物调剂资格。其他医疗机构依法享有处方权的医师、乡村医生和从事处方调剂工作的药师，由县级以上地方卫生行政部门组织相关培训、考核。经考核合格的，授予相应的抗菌药物处方权或者抗菌药物调剂资格。

2. 临床应用抗菌药物应遵循《抗菌药物临床应用指导原则》，根据感染部位、严重程度、致病菌种类以及细菌耐药情况、患者病理生理特点、药物价格等因素综合考虑。对轻度与局部感染患者应首先选用非限制使用级抗菌药物进行治疗；严重感染、免疫功能低下者合并感染或病原菌只对限制使用级或特殊使用级抗菌药物敏感时，可选用限制使用级或特殊使用级抗菌药物治疗。

3. 特殊使用级抗菌药物的选用应从严控制。临床应用特殊使用级抗菌药物应当严格掌握用药指征，经抗菌药物管理工作机构指定的专业技术人员会诊同意后，按程序由具有相应处方权医师开具处方。

（1）特殊使用级抗菌药物会诊人员应由医疗机构内部授权，具有抗菌药物临床应用经验的感染性疾病科、呼吸科、重症医学科、微生物检验科、药学部等具有高级专业技术职务任职资格的医师和抗菌药物等相关专业临床药师担任。

（2）特殊使用级抗菌药物不得在门诊使用。

（3）有下列情况之一可考虑越级应用特殊使用级抗菌药物：①感染病情严重者；②免疫功能低下患者发生感染时；③已有证据表明病原菌只对特殊使用级抗菌药物敏感的感染。使用时间限定在 24 小时之内，其后需要补办审办手续并由具有处方权限的医师完善处方手续。

三、抗菌药物临床应用监测

（一）抗菌药物临床应用监测内容

医疗机构应每月对院、科两级抗菌药物临床应用情况开展调查。项目包括：①住院患者抗菌药物使用率、使用强度和特殊使用级抗菌药物使用率、使用强度；②Ⅰ类切口手术抗菌药物预防使用率和品种选择，给药时机和使用疗程合理率；③门诊抗菌药物处方比例、急诊抗菌药物处方比例；④抗菌药物联合应用情况；⑤感染患者微生物标本送检率；⑥抗菌药物品种、剂型、规格、使用量、使用金额，抗菌药物占药品总费用的比例；⑦分级管理制度的执行情况；⑧其他反映抗菌药物使用情况的指标；⑨临床医师抗菌药物使用合理性评价。

医疗机构应按国家卫生健康委抗菌药物临床应用监测技术方案，定期向全国抗菌药物临床应用监测网报送本机构相关抗菌药物临床应用数据信息。

（二）抗菌药物监测指标

1. 门（急）诊抗菌药物处方比例　门（急）诊含抗菌药物处方数占同期医疗机构处方总数的比例，能够反映医疗机构门（急）诊抗菌药物的使用情况。计算公式为：

$$门（急）诊抗菌药物处方比例 = \frac{门（急）诊同期含抗菌药物处方数}{总处方数} \times 100\%$$

2. 住院患者抗菌药物使用率　住院患者使用抗菌药物人数占同期医疗机构住院患者总数的比例，能够反映医疗机构住院患者抗菌药物使用情况。计算公式为：

$$住院患者抗菌药物使用率 = \frac{同期使用抗菌药物人数}{总出院人数} \times 100\%$$

［说明］为便于统计，住院患者使用抗菌药物人数和住院患者总数均以出院患者的人数计算。

3. 住院患者抗菌药物使用强度　住院患者平均每日每百张床位所消耗抗菌药物的 DDD 数，能够反映医疗机构住院患者抗菌药物的使用情况，衡量医院抗菌药物合理用药管理水平的重要指标。计算公式为：

$$住院患者抗菌药物使用强度 = \frac{住院患者抗菌药物消耗量（累积 DDD 数）}{同期收治患者人天数（总住院日）} \times 100$$

［说明］①限定日剂量（defined daily dose，DDD）是指某一特定药品以主要适应证用于成年人的平均日剂量。DDD 是 WHO 根据临床药物应用情况，人为制定的每日用药剂量，用来作为测量药物利用的单位。对于未给出明确 DDD 值的抗菌药物，参照国家卫生健康委员会抗菌药物临床应用监测网提供的数据。②住院患者抗菌药物消耗量（累积 DDD 数）是统计周期内医疗机构（或科室）所有抗菌药物 DDDs 相加的总和。而某一抗菌药物 DDDs = 某一抗菌药物消耗量/DDD 值。③住院患者床日数 = 平均住院天数×同期出院患者总数。④DDD 是根据成人用药制定的值，儿童尚无相应系统；当推荐的剂量需根据体重计算时，体重设定为 70kg；确立 DDD 通常根据药物的维持剂量，不考虑起始剂量和预防剂量；不同用药途径的用药剂量不同时，DDD 值也不同。⑤复方制剂的 DDD 按主要成分计。比如，阿莫西林口服途径的 DDD 值为 1g，阿莫西林克拉维酸钾口服途径的 DDD 值也为 1g，阿莫西林克拉维酸钾注射途径的 DDD 值为 3g。

4. 住院患者特殊使用级抗菌药物使用量占比　住院患者特殊使用级抗菌药物使用量占同期住院患者抗菌药物使用量的比例，能够反映医疗机构特殊使用级抗菌药物的使用情况。计算公式为：

$$住院患者特殊使用级抗菌药物使用量占比 = \frac{住院患者特殊使用级抗菌药物使用量（累计 DDD 数）}{同期住院患者抗菌药物使用量（累计 DDD 数）} \times 100\%$$

5. Ⅰ类切口手术抗菌药物预防使用率　Ⅰ类切口手术预防使用抗菌药物的患者数占同期Ⅰ类切口手术患者总数的比例，能够反映医疗机构抗菌药物预防用药情况。计算公式为：

$$Ⅰ类切口手术抗菌药物预防使用率 = \frac{Ⅰ类切口手术预防使用抗菌药物的患者数}{同期Ⅰ类切口手术患者总数} \times 100\%$$

［说明］Ⅰ类切口手术患者预防使用抗菌药物比例不超过30%，其中，腹股沟疝修补术（包括补片修补术）、甲状腺疾病手术、乳腺疾病手术、关节镜检查手术、颈动脉内膜剥脱手术、颅骨肿物切除手术和经血管途径介入诊断手术患者原则上不预防使用抗菌药物。

6. 感染患者微生物标本送检率　医疗机构要采取综合措施，努力提高微生物标本质量，提高血液及其他无菌部位标本送检比例，保障检测结果的准确性。根据临床微生物标本检测结果合理选用抗菌药物，接受抗菌药物治疗的住院患者抗菌药物使用前微生物检验样本送检率不低于30%，接受限制使用级抗菌药物治疗的住院患者抗菌药物使用前微生物检验样本送检率不低于50%；接受特殊使用级抗菌药物治疗的住院患者抗菌药物使用前微生物送检率不低于80%。

7. 抗菌药物指标目标值　综合医院住院患者抗菌药物使用率不超过60%，门诊患者抗菌药物处方比例不超过20%，急诊患者抗菌药物处方比例不超过40%，抗菌药物使用强度力争控制在每百人天40DDDs以下。口腔医院、肿瘤医院、儿童医院、精神病医院、妇产医院抗菌药物临床应用指标目标值详见不同医院抗菌药物指标目标值。

不同医院抗菌
药物指标目标值

> 🔗 **知识链接**
>
> **全国抗菌药物临床应用监测网与细菌耐药监测网**
>
> **1. 全国抗菌药物临床应用监测网**　入网医疗机构通过网络直接上报月度、季度和年度监测数据。按月上报30份住院患者非手术组、手术组抗菌药物使用病例，100张门诊患者抗菌药物处方，并分析住院和门诊抗菌药物使用情况；季度提取出院患者抗菌药物消耗量、使用金额、品种及品种数（按药品通用名统计），分析住院患者抗菌药物消耗使用情况；年度上报医院抗菌药物管理使用情况，及医院医疗及药品收入、抗菌药物使用经费情况。
>
> **2. 全国细菌耐药监测网**　监测方式主要为被动监测，不定期开展主动监测和目标监测。将医疗机构常规微生物药敏试验数据按季度定期经细菌耐药监测信息系统上报至主管部门，通过计算机和人工分析处理，每年度统计出临床常见致病菌对各类抗菌药物的敏感率和耐药率，编写年度细菌耐药监测报告，并持续监测细菌耐药性变迁情况。
>
> 两网自2005年建立以来，为及时掌握全国抗菌药物临床应用和细菌耐药形势，研究制定相关抗菌药物临床应用管理政策提供了科学依据。

> 🔗 **知识链接**
>
> **落实抗菌药物处方点评制度**
>
> 医疗机构组织感染、药学、微生物等相关专业技术人员对抗菌药物处方、医嘱实施专项点评。充分运用信息化手段，每个月组织对25%的具有抗菌药物处方权医师所开具的处方、医嘱进行点评，每名医师不少于50份处方、医嘱，重点抽查感染科、外科、呼吸科、重症医学科等临床科室以及Ⅰ类切口手术和介入诊疗病例。

抗菌药物点评结果向全院进行公示，并作为科室和医务人员绩效考核重要依据。对出现抗菌药物超常处方 3 次以上且无正当理由的医师提出警告，限制其特殊使用级和限制使用级抗菌药物处方权；限制处方权后，仍出现超常处方且无正当理由的，取消其抗菌药物处方权。药师未按照规定审核抗菌药物处方与用药医嘱，造成严重后果的，或者发现处方不适宜、超常处方等情况未进行干预且无正当理由的，医疗机构应当取消其药物调剂资格。医师处方权和药师药物调剂资格取消后，在 6 个月内不得恢复。

任务三　超说明书用药管理

岗位情景模拟

情景描述　患者，女，45 岁，确诊肺腺癌（$cT_{2a}N_2M_{1a}$ IVa 期）。行抗肿瘤药物治疗，具体方案：贝伐珠单抗 400mg ivgtt d1 + 注射用培美曲塞 800mg ivgtt d1 + 注射用顺铂 60mg ivgtt d1～2，21d 为一周期。采用联合方案预防恶心呕吐：地塞米松 10mg iv d1，5mg d2～4 + 帕洛诺司琼 0.25 mg iv d1 + 福沙匹坦 150 mg iv d1。第一天患者出现轻微的恶心，呕吐 1 次。第二天患者未再出现恶心、呕吐症状。

讨论　1. 地塞米松用于预防恶心呕吐是否属于超说明书用药？

　　　2. 允许该用法在医院使用应具备哪些条件？医院管理部门应如何监管？

超说明书用药又称"药品未注册用法"（off - label uses）是指药品的应用超出国家药监部门批准、生产企业提供的药品说明书和标签界定范围，包括但不限于超出适应证、剂量、给药途径、给药频率、疗程或人群等。药品说明书是经过严格的临床试验，并经过药品监督管理部门审核通过，具有重要法律地位的用药依据。随着临床实践的快速发展，目前批准上市的药品尚不能完全满足患者的用药需求，药品说明书也往往滞后于临床实践，一些具有高级别循证医学证据的用法等未能及时在药品说明书中明确规定，在此背景下，超说明用药在临床中广泛存在。超说明书用药不同于不合理用药，故需要对其单独进行管理。

近年来，为规范医疗机构的超说明书用药，保障患者的利益，规避医务工作者的法律风险，我国医药学界多个学术团体相继发布了多个超说明书专家共识和超说明用药目录。以广东省药学会为例，先后发布了《药品未注册用法专家共识（2010 年版）》《医疗机构超药品说明书用药管理专家共识》《超药品说明书用药中患者知情同意权的保护专家共识》《超药品说明书用药药物经济学评价专家共识》等，且多年来持续更新《超药品说明书用药目录》。此外，还有《抗菌药物超说明书用法专家共识》《中国儿科超说明书用药专家共识》《山东省超药品说明书用药专家共识（2022 年版）》等一系列超说明书用药的专家共识相继发布。2022 年 9 月由北京协和医院牵头与兰州大学循证医学中心组织相关领域多学科专家共同制定了《中国超药品说明书用药管理指南（2021）》，并以英文形式 *Management guideline for the off - label use of medicine in China（2021）* 发表于 *Expert Review of Clinical Pharmacology*。

一、超说明书用药的法律依据与法律风险

因超说明书用药的用法未在说明书上记载，在我国目前的环境下，超说明书用药面临一定的医疗风

险和法律问题。临床实践过程中，由超说明书用药引起的医疗损害赔偿案件并不少见，近些年也不时见诸报端，引起了医疗界、法律界和广大民众的关注。从法院判决的有关超说明书用药的诉讼案例中，缺乏循证依据、知情同意书不明确、医院管理制度的功能缺陷及未进行用药监测是超说明书案件判决的主要问题。循证依据的合理性是医疗鉴定中的关键因素，然而目前在司法鉴定中应该遵循哪套循证证据评价体系尚无统一标准。充分的知情告知是司法判定的重要依据，如未在知情书同意书中明确表述为"超说明书用药"，判决中仍可被认定医疗机构未尽到知情同意告知责任或告知不充分。是否对使用超说明书用药的患者进行用药监护，对超说明书用药后出现的不良事件进行及时处理，也是司法判定的考量点。

2022 年 3 月 1 日，《中华人民共和国医师法》（以下简称《医师法》）正式施行，首次将超说明书用药写入法条。《医师法》第二十九条规定：在尚无有效或者更好治疗手段等特殊情况下，医师取得患者明确知情同意后，可以采用药品说明书中未明确但具有循证医学证据的药品用法实施治疗。医疗机构应当建立管理制度，对医师处方、用药医嘱的适宜性进行审核，严格规范医师用药行为。随着《医师法》的出台，特定条件下的超说明书用药受到了法律保护。

二、允许超说明书用药的特定条件

根据《医师法》《中国超药品说明书用药管理指南（2021）》以及相关专家共识，经评估同时满足以下情形时，可考虑进行超说明书用药。

（一）尚无有效或者更好治疗手段等特殊情况

超说明书用药需建立在常规药物治疗效果不佳或尚无更好治疗手段的基础上，充分考虑药品不良反应、禁忌证、注意事项，权衡患者获得的利益大于可能出现的危险，保证该超说明书用法是最适宜的治疗方案。

（二）具有循证医学证据支持

循证医学证据是临床实践的基石，所有的临床决策均应以现有的证据为基础。可靠的循证医学证据是超说明书用药最重要的先决条件。可采纳高级别的循证医学证据，包括其他国家或地区药品说明书中已注明的用法，国际权威学会组织或国家级学会协会发布的经国家卫生健康委员会认可的诊疗规范、临床诊疗指南和临床路径，随机对照临床试验（randomized controlled trial，RCT）的荟萃分析（meta - analysis）等。具体的超说明书用药循证证据分级介绍见本任务中"超说明书用药循证证据分级"部分。

（三）取得明确知情同意

知情同意是指医疗活动中临床医师的说明、告知和患者的同意。医方应当尊重患者和（或）近亲属对用药的知情权，对超说明书用药的不确定性、潜在风险和医疗费用等情况向患方进行充分的解释、说明，患方在完全理解医方的说明之后，根据自己的理解作出接受或者拒绝医方实施医疗行为的决定。

拟进行超说明书用药前，医生应充分告知患者超说明书用药的性质和该用法可能出现的各种不可预测的危险，并在患者表示理解后签署知情同意书（表 7-1）。医疗机构制定的超说明书用药的知情同意书模板，至少应包括：①告知本次用药涉及超说明书用药；②告知超说明书用药的含义；③超说明书用药的原因；④建议方案的性质、利弊和可能出现的不良事件和（或）不良反应及其应急方案；⑤替代治疗方案的性质和利弊；⑥用药注意事项；⑦随访相关事宜；⑧如何监测和报告不良事件/不良反应。

表 7 - 1　超说明书用药知情同意书样表

姓名：　　　　　　　　性别：　　　　　　　　　　年龄：

科室：　　　　　　　　　　　　　身份证号：

临床诊断：

涉及超药品说明书用药的药品（以下简称被告知药品）

名称：　　　　　　　　　剂型：　　　　　　　　　　规格：

药品单价：　　　　　　　　　　　　用法用量：

疗程：

1. 为了患者健康利益的最大化，针对目前病情，我们建议使用药品说明书之外的用药方法，为了让您更好地理解，我们进行如下善意告知：

替代医疗方案及其疗效：

2. 超药品说明书用药的依据：

3. 针对患者的病情，我们已经按照药品说明书进行了常规药物治疗，目前评估效果不佳。在充分考虑药品不良反应、禁忌证、注意事项、权衡患者获得的利益大于可能出现的危险，我们认为被告知药品的超说明书用法是适宜的治疗方案。

4. 此处所说的超药品说明书用药不涉及临床试验或医学研究。

5. 您有权利要求医师/药师用通俗的语言对本知情同意书所载内容进行讲解，在讲解后您有权利向其提问，以便充分了解这次治疗用药的剂量、方法、可能的效果及可能的危害等。

6. 您已经被告知并理解，使用被告知药品可能发生意外或以下不良反应，包括且不限于：

①

②说明书之外不可预见的药品不良反应：

　　如果发生医疗意外情况或上述不良反应，医生将按照诊治常规进行积极救治，使您尽快康复。

　　我声明：经医师/药师告知，我已认真倾听和阅读并理解上述全部内容，对此超药品说明书用药存在的风险充分知晓，完全了解该药物治疗的必要性、可能出现的药品不良反应、意外和并发症，了解并自愿承担所做决定的风险及后果。经慎重考虑，同意□/不同意 □ 接受被告知药品的超说明书用法，并接受此种治疗可能发生的医疗风险。

患者或家属（法定代理人）签名：

法定代理人与患者关系：

医师签名：　　　　　　　　　　　　药师签名：

　　　　　　　　　　　　　　　　日期：_____年_____月_____日

　　如果患者为18岁以下未成年人、患者丧失意识或各种原因导致思维障碍，由监护人或近亲属代签本知情同意书。如果患者曾明确告知同意（或法定代理人要求）对其采取隐瞒病情的保护性医疗措施，由患者书面授权的法定代理人签署本知情同意书。

　　　　　　　　　　　　　　　　药品说明书粘贴处

注：此药品超说明书用药知情同意书参照《超药品说明书用药中患者知情同意权的保护专家共识》（广东省药学会）。

（四）医疗机构建立管理制度，规范超说明用药行为

医疗机构应建立超说明书用药管理制度、技术规范，对药品说明书中未明确但具有循证医学证据的药品用法进行严格管理。应对医师处方、用药医嘱的适宜性进行审核，严格规范医师超说明书用药行为。要求临床医生向医院药事管理和药物治疗学委员会、医院伦理委员会提出申请，经审批通过的超说明书用药方可在医疗机构中使用。

（五）不得以试验、研究或其他关乎医务人员自身利益为目的的使用

超说明书用药目的必须仅仅是为了患者的利益，而不是以试验、研究或其他关乎医务人员自身利益为目的的使用，这体现医疗人员基本职业素养。

三、超说明书用药的管理

目前，医疗机构超说明书用药管理尚无统一的规定。根据《医疗机构超药品说明书用药管理专家共识》《中国超药品说明书用药管理指南（2021）》，超说明书用药管理的组织架构、备案审核流程、权限和用药管理建议如下。

（一）超说明书用药管理的组织架构

医疗机构应制定明确的超说明书用药管理制度和管理流程。超说明书用药管理的组织架构主要由医院管理部门、相关临床科室、药学部门和超说明书用药审批机构（包括药事管理与药物治疗学委员会以及伦理委员会）组成。

（二）超说明书用药备案审核

1. 超说明书用药申请　拟超说明书用药的科室经科室讨论后，向医院药学部门提交超说明书用药申请表（表7-2），并附超说明书用药方案、风险应急预案以及超说明书用药依据。超说明书用药依据通常为循证医学证据，包括：国内外说明书、政府文件、随机对照试验的系统评价或荟萃分析文献、其他对照试验、病例观察文献、指南、专家共识等。

超说明书用药方案及风险预案（样式）

表7-2　超说明书用药备案申请表（样表）

药品名称：
说明书规定的内容（适应证、用法用量、给药途径）：
申请超说明书用药的内容及具体用药方案：
超说明书用药的原因及证据支持：
申请科室：　　　　　　申请医生签名：　　　　　　　　日期： 科主任签名：　　　　　　日期：

2. 药学部门初审　药学部门对临床科室提交的超说明书用药申请及相关证据进行初步审核，主要针对药品的超说明书用法进行循证医学评价。对证据不充分的备案申请应要求临床科室补充提供相关依据。药学部门整理超说明书用药申报清单，提交医疗机构药事管理与药物治疗学委员会和（或）伦理委员会审核。

3. 药事管理与药物治疗学委员会（组）和/或伦理委员会审批　药事管理与药物治疗学委员会（组）和/或伦理委员会对提交的超说明书用药进行审核。审核通过的超说明书用药，形成本机构超说明书用药清单并定期更新。

（三）超说明书处方权限及用药管理

1. 只有在医务部门备案的超说明书用药可在本医疗机构范围内应用。根据《医疗机构超药品说明书用药管理专家共识》对于超说明书用药处方权限的建议，经药事管理与药物治疗学委员会（组）审批通过的药品，主治医师以上具有处方权；经伦理会审批通过的药品，副主任医师以上具有处方权。在紧急情况下使用未经备案的超说明书用药方案的，由科主任提出超说明书用药申请，报医务部门同意后可使用。确无时间提前申请的，可在抢救结束后补交申请资料。以上特殊情况下的超说明书用药，仍须尽快经药事管理与药物治疗学委员会（组）和伦理会审批。通过的，可按批准方案使用；未通过的，立即停止使用。

2. 原则上所有超说明书用药均须有详细的病程记录，在使用前与患者签署知情同意书，明确告知其使用风险与获益。

3. 临床科室应监测超说明书用药后的疾病进展及相关不良事件和（或）不良反应，并在规定时间内向院内不良反应/事件监测平台报告。药学部门接收和监测临床医生和患者在超说明书用药过程中报告的不良反应，并协助做好不良反应的救治管理工作。

4. 医疗机构药事管理与药物治疗学委员会应针对超说明书用药开展临床用药监测、评价和超常预警工作，定期组织医学和药学专家对超说明书用药的药品品种进行有效性和安全性评估，及时终止不安全、不合理的用法，以保障患者用药安全，降低医疗风险。上述定期评估还应鼓励突破医疗机构，即在行业内与同行进行分享和讨论。

四、超说明书用药循证证据分级

超说明书用药申请过程中，药师需对临床提交的超说明书用药申请附带的用药依据进行评价，判断证据级别。目前有多个方法学体系可以用来超说明书用药的证据评价和推荐强度的分级。

1. GRADE（Grading of Recommendations Assessment, Development and Evaluations）证据分级标准 GRADE 证据质量分级（表 7-3）与推荐强度系统（表 7-4）于 2004 年推出，是当前最被认可的国际标准之一，已被 WHO、Cochrane 协作网等 100 多个国际重要组织采用进行系统评价、临床实践指南制定和卫生技术评估等工作。该分级标准同样也适用于超说明书用药的证据评价。

表 7-3 GRADE 证据质量分级

证据级别	具体描述	研究类型	表达字母
高级证据	我们非常确信真实的效应值接近效应估计	· RCT · 质量升高二级的观察性研究	A
中级证据	对效应估计值我们有中等程度的信心：真实值有可能接近估计值，但仍存在二者大不相同的可能性	· 质量降低一级的 RCT · 质量升高一级的观察性研究	B
低级证据	我们对效应估计值的确信程度有限：真实值可能与估计值大不相同	· 质量降低二级的 RCT · 观察性研究	C
极低证据	我们对效应估计值几乎没有信心：真实值很可能与估计值大不相同	· 质量降低三级的 RCT · 质量降低一级的观察性研究 · 系列病例观察 · 个案报道	D

表 7-4 GRADE 证据推荐强度分级

证据质量	推荐强度	具体描述	表达数字
高级证据	支持使用某项干预措施的强推荐	评价者确信干预措施利大于弊	1
中级证据	支持使用某项干预措施的弱推荐	利弊不确定或无论高低质量的证据均显示利弊相当	2
低级证据	反对使用某项干预措施的弱推荐		3
极低证据	反对使用某项干预措施的强推荐	评价者确信干预措施弊大于利	4

2. 英国牛津循证医学中心（Oxford Centre for Evidence – based Medicine，OCEBM）证据分级标准　OCEBM 证据分级标准由英国循证医学和临床流行病学专家组与 Cochrane 中心联合发布，是目前证据分级体系中较经典且广泛使用的标准。OCEBM 证据分级体系（表 7 – 5）于 2011 年完成更新，更新后的 OCEBM 标准使临床医生能更加快速、方便地判断证据质量分级。

表 7 – 5　OCEBM 证据质量分级

推荐强度	质量分级	具体描述
A	1	随机对照试验或荟萃分析
B	2	高质量、可重复且全面的文献综述，同时提供证据综合以及可操作性的建议或系统综述
	3	多中心的数据比较研究、多中心案例研究或大样本定量研究
C	4	小样本、单中心定性或定量研究
D	5	描述性研究和（或）个案报告，通常包括观察、告诫和对管理者重要的建议
	6	权威专家或专家委员会的意见，一般基于专家经验

3. Micromedex 数据库的 Thomson 证据分级标准　超说明书用药中常采用美国权威的循证医药学数据库 Micromedex 的 Thomson 分级系统（表 7 – 6），分别对有效性等级、推荐强度和证据等级进行评价。广东省药学会发布的超说明书用药目录也采用该评价系统。

表 7 – 6　Micromedex Thomson 分级系统

有效性等级		
等级	是否有效	含义
Class I	治疗有效	药物治疗方案对特定适应证的证据和（或）专家意见表明治疗有效
Class Ⅱa	证据支持有效	药物治疗方案对特定适应证有效性的证据和（或）专家意见存在分歧，但证据和（或）专家意见倾向有效
Class Ⅱb	有效性具有争议	药物治疗方案对特定适应证有效性的证据和（或）专家意见存在分歧，证据和（或）专家意见对其有效性存在争议
Class Ⅲ	治疗无效	药物治疗方案对特定适应证的证据和（或）专家意见表明治疗无效

推荐等级		
等级	是否推荐	含义
Class I	推荐	药物治疗方案已被证实有效，推荐使用
Class Ⅱa	大多数情况下推荐	药物治疗方案通常认为是有效的，在大多数情况下推荐使用
Class Ⅱb	在某些情况下推荐	药物治疗方案可能有效，在某些情况下推荐使用，但大多数情况下不推荐使用
Class Ⅲ	不推荐使用	药物治疗方案没有效果，应避免使用
Class Indeterminate	不明确	

证据等级	
分类	含义
Category A	证据基于以下证据：随机对照试验的荟萃分析；多个、设计良好、大规模的随机临床试验
Category B	证据基于以下证据：结论冲突的随机对照试验的荟萃分析；小规模或研究方法有显著缺陷的随机对照试验；非随机研究
Category C	证据基于以下证据：专家意见或共识；个案报道或系列案例
No Evidence	没有证据

4.《中国超药品说明书用药管理指南（2021）》关于循证证据推荐意见　一般情况下，建议以证据质量分级体系 GRADE B 级及以上的证据、OCEBM 2 级及以上的证据、Micromedex 的 Thomson 分级

系统Ⅱa级及以上证据作为超说明书用药有效性评价的高等级循证依据。证据等级越高，推荐力度越大。

1级有效性证据：GRADE A级、OCEBM 1级或 Thomson 分级系统Ⅰ级，制订强推荐意见，推荐临床应用。2级有效性证据：GRADE B级、OCEBM 2级或 Thomson 分级系统Ⅱa级，制订中等强推荐意见，建议临床应用。3级有效性证据：GRADE C级、OCEBM 3级或 Thomson 分级系统Ⅱb级，制订弱推荐意见，在某些特定情况下可尝试临床应用。4级有效性证据：GRADE、OCEBM 4/5 或 Thomson 分级系统Ⅲ级，不制订推荐意见，不推荐临床应用（注：国际公认的，国外的药品说明书、临床实践指南和共识声明可被视为1级证据）。

特殊情况下，无法获取证据级别较高的有效性证据时，如罕见病、新生儿、突发公共卫生事件等，建议评估低等级循证依据（如病例对照、病例系列、病例报告等）的同时，结合疾病严重程度、有无替代治疗方案、药物特点、经济性等多种因素，评估患者可能获益和风险。

超说明书用药安全性评估可根据我国《药品不良反应报告和监测管理办法》以"一般"和"严重"来区分不良反应造成的损害严重程度，同时应综合考虑不良反应的发生率、上市时间和其有效性等整体因素。

任务四　医院用药动态监测与超常预警

岗位情景模拟

情景描述　全院药品数据分析发现5月丁苯酞注射液全院用药金额较4月增加了50%。

讨论　1. 如果你是医院药事管理人员，如何判断5月丁苯酞注射液在临床使用的合规性？

2. 如丁苯酞注射液属于超常使用且无正当理由，可采取哪种干预措施？

《处方管理办法》第四十四条指出，医疗机构应当对处方实施动态监测及超常预警，对不合理用药及时予以干预。《医疗机构药事管理规定》第二十条指出，医疗机构应当建立临床用药监测、评价和超常预警制度，对药物临床使用安全性、有效性和经济性进行监测、分析、评估，实施处方和用药医嘱点评与干预。

医院用药动态监测与超常预警是医疗质量管理的重要措施，目的是加强药品使用监管，规范医务人员的用药行为，促进临床合理用药。执行药品动态监测和超常预警是医院行风建设的重要内容，也是清廉医院建设的必要内容。医院内使用的所有临床药品均为动态监测与超常预警的对象，其中麻醉精神类药物、抗菌药物、抗肿瘤药物和重点监控药品等为动态监测与超常预警的重点品种。

一、组织管理

1. 建立组织机构　建立由药学部门、医务管理、质量管理、临床专家组成的药品动态监测与超常预警管理工作组。工作组应在医院药事管理与药物治疗学委员会（组）领导下开展工作，由药学部门具体负责实施。

2. 制定制度　医院应建立药品动态监测与超常预警制度，对临床用药实行动态监测，对超常使用药品进行警示与干预，进一步使药品动态监测工作制度化、规范化。

二、实施过程

1. 药品动态监测与统计分析　医院药学部门定期对医院药品使用情况进行动态监测和统计分析，包括统计处方指标、药品用量、科室/医生用药情况。

（1）处方指标分析　可按医院、科室、医生分别统计处方合格率、门诊均次药费、住院患者均次药费、基本药物使用占比等处方指标，初步评估用药结构是否合理。

（2）药品用量分析　统计药品使用量和使用金额，进行逐月增长率排序分析（可反映同一品种药品用量趋势变化），确定药品用量走势。

（3）科室/医生用药分析　统计各临床科室药品使用量和消耗金额，进行逐月增长率排序分析，必要时统计相关医生的用药情况，确定各科室和医生的药品用量走势。抗菌药物可按抗菌药物使用强度、不同级别抗菌药物使用情况进行统计，以了解各科室选用抗菌药物的合理性。

2. 筛选超常使用的药品　根据各处方指标、药品用药走势、科室用量走势、医生用量走势、病种结构及变化、药品品种调整等初步分析合理性。筛选出超常使用的药品品种，如药品消耗金额排名第一、连续 2 或 3 个月药品消耗金额排名前几位、消耗金额增幅大于 30% 的药品等。

3. 合理用药处方点评　对无法确定临床使用合理性的超常使用药品进行合理用药处方点评，由处方点评工作小组负责点评工作。

4. 公示与干预　药品动态监测结果以及合理用药处方点评结果应在医院内网进行公示。对发现的问题要进行跟踪管理和干预，实现持续改进。

5. 超常预警　对存在超常使用且无正当理由的，提交医院药事管理与药物治疗学委员会（组）进行讨论，并根据动态监测结果分别做出预警、限制使用、暂停使用和停用的处置。

三、监管与落实

超常使用且无正当理由的相关科室和医生，如果情节严重的，除通报和公示外，由医院纪委进行约谈。医院药事管理与药物治疗学委员会（组）要不定期地对医院药品使用动态监测和超常预警制度的落实执行情况进行检查，发现问题及时纠正。

▌任务实施

实训十二　药物临床应用管理

一、任务目的

综合运用所学知识与技能，开展处方点评、抗菌药物和超说明书用药管理。

1. 掌握　处方点评和抗菌药物处方点评的点评技巧；处方合格率等处方结果的计算。

2. 熟悉　超说明书用药审核流程和知情同意书的告知内容。

3. 养成科学、公正、务实的工作作风。

二、材料准备

准备 10 张处方（含抗菌药物处方），提供的处方需涉及不规范处方、用药不适宜处方、超常处方（含超说明书用药处方），以及合理处方；准备超说明书用药知情同意书样表；计算机。

三、实施步骤

步骤一　设计处方点评表

设计处方点评表，点评表内容应涵盖患者处方号/病历号、年龄、处方医师、处方诊断、处方内容、合理性评价、点评内容/存在问题等。

步骤二　开展处方点评

（1）对提供的临床处方的合理性进行分组讨论。

（2）将点评结果填写入处方点评表中。

（3）计算本次处方点评的处方合格率、处方不适宜率。

步骤三　处方点评结果公示与反馈

（1）根据本次处方点评结果，练习书写处方点评结果公示材料。

（2）针对不合理处方，练习书写处方医师沟通反馈单。

（3）模拟点评药师与处方医师，针对不合理处方进行电话/面对面沟通反馈。

步骤四　超说明用药审核和知情同意书设计

（1）假设临床科室计划提交本次处方点评发现的超说明书用药的备案申请，模拟向临床医生告知需提交的超说明用药申请材料，以及详细介绍超说明书用药审核流程。

（2）设计该超说明书用药的知情同意书。

四、任务要点

1. 进行处方点评，判断不规范处方、用药不适宜处方和超常处方。

2. 规范处方点评表的填写。

3. 模拟处方点评结果的公示与反馈。

4. 模拟超说明书用药的申请审核和知情告知。

五、总结与效果评价

姓名		组别	
实训地点		实训时间	
处方点评表内容设计全面		□是	□否
会判断不规范处方、用药不适宜处方和超常处方		□是	□否
处方点评表内容填写规范		□是	□否
会计算处方点评合格率等		□是	□否
处方点评结果公示材料书写规范、完整		□是	□否
处方点评沟通反馈到位		□是	□否
超说明书用药申请材料、审核流程讲解准确		□是	□否
超说明书用药知情同意书内容完整		□是	□否
任务总结			
药德感悟			
任务实施情况	□优	□良	□合格	□差
组长签字				

任务五 药品不良反应监测与上报

岗位情景模拟

情景描述 患者，男，50 岁，诊断为隐球菌性脑膜炎。医嘱予 5% 葡萄糖注射液 500ml + 注射用两性霉素 B 脂质体 25mg ivgtt qd 抗感染治疗。患者在静脉滴注两性霉素 B 脂质体的过程中，感寒战、发冷，继而出现胸闷、呼吸急促，立即予停用。查体：体温 37.8℃，心率 140 次/分，血压 90/50mmHg，血氧饱和度 70%，周身出现散在的红色点状皮疹。立即予肾上腺素 0.3mg im 抗休克，地塞米松磷酸钠注射液 5mg ivgtt 抗过敏治疗，1 小时后患者上述不适症状逐渐缓解。

讨论 1. 患者上述反应与用药是否存在相关性？

2. 如考虑为药品不良反应，应当如何填写药品不良反应报告表？

《中华人民共和国药品管理法》（以下简称《药品管理法》）第十二条规定："国家建立药物警戒制度，对药品不良反应及其他与用药有关的有害反应进行监测、识别、评估和控制"。药物不良反应报告与监测是我国目前对上市后药品安全性监管的主要方式之一，随着 2019 年新《药品管理法》的实施，药品不良反应监测工作扩展到药物警戒范畴。医疗机构作为药品使用的主要场所和药物警戒的关键参与方，应构建本机构的药物警戒体系，以监测、识别、评估、控制药品不良反应及其他与用药相关的有害反应。医疗机构的所有医务人员，都应该是用药风险的防范者与报告者。同时，《药品管理法》第一百三十四条也指出"医疗机构未按照规定报告疑似药品不良反应的，责令限期改正，给予警告；逾期不改正的，处五万元以上五十万元以下的罚款"。

2020 年，国家药品监督管理局在《关于进一步加强药品不良反应监测评价体系和能力建设的意见》中指出，要加快构建以药品不良反应监测机构为专业技术机构、持有人和医疗机构依法履行相关责任的"一体两翼"工作格局。"一体"即自上而下的药品不良反应监测机构，"两翼"分别是持有人和医疗机构，其中医疗机构是药品使用的主要场所，是药物警戒活动的关键参与方，其药物警戒体系构建是国家药物警戒制度建设的重要一环。《药品不良反应报告和监测管理办法》（以下简称《办法》）也要求医疗机构获知或者发现可能与用药有关的不良反应，应当通过国家药品不良反应监测信息网络报告，并保证报告内容真实、完整、准确。

知识链接

药物警戒质量管理规范

药物警戒质量管理规范（Good Pharmacovigilance Practices，GVP）是针对药品全生命周期内药物警戒活动开展的技术标准与技术指导。为了配合《药品管理法》《疫苗管理法》的立法要求，规范和指导我国药物警戒活动，国家药监局组织制定了《药物警戒质量管理规范》，并于2021 年 12 月 1 日起正式施行，是我国 GVP 的首次实施。

虽然 GVP 适用于药品上市许可持有人和获准开展药物临床试验的药品注册申请人开展的药物警戒活动。但第三十三条、第三十九条、第八十八条以及第九十三条对医疗机构收集和报告疑似药品不良反应、加强监测、药品使用限制和召回以及风险沟通等均提出了相关要求。

一、开展上市后药品不良反应监测的必要性

（一）药品上市前临床研究的局限性

药品上市前的临床研究受到以下因素的限制而无法发现所有的药品不良反应。

（1）试验设计　临床试验的设计往往无法模拟临床上复杂多变的实际情况，如合并用药等所带来的问题，只能在药品上市大量使用后才能发现。

（2）观察范围　临床试验的观测指标往往较狭窄，只限于试验方案中列入的检查项目，未列入观察要求的临床现象可能被疏漏。

（3）受试者数量　虽然药品在上市前开展了药物临床试验，但是受试者的数量较少，一些罕见的不良反应难以在临床试验阶段被发现。

（4）受试者特征　临床试验的受试者年龄偏重中年年龄组，往往将儿童、老人、孕妇、哺乳期妇女、病情危重和有合并症者排除，所以上述人群的用药安全性问题需要在上市后进一步研究。

（5）研究时间　临床试验观察的时间较短，迟发的、长期用药后发生或者停药后可长期潜伏的不良反应则无法在临床试验中发现。

上述因素使一些发生率较低或迟发性的不良反应、药物相互作用等未能在上市前发现，导致我们对药品安全性和有效性的评价不够充分，对公众用药安全构成潜在的威胁。

（二）药品上市后临床应用的不合理性

不合理用药现象在全世界范围内普遍存在，回顾性分析发现我国住院病例不合理用药的发生率约为20%。临床不合理用药主要表现为用药指征不明确、存在用药禁忌证、疗程过长或过短、给药途径不适宜、用药剂量不适宜、不必要的药物联用等。不合理用药可能会导致药品不良事件，并对临床治疗造成不利影响，甚至可能加重患者病情。减少不合理用药是提升临床用药水平的关键。

（三）医疗机构是我国药品不良反应报告的主要来源

医疗机构是国家药品不良反应监测系统中药品不良反应报告的主要来源。根据《国家药品不良反应监测年度报告（2022年）》显示，2022年全国药品不良反应监测网络收到《药品不良反应/事件报告表》202.3万份，其中来自医疗机构的报告占87.6%，经营企业占8.1%；按照报告人职业统计，医生占55.9%、药师占25.8%、护士占12.5%、其他职业占5.8%，可见医疗机构是我国药品不良反应报告的主要来源，为达到药品不良反应监测的预期效果，应完善医疗机构药品不良反应上报机制，提高药品不良反应上报的及时性、准确率、上报率和上报质量。

二、药品不良反应的基本概念

（一）定义

1. 药品不良反应（adverse drug reaction，ADR）　是指合格药品在正常用法用量下出现的与用药目的无关的有害反应。其中包括副作用、毒性反应、后遗效应、变态反应、继发反应、特异质反应、药物依赖性、停药综合征等。

2. 药品不良事件（adverse drug event，ADE）　是指药物治疗期间所发生的任何有害的，并怀疑与药品有关的医疗事件，但该事件并非一定与用药有因果关系。药品不良事件是一切在药物治疗过程中发生的有害医学事件，不仅包含了药品不良反应，还包含用药错误和超剂量用药引起的作用，以及不合格

药品引起的有害反应。

3. 严重药品不良反应　是指因使用药品引起以下损害情形之一的反应：①导致死亡；②危及生命；③致癌、致畸、致出生缺陷；④导致显著的或者永久的人体伤残或者器官功能的损伤；⑤导致住院或者住院时间延长；⑥导致其他重要医学事件，如不进行治疗可能出现上述所列情况的。

对于不良反应来说，"严重程度"和"严重性"并非同义词。"严重程度"一词常用于描述某一特定事件的程度（如轻度、中度或重度心肌梗死），然而事件本身可能医学意义较小（如严重头痛）。"严重性"则不同，是以患者/事件的结局或所采取的措施为标准，该标准通常与造成危及生命或功能受损的事件有关。严重药品不良反应是指其"严重性"而非"严重程度"。

死亡病例应理解为怀疑因药品不良反应（如室颤）导致死亡的病例，而非只看病例结局本身。如果死亡病例的不良反应仅表现为轻度皮疹或腹痛，并不能导致死亡，患者死亡原因可能是原患疾病（如癌症）进展，则不能判定为严重药品不良反应，也不能归为死亡病例。

4. 新的药品不良反应　指药品说明书中未载明的不良反应。说明书中已有描述，但不良反应发生的性质、程度、后果或者频率与说明书描述不一致或者更严重的，按照新的药品不良反应处理。

5. 药品群体不良事件　指同一药品在使用过程中，在相对集中的时间、区域内，对一定数量人群的身体健康或者生命安全造成损害或者威胁，需要予以紧急处置的事件。

> 🖉 **知识链接**
>
> **正确认识药品不良反应报告**
>
> 药品不良反应是药品的固有属性，一般来说，所有药品都会存在或多或少、或轻或重的不良反应。药品不良反应监测是药品上市后安全监管的重要支撑，其目的是及时发现和控制药品安全风险。持有人、经营企业、医疗机构应当报告所发现的药品不良反应。国家鼓励公民、法人和其他组织报告药品不良反应。
>
> 经过各方努力，持有人、经营企业、医疗机构报告药品不良反应的积极性已经逐步提高，我国药品不良反应报告数量稳步增长，与欧盟、美国等国家和地区药品不良反应报告数量发展趋势相同。严重药品不良反应/事件报告比例是衡量报告总体质量和可利用性的重要指标之一。报告数量增多并非说明药品安全性下降，而是意味着监管部门掌握的信息越来越全面，对药品的风险更了解，风险更可控，对药品的评价更加有依据，监管决策更加准确。同样，在医疗实践中，能及时了解药品不良反应发生的表现、程度，并最大限度地加以避免，也是保证患者用药安全的重要措施。

（二）药品不良反应的分类

1. 按发生率分类　按照发生率的不同，可以将药品不良反应分为：①十分常见，≥1/10；②常见，≥1/100～<1/10；③偶见，≥1/1000～<1/100；④罕见，≥1/10000～<1/1000；⑤十分罕见，<1/10000。

2. 按药理作用分类　根据与药理作用的相关性将药品不良反应分为 A 型、B 型和 C 型三类。

（1）A 型不良反应　指由于药物的药理作用增强而引起的不良反应。其程度轻重与用药剂量有关，又称为量变型不良反应，一般容易预测，发生率较高而死亡率较低。A 型不良反应包括副作用、毒性反应，后遗效应、首剂效应、继发反应、停药反应等。例如普萘洛尔引起的心脏传导阻滞、抗胆碱能类药物引起的口干等。

（2）B 型不良反应　指与药物药理作用无关的异常反应。其程度轻重与用药剂量无关，又称为质变性不良反应，一般难以预测，发生率较低，但死亡率较高。B 类反应又分为特异质反应（idiosyncrasy）和变态反应。前者是由于基因遗传原因而造成的药物不良代谢，是遗传药理学（pharmacogenetics，亦称药物遗传学）的重要内容，如葡萄糖 – 6 – 磷酸脱氢酶缺乏症患者服用伯氨喹后出现溶血反应。后者即过敏反应，指机体再次接触某一相同抗原或半抗原所发生的组织损伤和机体紊乱的免疫反应，是外来的抗原性物质与体内抗体间所发生的一种对机体不利的病理性免疫反应，如某些药物引起的自身免疫病（急性肾小球肾炎、红斑狼疮等）、青霉素引起的过敏性休克。

（3）C 型药品不良反应　又称迟发性不良反应，与药品无明确的时间关系，发生时间一般在长期用药后，潜伏期长。具有非特异性、难预测、机制不明等特点，临床表现为致畸、致癌、致突变等。

3. 按发生原因分类

（1）副作用（side effect）　指药物按治疗剂量使用时，伴随出现的与固有药理作用相关，但与用药目的无关的作用。临床表现多轻微，呈一过性、可逆性，但难以避免。例如阿托品作为麻醉前给药抑制腺体分泌时，术后肠胀气、尿潴留则为副作用；当阿托品用于解除胆道痉挛时，心悸、口干则为副作用。该不良反应通常是由药物作用的低选择性造成的。

（2）毒性反应（toxic reaction）　由于患者个体差异、病理状态或合用其他药物等原因，造成相对用药剂量过大或用药时间过长，对人体某种功能或器质方面所带来的危害性反应。该反应有些是可逆的，有些是不可逆（药源性疾病）的。根据发生的快慢，毒性反应分为急性毒性和慢性毒性。急性毒性一般发生较快，多损害循环、呼吸及神经系统功能，而慢性毒性一般发生较缓，多损害肝、肾、骨髓、内分泌等器官功能。"致癌作用、致畸作用、致突变作用"三致反应为药物的特殊毒性，也属于慢性毒性的范畴。由于这些特殊毒性发生延迟，在早期不易发现，而且其表现可能和非药源性疾病相似，所以很难将它与引起的药物联系起来，因此需特别引起注意。

（3）后遗效应（residual effect）　是指停药后血药浓度已降至最低有效浓度以下时残存的药理效应。遗留时间可长可短，危害轻重不一。例如服用巴比妥类催眠药后次晨的宿醉现象。

（4）继发反应（secondary reaction）　是继发于药物治疗作用之后的一种不良反应。如广谱抗生素的长期应用使肠道菌群出现失调从而导致二重感染（superinfection）。

（5）停药反应（withdrawal reaction）　又称回跃反应或反跳现象，指长期用药后突然停药，出现原有疾病或症状加剧的现象。如长期应用可乐定，突然停药后次日血压急剧回升。

（6）变态反应（allergic reaction）　又称过敏反应（hypersensitive reaction），是药物刺激机体而产生的非正常的免疫反应，一般多见于过敏体质患者。这种反应的发生与药物固有药理效应和剂量无关，反应的严重程度因人因药而异，表现为皮疹、血管神经性水肿、哮喘、血清病、过敏性休克等。变态反应的致敏物质比较复杂，可以是药物本身或其代谢产物，也可以是药物制剂中的杂质。

（7）特异质反应（idiosyncratic reactions）　少数先天性遗传异常的患者对某些药物特别敏感，很小的剂量即可引起超出常人的强烈的药理效应。这种反应的性质与药物固有药理作用基本一致，反应的程度与剂量成比例，拮抗药救治可能有效。如假性胆碱酯酶缺乏者，应用琥珀胆碱后，由于延长了肌肉松弛作用而常出现呼吸暂停反应。

（8）依赖性（dependence）　指反复地（周期性或连续性）用药所引起的人体心理、生理或两者兼有的对药物的依赖状态，表现出一种强迫性连续或定期用药的行为。凡能引起令人愉快意识状态的任何药物即可引起精神依赖性，精神依赖者为得到欣快感而不得不定期或连续使用某种药物。身体（生理）依赖性是指用药者反复应用某种药物造成一种适应状态，停药后产生戒断症状如兴奋、失眠、出汗、流涕、流泪、呕吐、腹泻、虚脱，甚至意识丧失等。如阿片类和镇静催眠药在反复用药过程中，先产生精神依赖性，后产生生理依赖性。

（三）药品不良反应的影响因素

药物不良反应是在药物与机体的相互作用下出现的，其发生发展受许多因素的影响。

1. 药物因素　药物的理化性质和化学结构会影响药品不良反应的发生。口服药物的脂溶性越强，在消化道里越容易吸收，也越容易出现不良反应。药物的剂量、剂型和给药途径也影响药物不良反应的发生。如阿司匹林肠溶片较普通片能减少胃肠道的反应；吲哚美辛口服剂型的胃肠道反应比较大，而栓剂的胃肠道不良反应则明显减少。连续用药的时间也会影响不良反应的发生，一般来说，用药的时间越长，不良反应发生的概率越大。

2. 个体因素　患者的种族、年龄、性别、血型、病理状况、饮酒和饮食等均会对不良反应发生产生影响。以年龄为例，婴幼儿的脏器功能发育不全，对药物作用的敏感性高，药物代谢速度慢，肾脏排泄功能差，药物容易通过血 - 脑脊液屏障，不良反应的发生率较高。儿童使用中枢神经抑制药，影响水、电解质代谢和酸碱平衡的药物往往更容易出现不良反应。老年人则因脏器功能退化，药物代谢速度减慢，药物不良反应的发生率往往会增加。

三、药品不良反应监测机构

药品不良反应报告和监测是指药品不良反应的发现、报告、评价和控制的过程。我国政府越来越重视药品不良反应带来的危害，已逐步加大药品不良反应监测力度，以尽量避免和减少药品不良反应的发生。

> 🔗 **知识链接**
>
> ### 药物警戒与药品不良反应监测
>
> 　　药物警戒是指对药品不良反应及其他与用药有关的有害反应进行监测、识别、评估和控制的活动。药物警戒（pharmacovigilance，PV）一词源于古希腊语 pharmko（药物）及拉丁词 vigilare（警戒），词源意思为警惕药物使用可能产生的风险，标志着对药品安全的时刻守护和保卫。
>
> 　　1974 年法国人首先在药品不良反应监测的基础上提出了药物警戒的概念。WHO 于 2002 年对药物警戒进行了完整定义：药物警戒是发现、评估、理解和预防药品不良反应或任何其他与药物相关问题的活动和科学。
>
> 　　由此可见，药品不良反应是药物警戒的重要组成部分，但并非后者的全部工作内容。后者贯穿于药物发展的始终，即药品上市前研究、上市后监测及评价，直至撤市后的整个药品生命周期。

（一）行政管理机构

国家药品监督管理局负责全国药品不良反应报告和监测工作。省、自治区、直辖市药品监督管理部门负责本行政区域内药品不良反应报告和监测的管理工作。设区的市级、县级药品监督管理部门负责本行政区域内药品不良反应报告和监测的管理工作。各级卫生行政部门负责本行政区域内医疗机构与实施药品不良反应报告制度有关的管理工作。

（二）技术支持机构

国家药品监督管理局药品评价中心（国家药品不良反应监测中心），为国家药品监督管理局直属事业单位，在国家药品监督管理部门的领导下，负责全国药品不良反应报告和监测的技术工作。省（区、市）药品不良反应监测机构在省级药品监督管理部门领导和国家药品不良反应监测机构的业务指导下，负责本行政区域内药品不良反应报告和监测的技术工作。设区的市级、县级药品不良反应监测机构在同级药品监督管理部门领导和上级药品不良反应监测机构的业务指导下，负责本行政区域内药品不良反应报告和监测资料的收集、核实、评价、反馈和上报；开展本行政区域内严重药品不良反应的调查和评价；协助有关部门开展药品群体不良事件调查；承担药品不良反应报告和监测的宣传、培训等工作。

目前，全国基层药品不良反应监测体系建设取得了突破性的进展，所有地市都成立了药品不良反应监测机构或指定专门机构及人员负责药品不良反应监测工作，为药品不良反应监测工作的深入开展奠定了基础。

（三）医疗机构

医疗机构应当建立药品不良反应报告和监测管理制度，应当设立或者指定机构配备专（兼）职人员，承担本单位的药品不良反应报告和监测工作。从事药品不良反应报告和监测的工作人员应当具有医学、药学、流行病学或者统计学等相关专业知识，具备科学分析评价药品不良反应的能力。县级以上卫生行政部门应当加强对医疗机构临床用药的监督管理，在职责范围内依法对已确认的严重药品不良反应或者药品群体不良事件采取相关的紧急控制措施。

四、药品不良反应/事件上报

（一）报告主体

药品上市许可持有人、药品经营企业和医疗机构是药品不良反应报告的责任单位，应当经常考察本单位所生产、经营、使用的药品质量、疗效和不良反应。发现疑似不良反应，应当及时向药品监督管理部门和卫生健康主管部门报告。

（二）报告范围

患者使用药品后，发生与用药目的无关的有害反应，当无法排除该反应与药品的相关性时，均应按照"可疑即报"的原则进行报告。报告范围包括药品在正常用法用量下出现的不良反应，也包括在超说明书用药情况下发生的有害反应，如超适应证用药、超剂量用药、禁忌证用药等，以及怀疑因药品质量问题引起的有害反应等。

（三）报告方式

获知或者发现可能与用药有关的不良反应，应当通过国家药品不良反应监测信息网络（图7-1）报告，不具备在线报告条件的，应当通过纸质报表上报所在地药品不良反应监测机构，由所在地药品不良反应监测机构代为在线报告。报告内容应当真实、完整、准确。

（四）个例药品不良反应的报告

个例药品不良反应是指单个患者使用药品发生的不良反应。个例药品不良反应的收集和报告是药品不良反应监测工作的基础，也是持有人应履行的基本法律责任。医疗机构在获知或者发现药品不良反应后应当详细记录、分析和处理，填写《药品不良反应/事件报告表》并按照规定的时限和程序报告。发现或者获知新的、严重的药品不良反应应当在15日内报告，其中死亡病例须立即报告；其他药品不良反应应当在30日内报告。有随访信息的，应当及时报告。

我国药品不良反应的报告实行逐级、定期报告制度，必要时可越级报告。医院药品不良反应报告程序为：医师、药师或护士发现可能与用药有关的不良反应，及时进行处理、分析、评价并详细记录，填写《药品不良反应/事件报告表》，医院组织专（兼）职部门（人员）整理、分析、评定后向所在地市县级药品不良反应监测中心报告。各级监测中心按照规定时限审核评价后报上一级药品不良反应监测机构，逐级上报至国家药品不良反应监测中心（图7-1），并定期反馈本地区药品不良反应信息。

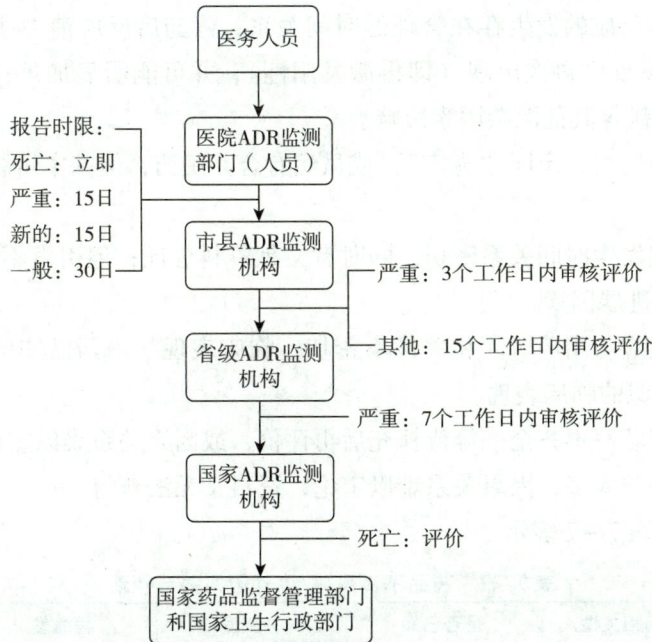

图7-1　个例药品不良反应的上报及评价流程图

（五）药品群体不良事件的报告

医疗机构获知或者发现药品群体不良事件后，应当立即通过电话或者传真等方式报所在地的县级药品监督管理部门、卫生行政部门和药品不良反应监测机构，必要时可以越级报告（图7-2）。药品群体不良事件的报告需要填写《药品群体不良事件基本信息表》，单一病例也需要填写《药品不良反应/事件报告表》。

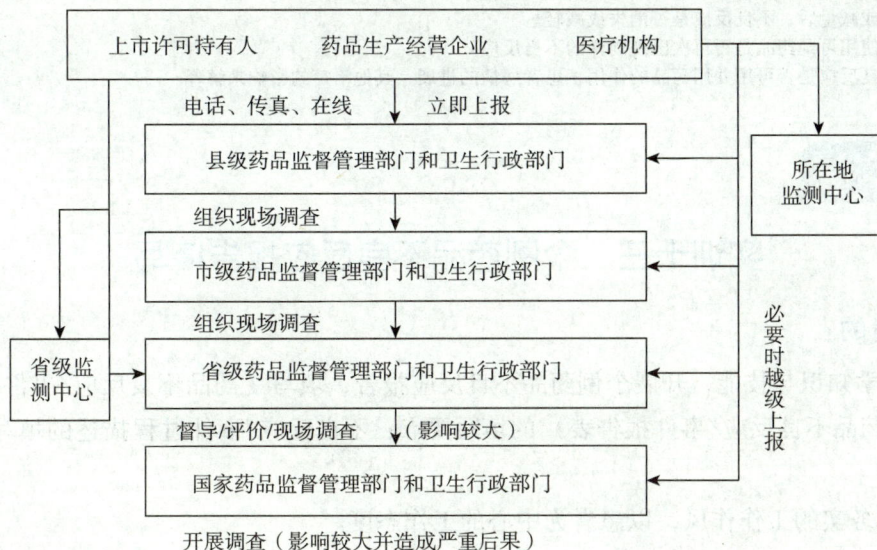

图7-2　药品群体不良事件上报流程图

(六) 因果关系判断

因果关系的判定又称关联性评价，评价怀疑药品与患者发生的不良反应/事件之间的相关性。根据世界卫生组织相关指导原则，关联性评价分为肯定、很可能、可能、可能无关、待评价、无法评价6级，参考标准如下。

1. 肯定　用药与不良反应的发生存在合理的时间关系；停药后反应消失或迅速减轻及好转（即去激发阳性）；再次用药不良反应再次出现（即再激发阳性），并可能明显加重；同时有说明书或文献资料佐证；并已排除原患疾病等其他混杂因素影响。

2. 很可能　无重复用药史，余同"肯定"，或虽然有合并用药，但基本可排除合并用药导致不良反应发生的可能性。

3. 可能　用药与反应发生时间关系密切，同时有文献资料佐证；但引发不良反应的药品不止一种，或不能排除原患疾病病情进展因素。

4. 可能无关　不良反应与用药时间相关性不密切，临床表现与该药已知的不良反应不相吻合，原患疾病发展同样可能有类似的临床表现。

5. 待评价　报表内容填写不齐全，等待补充后再评价，或因果关系难以定论，缺乏文献资料佐证。

6. 无法评价　报表缺项太多，因果关系难以定论，资料又无法获得。

以上6级评价可通过表7-7表示。

表7-7　药品不良反应/事件因果关系判断

关联性评价	时间相关性	是否已知	去激发	再激发	其他解释
肯定	+	+	+	+	-
很可能	+	+	+	?	-
可能	+	±	±?	?	±?
可能无关	-	-	±?	?	±?
待评价	需要补充材料才能评价				
无法评价	评价的必须资料无法获得				

1. +表示肯定或阳性；-表示否定或阴性；±表示难以判断；?表示不明。
2. 时间相关性：用药与不良反应的出现有无合理的时间关系。
3. 是否已知：不良反应是否符合该药已知的不良反应类型。
4. 去激发：停药或减量后，不良反应是否消失或减轻。
5. 再激发：再次使用可疑药品是否再次出现同样的不良反应。
6. 其他解释：不良反应是否可用并用药品的作用、患者病情的进展、其他治疗的影响来解释。

任务实施

实训十三　个例药品不良反应报告填写

一、任务目的

综合运用所学知识与技能，开展个例药品不良反应报告，填写《药品不良反应/事件报告表》。

1. 掌握　《药品不良反应/事件报告表》的填写要点；不良反应/事件过程描述的填写方法；关联性评价的方法。

2. 养成求真务实的工作作风，以患者为中心的工作态度。

二、材料准备

若干药品不良反应案例材料；《药品不良反应/事件报告表》空白样表。

附表：

药品不良反应/事件报告表

首次报告□　　　　跟踪报告□　　　　　　　　　　　　　编码：

报告类型：新的□　严重□　一般□　　　报告单位类别：医疗机构□　经营企业□　生产企业□　个人□　其他□

患者姓名：	性别：男□　女□	出生日期：年　月　日 或年龄：	民族：	体重（kg）：	联系方式：

原患疾病：	医院名称： 病历号/门诊号：	既往药品不良反应/事件：有□　无□　不详□ 家族药品不良反应/事件：有□　无□　不详□

相关重要信息：吸烟史□　饮酒史□　妊娠期□　肝病史□　肾病史□　过敏史□　其他□_____

药品	批准文号	商品名称	通用名称 （含剂型）	生产厂家	生产批号	用法用量 （次剂量、途径、日次数）	用药起止 时间	用药原因
怀疑 药品								
并用 药品								

不良反应/事件名称：	不良反应/事件发生时间：　　年　月　日

不良反应/事件过程描述（包括症状、体征、临床检验等）及处理情况（可附页）：

不良反应/事件的结果：痊愈□　好转□　未好转□　不详□　有后遗症□表现：
　　　　　　　　　　死亡□　直接死因：　　　　　　　　死亡时间：　　年　月　日

停药或减量后，反应/事件是否消失或减轻？是□　否□　不明□　未停药或未减量□
再次使用可疑药品后是否再次出现同样反应/事件？是□　否□　不明□　未再使用□

对原患疾病的影响：不明显□　病程延长□　病情加重□　导致后遗症□　导致死亡□

关联性评价	报告人评价：　　肯定□　很可能□　可能□　可能无关□　待评价□　无法评价□　签名： 报告单位评价：肯定□　很可能□　可能□　可能无关□　待评价□　无法评价□　签名：

报告人信息	联系电话：	职业：医生□　药师□　护士□　其他□
	电子邮箱：	签名：

报告单位信息	单位名称：	联系人：	电话：	报告日期：　年　月　日

生产企业 请填写信 息来源	医疗机构□　经营企业□　个人□　文献报道□　上市后研究□　其他□

备注	

三、实施步骤

步骤一 ADR 案例分析和基本情况判断

（1）分析案例，初步判断是否为药品不良反应。

（2）根据案例材料，判断报告为首次报告还是跟踪报告。

（3）根据案例材料，判断 ADR 报告类型，确定上报时限。

步骤二 填写患者相关情况

（1）填写患者个人基本情况，包括姓名、性别、出生日期、民族、体重和联系方式。填写患者的出生日期，注意出生年填写 4 位，如 1989 年 6 月 1 日，无法获得时，应填写发生不良反应时的年龄。

（2）填写患者原患疾病、医院名称、病历号/门诊号、既往和家族药品不良反应/事件。

（3）填写相关重要信息，包括吸烟史、饮酒史、妊娠期、肝病史、肾病史、过敏史。

步骤三 填写使用药品情况

（1）填写怀疑药品（报告人认为可能与不良反应发生有关的药品）的基本信息，包括批准文号、药品名称、通用名称、生产厂家、生产批号。注意识别药品的商品名称与通用名称，通用名称需填写完整的通用名，不可用简称，并标注好剂型，如盐酸左氧氟沙星氯化钠注射液。

（2）填写怀疑药品的用法用量，包括次剂量、途径、日次数。

（3）填写用药起止时间。如果用药过程中改变剂量应另行填写该剂量的用药起止时间，并予以注明。

（4）填写用药原因。填写使用该药品的原因，应详细填写。如患者既往高血压病史，此次因肺部感染而注射头孢曲松钠引起不良反应，用药原因栏应填肺部感染。

（5）填写并用药品信息。填写除怀疑药品外的其他合并用药情况，包括患者自行购买的药品或中草药等。

步骤四 填写不良反应/事件相关情况

（1）确定不良反应/事件名称。对于明确的药源性疾病应填写疾病名称，对于不明确的填写不良反应中最主要、最明显的症状。如患者应用某药品后，胸腹部出现斑丘疹伴瘙痒感，不良反应名称可填写皮疹、瘙痒。

（2）填写不良反应过程描述及处理。应详细叙述"何时出现何不良反应，何时停药，采取何措施，何时不良反应治愈或好转"。要求内容填写完整，以时间为线索，重点描述不良反应的症状、结果，目的是为关联性评价提供充分的信息。

填写时应注意"3 个时间、3 个项目和 2 个尽可能"：3 个时间，即不良反应发生的时间、采取措施干预不良反应的时间、不良反应转归的时间；3 个项目，即第一次药品不良反应出现时、药品不良反应动态变化时以及药品不良反应干预后的相关症状、体征和相关检查情况；2 个尽可能，即不良反应/事件的表现填写时要尽可能明确、具体，与可疑不良反应/事件有关的辅助检查结果要尽可能明确填写。

（3）填写不良反应/事件的结果。应填写本次不良反应经采取相应的医疗措施后的结果，不是指原患疾病的后果。例如患者的不良反应已经痊愈，后来又死于原患疾病或与不良反应无关的并发症，此栏仍应填痊愈。不良反应经治疗后明显减轻，在填写报告表时没有痊愈，但是经过一段时间可以痊愈时，选择好转。不良反应经治疗后，未能痊愈而留有后遗症时，应注明后遗症的表现。患者因不良反应导致死亡时，应指出直接死因和死亡时间。

步骤五 药品不良反应关联性分析

（1）判断停药或减量后，反应/事件是否消失或减轻，并填写相应信息。

（2）判断再次使用可疑药品后是否再次出现同样反应/事件，并填写相应信息。

（3）判断对原患疾病的影响，并填写相应信息。

（4）根据材料，综合性给出关联性评价的判断，并填写在报告人评价一栏。

四、任务要点

1. 准确填写药品使用的相关情况。

2. 按照"3个时间、3个项目和2个尽可能"的原则描述不良反应/事件过程和处理相关情况。

3. 结合所给材料，开展关联性评价。

五、总结与效果评价

姓名		组别	
实训地点		实训时间	
报告类型填写是否准确		□是	□否
患者个人基本情况填写是否完整		□是	□否
原患疾病名称填写是否准确		□是	□否
药品信息填写是否准确		□是	□否
药品用法、用药起止时间、用药原因填写是否准确		□是	□否
是否完整填写并用药品		□是	□否
不良反应/事件过程描述填写是否完整（症状、体征、临床检验等）		□是	□否
不良反应/事件处理及转归情况是否清晰描述		□是	□否
不良反应结果的判断是否准确		□是	□否
关联性分析的结果是否准确		□是	□否
任务总结			
药德感悟			
任务实施情况	□优　　□良　　□合格　　□差		
组长签字			

任务六　用药错误监测

岗位情景模拟

情景描述　患者，男，75岁。因"慢性阻塞性肺疾病急性发作"收治入院，医嘱予注射用哌拉西林他唑巴坦4.5g ivgtt q8h 抗感染治疗，噻托溴铵粉吸入剂每天1吸吸入扩张支气管缓解症状。患者每天一次使用噻托溴铵粉吸入剂，但气促症状未得到缓解。临床药师查房时发现患者噻托溴铵粉吸入剂的装置并未开封，但胶囊已用多粒，询问后得知患者误将噻托溴铵胶囊口服使用。经调查，该吸入剂发放给患者后，医师、护士、药师均未交代具体使用方法，导致患者错误用药。

讨论　1. 患者在使用噻托溴铵粉吸入剂的过程中存在何种用药错误？

2. 应当如何监测并避免用药错误的发生？

用药错误是指药品在临床使用及管理全过程中出现的、任何可以防范的用药疏失，这些疏失可导致患者发生潜在的或直接的损害。根据《医疗机构药事管理规定》的要求，医疗机构应当建立药品不良反应、用药错误和药品损害事件监测报告制度。医疗机构临床科室发现药品不良反应、用药错误和药品损害事件后，应当积极救治患者，立即向药学部门报告，并做好观察与记录。

　　用药错误和药品不良反应的区别在于，药品不良反应是药品的自然属性，医务人员报告药品不良反应无需承担相关责任，国家法规亦明确规定不得以药品不良反应为理由提起医疗诉讼；而用药错误属于人为疏失，当事人常需承担一定的责任。二者的主要区别见表7-8。

表7-8　药物不良反应与用药错误的区别

	药物不良反应	用药错误
危害程度	轻～严重	轻～严重
隐匿程度	低	隐匿程度：高
发生频率	高	尚不明确
责任关联	低	高
文化关联	低	高
制度保障	有	无
报告系统	较完善	尚不完善

一、用药错误的环节和类型

　　用药错误可发生于处方（医嘱）开具与传递，药品储存、调剂与分发，药品使用与监测，用药指导及药品管理、信息技术等多个环节。其发生可能与专业医疗行为、医疗产品（药品、给药装置等）和工作流程与系统有关。医疗机构应对各药品使用环节进行监测，监测指标包括：差错内容、差错分级、伤害情况、引发差错的因素、引发错误的人员、错误相关药品、改进措施等，用药错误发生与医疗行为、医疗产品（药品、给药装置等）、工作流程、用药管理系统有关。具体类型见表7-9。

表7-9　用药错误的环节和类型

错误环节		错误类型	释义
技术环节	处方（医嘱）开具与传递	处方错误	基于适应证、禁忌证、已知过敏反应、现有药物治疗情况、相互作用（包括中西药及食物药物相互作用）、重复给药及其他因素等的药物选择不当，剂量、剂型、数量、疗程不当，给药途径、时间、频次、速率不当，溶媒、浓度不当，处方潦草导致辨认错误等
		处方传递错误	处方传递过程中出现的错误。例如：护士转抄错误；收费处转抄错误；医生口头医嘱未再次确认等
	药品调剂与分发	调剂错误	药物品种、规格、剂型、剂量、数量等与处方规定不符
		药物配制错误	未能正确配制药物（包括分装、溶解、稀释、混合及研碎等）
		书写错误	在药袋、瓶签等包装上标注患者姓名、药品名称、规格及用法用量等时写错或书写不清
	给药与监测	患者身份识别错误	将患者甲的药物给了患者乙
		给药技术错误	给药时使用的程序或技术不当。例如：给药途径错误；给药途径正确，但位置错误；给药速度不适宜；溶媒不适宜等
		用药时间/时机错误	未按规定的给药时间间隔或特定的给药时机给药
		给药顺序错误	给药顺序不当导致错误
		遗漏错误	未能将医嘱药物提供给患者，或者患者漏服药物

续表

	错误环节	错误类型	释义
技术环节	给药与监测	用药依从性错误	患者未按要求进行治疗，用药行为与医嘱不一致
		监测错误	监测缺失、监测方法不适宜、监测数据评估不适宜
	用药指导	用药指导错误	医生、药师、护士指导患者用药不正确或未指导
管理环节	药品管理	药品储存不当	药品没有按照标准储存条件储存，导致变质失效
		药品摆放错误	药品摆放不合理导致调配、给药错误
	信息技术	程序错误、系统错误	药品信息系统设计和维护错误

二、用药错误的分级

根据用药错误造成后果的严重程度，参考国际标准，可将用药错误分为 9 级，并归纳为 4 个层级。第一层级：错误未发生（错误隐患），包括 A 级。第二层级：发生错误，但未造成患者伤害，包括 B、C、D 级。第三层级：发生错误，且造成患者伤害，包括 E、F、G、H 级。第四层级：发生错误，造成患者死亡，包括 I 级。具体分级见表 7 - 10。

表 7 - 10　用药错误分级

级别	标准
A 级	客观环境或条件可能引发错误（错误隐患）
B 级	发生错误但未发给患者，或已发给患者但患者未使用
C 级	患者已使用但未造成伤害
D 级	患者已使用，需要监测错误对患者造成的后果，并根据后果判断是否需要采取措施预防和减少伤害
E 级	错误造成患者暂时性伤害，需要采取处置措施
F 级	错误对患者的伤害导致患者住院或延长住院时间
G 级	错误导致患者永久性伤害
H 级	错误导致患者生命垂危，需采取维持生命的措施（如需心肺复苏除颤插管等）
I 级	错误导致患者死亡

三、用药错误处置与上报

（一）用药错误的处置

用药错误一旦发生，医务人员应积极实施处置措施并按规定流程及时上报。E 级以上的错误，医务人员应迅速展开临床救治，将错误对患者的伤害降至最低，同时积极报告并采取整改措施。A ~ D 级用药错误虽未对患者造成伤害，但亦应引起医务人员及医疗机构管理者的重视。除积极报告外，应及时总结分析错误原因，采取防范措施，减少同类错误发生的可能性。医疗机构应建立用药错误紧急处理预案以及院内紧急报告制度。对于涉及群体和多发的用药错误事件，应建立有效的紧急响应流程。

（二）用药错误的报告

医疗机构应设立内部的用药安全管理组织，在药事管理与药物治疗学委员会（组）的领导下，由医疗、护理和药学等部门共同参与用药错误评价与报告工作。我国对于用药错误采取鼓励自愿报告的方式。2012 年，合理用药国际网络（International Network for the Rational Use of Drugs，INRUD）中国中心组成立了临床安全用药组，并组建了全国临床安全用药监测网，接收各级医疗机构的用药错误报告，报告表见表7-11。

表 7 – 11　INRUD 中国中心组临床安全用药组用药错误报告表（2014 版）

填表时间：　年　月　日

错误发生时间	年　月　日　时　分		发现错误时间		年　月　日　时　分		
错误内容	1. 品种	□适应证	□品种　　□禁忌证		□剂型		
	2. 用法	□给药途径	□给药顺序　□漏给药		□给药技术	□重复给药	
	3. 用量	□数量	□规格　　□用量		□给药频次	□给药时间	□疗程
	4. 相互作用	□溶媒	□配伍　　□相互作用				
	5. 患者身份						
	6. 其他						
错误药品是否发给患者	□是　　□否　　□不详		患者是否使用了错误药品		□是　　□否　　□不详		
差错分级	第一层级：无错误 □A 级：客观环境或条件可能引发错误（错误隐患）						
	第二层级：有错误无伤害 □B 级：发生错误但未发给患者，或已发给患者但患者未使用 □C 级：患者已使用，但未造成伤害 □D 级：患者已使用，需要监测错误对患者造成的后果，并根据后果判断是否需要采取措施预防或减少伤害						
	□第三层级：有错误有伤害 □E 类：错误造成患者暂时性伤害，需要采取预防措施 □F 类：错误对患者的伤害可导致住院或延长住院时间 □G 类：错误导致患者永久性伤害 □H 类：错误导致患者生命垂危，需采取维持生命的措施（如心肺复苏、除颤、插管等）						
	第四层级：有错误致死亡 □I 类：错误导致患者死亡						
患者伤害情况	□死亡　　　直接死因　　　　　　　　　　　死亡时间：　年　月　日 □抢救　　　措施： □残疾　　　部位、程度： □暂时伤害　部位、程度： 　　　　　　恢复过程：□住院治疗　　□门诊随访治疗　　□自行恢复　□其他 □无明显伤害						
引发错误的因素	1. 处方因素	□处方辨认不清	□缩写	□抄方	□口头医嘱		
	2. 药品因素	□药名相似	□外观相似　□分装	□稀释	□标签		
	3. 环境因素	□环境欠佳	□货位相邻　□多科室就诊	□拼音相似	□设备故障		
	4. 人员因素	□疲劳	□知识欠缺　□培训不足	□技术不熟练			
	5. 其他_____						
发生错误的场所	□诊室（□门诊□病房）□药房　□护士站　□社区卫生站　□患者家中　□静脉配制室　□其他						
引起错误的人员	医师　　　□住院医师　　　□主治医师　□副（正）主任医师　□实习医师　□进修医师 药师　　　□初级药师　　　□主管药师　□副（正）主任药师　□实习药师　□进修药师 护士　　　□初级护士（师）　□主管护师　□副（正）主任护师　□实习护士　□进修护士 患者及家属　　　　□ 其他_____						

续表

其他与错误相关的人员	□医师	□药师		□护士	□患者及家属	□其他_____		
发现错误的人员	□医师	□药师		□护士	□患者及家属	□其他_____		
患者信息	性别	□男	□女	年龄		岁/月	体重	kg
	诊断							
错误相关药品	通用名			商品名			剂型	
	规格			生产厂家				
有无药品标签、处方复印件等资料			□有		□无			
简述事件发生、发现的经过，导致的后果及防范措施：								
报告人				科室				
电话				Email				

监测网（图7-3）在国家和各省市卫生主管部门的指导下设立国家级、省市级和医疗机构级三级结构，由药物不良反应杂志社和首都医科大学宣武医院负责具体工作。用药错误采取网络实时报告，监测网具备数据统计和分析功能。报告内容应真实、完整、准确。

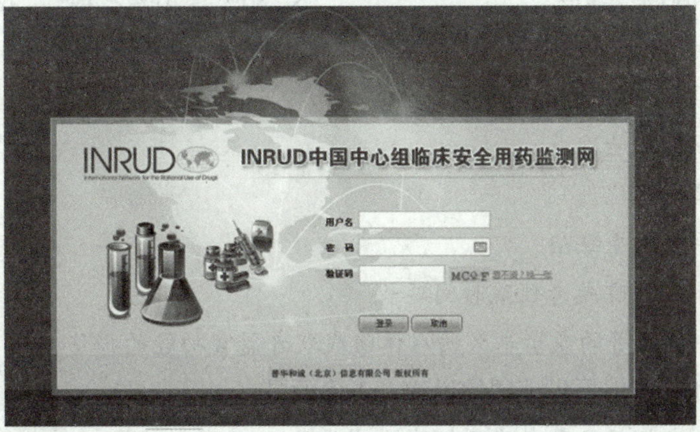

图7-3　INRUD中国中心组临床安全用药监测网

（三）用药错误信息利用

医疗机构应定期对用药错误进行分析评价，查找原因、吸取教训、完善管理体系、制定防范措施，在机构内发布有关安全用药信息预警；采用简报、培训等途径对医务人员进行培训教育，提高他们的辨识和防范能力；挖掘用药错误数据资源，改善医疗机构信息系统，有效提升防范水平。医疗机构应通过适当途径向卫生和药品行政管理部门提出政策建议，促使药品生产及流通企业优化系统和流程，减少因药品包装、标签等原因引起的用药错误。

目标检测

答案解析

一、选择题

（一）单选题

1. 处方点评时，门急诊处方的抽样率不应少于总处方量的（　　），且每月点评处方绝对数不应少于（　　）张抽样

　　A. 1‰；100

　　B. 1‰；30

　　C. 1%；100

　　D. 1‰；1000

2. 选用抗菌药物时，下列做法不正确的是（　　）

　　A. 了解所选抗菌药物的类别、抗菌谱、药动学药效学特点

　　B. 外科术前预防性使用抗菌药物，要选择高级别的抗菌药物

　　C. 有病原体及药物敏感试验结果时，要优先使用敏感、窄谱、低毒性、价廉、半衰期长的药物

　　D. 应避免相同作用机制的抗菌药物联合使用

3. 《抗菌药物临床应用管理办法》要求三级综合医院门诊、急诊、住院患者抗菌药物使用率、Ⅰ类切口抗菌药物预防使用率分别不超过（　　）

　　A. 20%、40%、60%、30%

　　B. 30%、20%、40%、60%

　　C. 40%、20%、30%、60%

　　D. 25%、40%、60%、30%

4. 下列情形中，不属于严重药品不良反应的是（　　）

　　A. 服用药品后导致死亡

　　B. 服用药品后病情恶化

　　C. 服用药品后导致出生缺陷

　　D. 服用药品后导致住院或者住院时间延长

　　E. 服用药品后导致显著的或者永久的人体伤残或者器官功能的损伤

5. 有关药品不良反应/事件报告范围的说法，正确的是（　　）

　　A. 只有当不良反应与药品存在确定相关性时上报

　　B. 报告范围仅包括药品在正常用法用量下出现的不良反应

　　C. 药品不良反应报告应按照"可疑即报"的原则

　　D. 在超说明书用药情况下发生的有害反应无需上报

　　E. 怀疑因药品质量问题引起的有害反应无需上报

6. 下列有关用药错误的说法，不正确的是（　　）

　　A. 与报告不良反应一样，用药错误的当事人一般也无需承担相关责任

　　B. 用药错误和药品不良反应的区别在于，药品不良反应是药品的自然属性，而用药错误属于人为疏失

　　C. 用药错误可发生于药品储存、调剂与分发等多个环节

　　D. 未按规定的给药时间间隔或特定的给药时机给药属于用药时间错误

　　E. 医生、药师、护士指导患者用药不正确或未指导患者用药属于用药指导错误

（二）多选题

1. 下列情况中属于超常处方的是（   ）

    A. 无适应证用药

    B. 无正当理由开具高价药的

    C. 无正当理由超说明书用药的

    D. 无正当理由为同一患者同时开具 2 种以上药理作用相同药物的

2. 下列情况有联合使用抗菌药物指征的是（   ）

    A. 已明确病因的一般感染

    B. 单一药物难以控制的需氧菌和厌氧菌混合感染

    C. 单一药物难以控制的难治性感染

    D. 需长期用药，延缓耐药性、减少毒副反应

3. 按抗菌药物的安全性、疗效、细菌耐药性、价格等因素，抗菌药物分为（   ）

    A. 限制使用级   B. 非限制使用级

    C. 一般使用级   D. 特殊使用级

4. 新版《中华人民共和国医师法》2022 年 3 月 1 日正式施行，首次将超说明书用药写入法条。《医师法》规定，超说明书用药需同时具备（   ）

    A. 尚无有效或者更好治疗手段等特殊情况   B. 医师取得患者明确知情同意

    C. 具有循证医学证据的药品用法   D. 医院建立相关的管理机制

5. 药品不良反应的表现包含（   ）

    A. 副作用   B. 毒性反应   C. 变态反应

    D. 后遗反应   E. 停药反应

6. 药品不良反应报告内容包括（   ）

    A. 患者的基本资料

    B. 原来所患疾病史

    C. 报告填写人信息

    D. 被怀疑药品信息，如药品名称、用药剂量、给药时间与合并用药情况、静脉用药速度以及药品批号等

    E. 对不良反应的描述，包括发生时的严重性与关联性评价

7. 有关用药错误处置与上报的说法，正确的是（   ）

    A. 用药错误一旦发生，医务人员应积极实施处置措施并按规定流程及时上报

    B. E 级以上的错误，医务人员应迅速展开临床救治，将错误对患者的伤害降至最低

    C. 对于情节较轻的用药错误，医疗机构可以不用建立用药错误处理预案

    D. 发生用药错误，我国是采用鼓励自愿报告的方式

    E. 医疗机构应定期对用药错误进行分析评价，查找原因、吸取教训、完善管理体系、制定防范措施，在机构内发布有关安全用药信息预警

二、简答题

1. 抗菌药物治疗性应用基本原则是什么？

2. 肾功能减退患者抗菌药物的应用原则包括哪些？

3. 允许超说明用药有哪些特定条件？

4. 严重不良反应包括哪些情形?

5. 药品不良反应的关联性评价分为哪几级?

三、案例分析题

1. 请对以下处方进行处方点评:

××××××× 医院

普通处方笺

姓名:林×× 　　性别:男 　　年龄:75 岁 　　体重:70kg 　　费别:医保

门诊号(住院)病历号:××××× 　　科别:神经内科

临床(初步)诊断:三叉神经痛

Rp.

1. 卡马西平片 0.2g * 7 片 × 1 盒

Sig:0.2g qd po

2. 氯沙坦钾片 100mg * 7 片 × 4 盒

Sig:100mg qd po

3. 非洛地平缓释片 2.5mg * 10 片 × 3 盒

Sig:2.5mg qd po

(以下空白)

---

2. 患者,女,76 岁。因"发热 2 天"入院,血常规:白细胞 $12 \times 10^9/L$,C 反应蛋白 23mg/L,降钙素原:0.9ng/ml。胸部 CT 提示肺部感染。诊断:社区获得性肺炎。讨论:拟进行抗菌药物治疗前应考虑哪些原则?

3. 按照"非限制使用级""限制使用级"和"特殊使用级"的分级原则,头孢克洛、左氧氟沙星、哌拉西林他唑巴坦、头孢哌酮钠舒巴坦钠、亚胺培南西司他丁钠、万古霉素,分别归属于哪一级别的抗菌药物进行管理?

4. 患者,男,60 岁。因右膝关节疼痛 4 年,加重 1 个月入院,诊断右膝关节骨性关节病,拟行"右侧人工全膝关节置换术 + 滑膜切除术"。术前医生选用抗菌药物进行预防感染。

(1)围手术期预防使用抗菌药物的有哪些规定?

(2)本案例宜选用何种抗菌药物?预防使用抗菌药物的时间有无要求?

5. 某院呼吸与危重症科 4 月出院 120 人,平均住院日 10 天。同期出院患者使用的抗菌药物品种和用量分别为注射用头孢曲松钠 700g、莫西沙星注射液 100g、注射用美罗培南 240g,左氧氟沙星片 60g。已知注射用头孢曲松钠的 DDD 值为 2g,莫西沙星注射液的 DDD 值为 0.4g,注射用美罗培南的 DDD 值为 3g,头孢呋辛片的 DDD 值为 0.5g。求呼吸与危重症科 4 月的住院患者抗菌药物使用强度。

6. 患儿,女,5 岁。因"急性咽炎"服用银黄口服液 10ml tid、头孢克洛干混悬剂 0.125g tid、布洛芬混悬液 5ml prn 治疗。患儿当天下午口服银黄口服液和头孢克洛干混悬剂后未见任何不适。次日 6 时患儿服用布洛芬混悬液 5ml 进行退热，2 小时后患儿双眼睑及四肢关节出现轻微浮肿，皮肤局部出现少量皮疹，1 小时后浮肿及皮疹基本消退。夜间 21 时，患儿再次因发热口服布洛芬混悬液 5ml，1 小时后患儿出现双眼睑及四肢关节处明显的水肿，全身多处可见形态和大小不等的风团样皮疹伴瘙痒。患儿既往体健，否认食物和药物过敏史。来院后考虑药物不良反应，立即予地塞米松磷酸钠注射液、氯雷他定糖浆抗过敏治疗，1 小时后患儿全身皮疹及四肢关节处肿胀逐渐消退，双眼睑肿胀明显减轻。请判断产生上述不良反应的原因，并进行因果关系判断。

7. 患者，男，54 岁。诊断为"风湿性肌痛，银屑病"，门诊医生开具处方：甲泼尼龙片 8mg 每日二次口服、甲氨蝶呤片 10mg 每周一次口服。患者至门诊西药房窗口取药，药师未在药盒上粘贴或给予用药交代指导单，也未行用药交代。患者回家后按照甲泼尼龙片 4mg 每日两次、甲氨蝶呤片 40mg 每日一次错误用药。用药 4 天后患者出现恶心、呕吐、腹痛、周身出现剥脱性皮炎，收治入院。考虑甲氨蝶呤药物过量，立即予亚叶酸钙注射液 25mg 每 6 小时一次肌内注射解救，碳酸氢钠片 0.5g 每 6 小时口服一次碱化尿液，静脉补液水化加速甲氨蝶呤排出。监测血常规、肝肾功能，关注不适症状变化。住院 10 天后，患者病情好转出院。请判断上述案例中用药错误行为的环节和类型，并对其进行分级。

四、项目拓展

1. 为加强重点监控药品的临床应用全程管理，维护人民群众的健康权利，国家卫生健康委员会办公厅于 2019 年 7 月发布了《第一批国家重点监控合理用药药品目录》（国卫办医函〔2019〕558 号），2023 年 1 月发布了《第二批国家重点监控合理用药药品目录》（国卫办医政函〔2023〕9 号）。请收集国家重点监控合理用药药品目录，并根据文件内容谈谈如何做好重点监控药品的临床用药管理工作。

2. 为加强医疗机构抗肿瘤药物临床应用管理，提高抗肿瘤药物临床应用水平，保障医疗质量和医疗安全，国家卫生健康委员会自 2018 年起连续数年更新发布《新型抗肿瘤药物临床应用指导原则》，并于 2021 年公布《抗肿瘤药物临床应用管理办法（试行）》和《抗肿瘤药物临床合理应用管理指标(2021 版)》。请根据相关文件，谈谈如何做好抗肿瘤药物的临床用药管理工作。

3. 设计药物过敏性休克的应急预案，并进行应急演练。

4. 查询上一年度国家不良反应监测年度报告。根据年度报告，简述上一年度我国抗菌药物、抗肿瘤药物不良反应的具体情况。

（黄　静　白庚亮）

书网融合……

微课　　　　　　本章小结　　　　　　题库

项目八　药品遴选与综合评价

学习目标

【知识目标】

(1) 掌握药品临床综合评价内容和方法。

(2) 熟悉医疗机构药品遴选政策法规，药品遴选方法和工具。

(3) 了解医疗机构药品遴选原则。

【能力目标】

能整合资源，能对药品的安全性、有效性、经济性、创新性、适宜性和可及性开展综合评价。

【素质目标】

培养严谨求实的职业道德和辩证全面的科学素养；培养社会责任感。

任务一　药品遴选与处方集制定

岗位情景模拟

情景描述　随着医药卫生事业的快速发展，医保谈判改变市场准入方式，大量新药不断上市，为满足临床治疗需求，需要医疗机构对新进药品进行遴选，调整药品目录，更新药品处方集。

讨论　1. 如何实施医疗机构药品遴选？

2. 药品遴选应遵循什么原则？

一、医疗机构药品遴选的目的和依据

（一）目的

药品遴选是医疗机构制定药品处方集、保障临床诊疗用药需求的基础，更是药事管理工作的重点。随着我国医药卫生体制改革进程的不断推进，医药政策逐渐完善，大量创新药品不断上市，医疗机构在保障患者基本用药需求的同时，还承载着不断进行新药、创新药遴选，合理调整医疗机构药品目录，以满足临床诊疗需求的责任。2007年5月1日，我国开始实施《处方管理办法》，其中第十五条规定："医疗机构应当根据本机构性质、功能、任务，制定药品处方集。"2011年3月1日，卫生部、国家中医药管理局、解放军总后勤部卫生部联合印发了《医疗机构药事管理规定》，明确要求二级及以上医院需成立药事管理与药物治疗学委员会，负责建立药品遴选制度，制订本机构《药品处方集》和《基本用药供应目录》。

药品遴选是复杂的决策过程，可能受许多主观因素的影响，从而造成药事管理漏洞，甚至决策失

败。药品遴选与评估更需要整体考虑药品的各项属性。因此，科学、规范、客观、简便可行的药品遴选评估方法和工具的研究和使用，将为医疗机构合理调整药品目录提供科学的依据。截至目前，我国尚无统一的医疗机构药品准入与调出标准。2009年《中共中央国务院关于深化医药卫生体制改革的意见》提出，积极探索建立医疗保险经办机构与医疗机构、药品供应商的谈判机制，发挥医疗保障对医疗服务和药品费用的制约作用。医疗机构药品目录的调整应遵循国家卫生健康委员会、国家医疗保障局发布的各项相关药品政策。建议根据《国家基本药物目录》《国家基本医疗保险、工伤保险和生育保险药品目录》（简称《国家医保目录》）内的药品以及新上市药品，应用国内外领先、权威的技术和方法，进行科学评价与遴选，合理制定医疗机构《基本用药供应目录》和《药品处方集》。

（二）相关政策法规依据

医疗机构药品遴选和处方集的制定需遵守国家有关政策法规，主要包括基本药物政策、国家集中采购药品政策、国家谈判药品政策等，其中，基本药物政策和国家集中采购药品政策详见项目二药品采购储存与质量管理。国家医疗保障局、国家卫生健康委员会发布的《关于适应国家医保谈判常态化持续做好谈判药品落地工作的通知》明确指出，国家医保谈判药品落地涉及广大参保患者切身利益，对更好满足临床需求、提升医保基金使用效能具有重要意义。各省市也出台了相应的政策，以保障国家谈判药品政策的平稳落实，医疗机构有责任、更有义务做好相关药品政策的落实及药品配备工作。

（三）创新药品大量上市，促使医疗机构调整药品目录

2015—2020年，国家药品监督管理部门发布了一系列政策及规范性文件，通过实施药品上市许可持有人制度，促进产业转型升级；优化临床试验审批程序、加快审评审批程序、优化药品注册程序、调整进口药品申报要求等多项举措，极大地促进了创新药品的上市和应用。同时，随着《国家基本医疗保险、工伤保险和生育保险药品目录（2020年）》的正式启用（2021年3月1日），大量创新药品进入医保目录，进一步满足了临床诊疗需求，并可在极大程度上减轻患者医疗负担。药品的管理使用涉及医药、医保、医疗机构3个方面，"三医联动"，互为掎角之势，作为药品"研、产、用"链条的终端，医疗机构的药品调整工作应鼓励药品生产企业创新。而药品生产企业的核心竞争力进一步提升，尤其是需要继续坚持加强以临床价值为导向的产品研发，进一步促进高质量药品的生产。

优化药品目录结构，合理调配管理资源，促进合理用药，是医疗机构药事管理工作的要求和目标。但医疗机构诊疗特点和临床需求各不相同，创新药品的临床推广使用势必会给有限的医疗机构药事管理资源造成压力。因此，规范开展医疗机构药品遴选，选用本医疗机构适宜的药品评估方法和工具，是实现药品目录合理动态调整，加强药品有效配备使用，满足临床诊疗需求，提高患者用药合理性的必然需求和基础保障。

二、医疗机构药品遴选的实施方案

医疗机构药品遴选决策不仅是满足临床诊疗需求、提高患者药品应用适宜性的前提和基础，也会涉及药品生产企业产品的生产规划和推广，利益相关者众多。因此，更需要公开、公平、公正、透明的遴选方法和决策流程，提高决策结果的公信力。医疗机构在药品遴选的过程中，应在遵循具有规范依据的遴选办法和流程的基础上，选择适宜的遴选评价工具，并进行科学客观的指标评价和量化工作，使决策证据和决策结果做到有据可依、有证可查，以保障医疗机构内药品遴选工作的平稳推进。

科学的药品评价与遴选制度可以确保医疗机构内药品品种结构优化，有利于保障患者接受安全、有效、经济、适宜的药物治疗。医疗机构可根据自身实际情况，建立符合临床诊疗需求、遵循政策依据的

药品遴选与采购实施方案，方案必须包括：成立药品遴选及监督的委员会和专家库，制定药品遴选原则或指南，以及药品遴选工作流程或程序。具体内容可根据医疗机构实际情况制定。

（一）成立药品遴选及监督委员会等相关组织

1. 医院药事管理与药物治疗学委员会（简称药事会） 职责：根据国家及省有关规定制定本机构药品处方集和基本用药供应目录，制定基本药物遴选工作实施方案。负责药品遴选监督委员会成员及遴选专家的选定。

2. 药品采购监督委员会 职责：负责对医疗机构基本用药供应目录的遴选、审核、新药引进、药品采购全过程实施监督管理。

3. 药品遴选工作专业委员会 职责：在医院药事管理和药物治疗学委员会领导下工作，实行集体决策、实名投票、利益回避，超过三分之二人员同意方能通过。遴选过程中禁止单人提交申请、个人审核、个人决策。药品遴选工作专业委员会召开药品遴选会议时，应确保一定比例的成员参加。抽取专家的时间应在开始药品遴选之前不超过24小时，抽取专家应当按照随机抽取的原则；由纪检人员、主管院长、医务部门负责人、药学部门负责人在场共同抽取，记录抽取结果并签字，产生参加药品遴选的专家名单，结果由药品遴选工作专业委员会办公室备案。

4. 药品遴选专家库 职责：负责药品目录的遴选工作，新药引进和品种增补、替换、淘汰的审核工作。

由临床医学、临床检验、医院感染管理、药学、护理学等专业人员组成药品遴选专家库。遴选药品前随机从专家库中抽取专家参与药品遴选，采用实名制投票确定入选药品，遴选出本院需用的基本药物并形成初稿。

5. 药品遴选工作专业委员会办公室 药品遴选工作专业委员会办公室设在药学部门，负责药品遴选工作专业委员会的日常工作。

（二）药品遴选原则

1. 按照防治必需、安全有效、价格合理、使用方便、临床首选原则，结合实际，合理确定目录品种、剂型和数量，确保品种齐全，比例恰当，切实做到科学决策、集体决策。

2. 药品遴选采用实名制投票，参与投票的专家应在投票材料上逐页签字确认，包括结果材料，有改动的内容由相应的专家签字确认。

3. 被抽中的药品遴选专家必须按照组别在统一时间、统一地点集中投票，不得分散投票。投票过程专家不能交流与具体品种有关的任何内容。

4. 药品品规数应控制在合理的范围内，药品遴选必须严格执行《处方管理办法》的有关规定，原则上不超过"一品两规"，如有特殊临床需求的品种经药事会讨论后可遴选多个品规。

5. 优先遴选原则：①《国家基本药物目录》收录的品种和省基本药物增补品种；②《基本医疗保险药品目录》收录的品种；③符合疾病诊疗指南推荐的药品；④纳入国家重大疾病保障、重大公共卫生项目的药品；⑤在质量保证的前提下，优先选择性价比高的品种。

（三）药品遴选工作流程

药品遴选需遵循规范的工作流程（图8-1）。

1. 药品遴选专家组应在医疗机构组建的药品遴选专家库中以随机抽取的方式临时产生，可以按药品类别分为不同的专业组分别遴选。同时抽派药品采购监督委员会成员负责遴选全过程的监督。

2. 从监督委员会抽取一定比例人员作为监票员与计票员对遴选结果进行统计，按票数高者进入医院基本药物采购目录，形成初稿。

3. 药事会对初稿进行初审，同时根据医院以往的用药习惯及诊疗需要，提出需增加的品种，提交药事会主任审核。

4. 药事会主任对结果进行审核并上报纪检监察室审查后最终确定医院的药物采购目录。

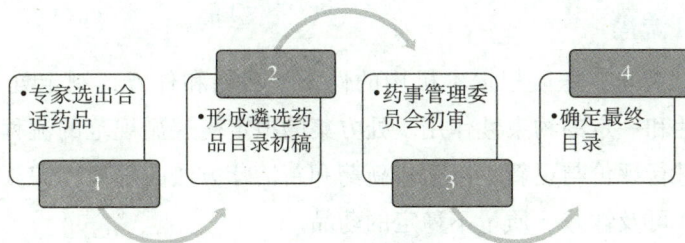

图 8 - 1　药品遴选工作流程

三、医院药品处方集的制定

（一）定义

医院药品处方集是指为提高医疗质量和药品治疗水平，组织编写的规范临床用药行为、指导和促进临床合理用药、实施医院药品政策的专业指导文件。处方集所遴选的药品种类能基本满足临床常见病、多发病及重大、疑难、复杂疾病抢救和治疗的需要。它不是一个简单的药品目录，一般采取"以病带药"的编写模式。针对临床上常见、多发和以药品治疗为主的疾病，以优先使用基本药物为选择原则，提出用药原则和具体药品治疗方案，并详细列举每个病种的症状和治疗策略及药品名称、剂型、规格、剂量、用法、价格、作用机制、临床应用、适应证、相互作用、不良反应、注意事项、禁忌证、合理用药提示、剂量增减提示等信息。

（二）目的

规范医院用药行为，保证药品供应，保障患者用药安全。

> **知识链接**
>
> ### 药品处方集和国家处方集的区别
>
> 《药品处方集》一般是本医疗机构结合自身实际情况遴选并制定的医院基本药物目录的处方集，收载的药品可以满足本机构绝大多数患者的医疗需求。《药品处方集》并非只有参考作用的治疗手册或药物手册，其对本医疗机构带有强制性。本医疗机构医师、药师应人手一册，要求认真执行。
>
> 《国家处方集》是我国统一的国家级权威性处方集，它既是合理用药的指导性文件，也是医疗机构进行医疗管理、执行国家基本药物制定和实施国家药物政策的重要文件。《国家处方集》有关疾病、药物、经济方面的内容应适合我国国情，权威性高、实用性强。因此，《国家处方集》对于所有医疗机构具有强制性。

（三）权责范围

1. 药事管理与药物治疗学委员会　听取处方集制定、更新及使用情况的分析报告，负责处方集的审定。

2. 药学部门　负责处方集的具体编写，保证处方集收录药品的供应，并具体监督处方集使用情况。

3. 各临床科室　负责专科疾病的标准治疗指南和疾病首选治疗方案的整理，向药事会提交并配合药事会进行药品评价与遴选工作。

（四）处方集的拟订流程

按《处方管理办法》要求，医院根据本机构的性质、功能和任务，制定处方集。处方集对医院临床用药起到普遍的指导性和一定的约束性作用。处方集的拟定需遵循规范的流程（图8-2），医院药事会应定期对医院处方集进行评价与更新，以适应新药和新治疗方法的出现，淘汰疗效不高、安全性问题突出、临床使用不方便、可及性差、质量不稳定的药品。

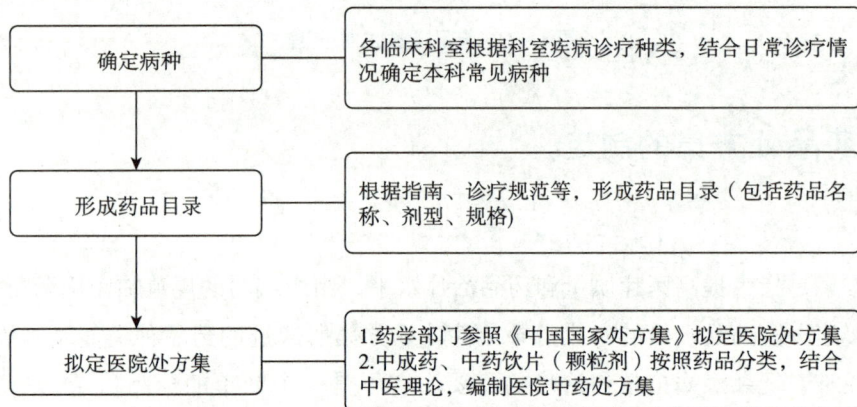

确定病种	各临床科室根据科室疾病诊疗种类，结合日常诊疗情况确定本科常见病种
形成药品目录	根据指南、诊疗规范等，形成药品目录（包括药品名称、剂型、规格）
拟定医院处方集	1.药学部门参照《中国国家处方集》拟定医院处方集 2.中成药、中药饮片（颗粒剂）按照药品分类，结合中医理论，编制医院中药处方集

图8-2　处方集制定流程

🔗 **知识链接**

制定指南　合理遴选

鼓励制定医疗机构药品遴选指南，为各级医疗机构管理人员、药事管理人员、药品遴选决策者及相关环节工作人员提供工作依据和评价体系。该指南的制定不仅可以促进医疗机构药品遴选过程的合理化及标准化，还可科学指导并规范医疗机构的药事管理工作，同时也为临床诊疗合理用药提供强有力的保障。

任务二　药品临床综合评价

👨‍⚕️ **岗位情景模拟**

情景描述　某医院要进行新药遴选，根据遴选原则，需要开展药品临床综合评价，对遴选药品进行评估，形成推荐意见。

讨论　1. 如何设计并开展药品临床综合评价？

　　　　2. 药品临床综合评价有哪些应用场景？

一、概述

药品临床综合评价是以人民健康为中心，以药品临床价值为导向，利用真实世界数据开展的药品实际应用评价。组织对药品供应保障各环节的信息进行综合分析，探索建立并逐步完善基于政策协同、信息共享，满足多主体参与、多维度分析需求的中国药品临床综合评价机制，可以为国家药物政策制订与调整、保障临床基本用药供应与规范使用提供循证证据和专业性卫生技术评估支撑。

区域和医疗卫生机构药品临床综合评价结果主要用于：①医疗卫生机构药品采购与供应保障等；②推动医疗卫生机构用药目录遴选和上下级医疗卫生机构用药目录衔接，提高药学服务和安全合理用药水平；③控制不合理药品费用支出，提升卫生健康资源配置效率，优化药品使用结构；④为完善国家药物政策提供参考。

药品临床综合评价主题遴选应基于临床需求，聚焦解决临床实践中的重点与难点问题。主要包括国家重大疾病防治基本用药、区域重大疾病防治基本用药和医疗卫生机构用药等，兼顾特殊用药等其他主题。

为保证主题遴选的合理性，建议评价主体应根据国家和省确定的评价领域，组织召开多方代表的专家论证会，围绕必要性、重要性、相关性及可评估性等方面进行论证，以确定评价主题，并提出项目单位建议。论证专家应包括临床医学、药学、循证医学、流行病学、卫生经济学、卫生决策等专业人员，必要时可邀请患者及家属参与。主题遴选的相关文档资料应有详细记录。

药品临床综合评价的完整流程包括主题遴选、评价实施和结果应用转化三个基本环节，其中评价实施阶段包括项目委托、结果递交及结果验收，质量控制贯穿在评价实施的全过程中（图8-3）。

✎ 知识链接

药品临床综合评价的发展历程及相关政策文件

（1）2018年10月，国家卫生健康委员会药政司印发《国家药品临床综合评价总体工作方案（2018—2020年征求意见稿）》。

（2）2018年，《国务院办公厅关于完善国家基本药物制度的意见》提出，开展以基本药物为重点的药品临床综合评价，指导临床安全合理用药。

（3）2019年，国家卫生健康委员会印发《关于开展药品使用监测和临床综合评价工作的通知》，要求药品临床综合评价强调药品的临床价值。

（4）2020年11月4日，《药品临床综合评价管理指南（试行）》发布。

（5）2021年7月28日，国家卫生健康委员会印发《关于规范开展药品临床综合评价工作的通知》《药品临床综合评价管理指南（2021年版试行）》，明确药品临床综合评价具体流程、内容与维度，从安全性、有效性、经济性、创新性、适宜性、可及性6个维度开展科学规范的整合分析与综合研判。

（6）2022年6月29日，国家药物和卫生技术综合评估中心发布《心血管病药品临床综合评价技术指南（2022年版试行）》《抗肿瘤药品临床综合评价技术指南（2022年版试行）》《儿童药品临床综合评价技术指南（2022年版试行）》。

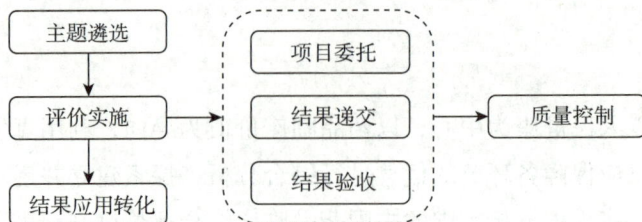

图 8 - 3　药品临床综合评价流程简图

二、评价内容

药品临床综合评价是评价主体应用多种评价方法和工具开展的多维度、多层次证据的综合评判。评价主要聚焦药品临床使用实践中的重大技术问题和政策问题，围绕技术评价与政策评价两条主线，从安全性、有效性、经济性、创新性、适宜性、可及性 6 个维度开展科学规范的定性定量相结合的数据整合分析与综合研判，提出国家、区域和医疗卫生机构等疾病防治基本用药供应与使用的政策建议。

（一）安全性评价

1. 定义　药品安全性评价是指报告药品上市前后药品安全性信息综合评价结果。纳入评价的信息包括：①上市前药品安全性（药品说明书内容）及相对安全性（与同类产品比较）信息；②上市后药品安全性（不良事件及不良反应）及相对安全性（与同类产品比较）信息；③药品质量、药品疗效稳定性。

2. 药品安全性信息　药品的安全性信息包括药品上市前及上市后安全性信息两部分。

（1）药品上市前的安全性信息　包括药品的毒理学、致癌、致畸和生殖毒性、不良反应、禁忌证、注意事项、特殊人群（妊娠及哺乳期妇女、儿童、老年及肝肾功能损害患者等）用药、药物相互作用、药物过量及人种间安全性差异等。资料来源主要为药品说明书。

（2）临床研究及接受治疗的人数　资料来源于企业资料或文献。

（3）上市后出现的不良事件及不良反应　资料来源包括：①官方通报信息，如国家药品监督管理局（National Medical Products Administration，NMPA）及美国食品药品管理局（Food and Drug Administration，FDA）网站发布的官方通报信息；②国内外的文献，包括中国知网（CNKI）、万方、维普、PubMed 等；③药源性疾病信息网及合理用药国际网络 INRUD 临床安全用药监测网。

（4）用药差错及事故　给出用药差错的案例，分析原因及预防方法。资料来源包括美国医疗安全协会（Institute for Safe Medication Practices，ISMP）、FDA、CNKI、万方及维普等网站及数据库等，药源性疾病信息网及合理用药国际网络 INRUD 临床安全用药监测网。

（5）与同类药物的安全性比较　给出同类药物比较中的安全性差异，也可涉及同一适应证的不同类别药物的比较。资料来源有 PubMed、FDA 网站、新版 Drug Facts and Comparisons、Drugs in Pregnancyand Lactation、CNKI、万方及维普等数据库检索文献，药源性疾病信息网及合理用药国际网络 INRUD 临床安全用药监测网。

（6）政府采取的措施　包括撤市、警告和修改说明书等。资料来源主要为 NMPA 及 FDA 网站。

（二）有效性评价

1. 定义　药品有效性评价是指通过定量分析，对拟评价药品及参比药品的临床效果进行大人群测量，判断是否获得重要的健康收益。核心指标主要包括生存率、控制率、疾病进展，以及用于计算质量调整生命年（quality – adjusted life year，QALY）的生活质量指标，还可使用疾病效果指标或结合实际临床药品应用的数据（真实世界数据）定义其他可测量的效果指标。

2. 药品有效性信息　开展临床效果分析的数据应来源于所有当前可获得的质量最佳的相关研究证据和真实世界数据，必要时应分析亚组患者效果数据，同时重视参比药品的选择及效果比较分析。综合利用现有国家大型数据库等真实世界数据资源，规范开展基于真实世界数据研究的分析测量，利用规范严谨的方法，在可接受的不确定性范围内实现临床实际用药效果的测量及判断。

药品有效性的评价主要采用循证医学的方法，最终的评价成果汇总成卫生技术评估的有效性评价部分，作为制定药物政策、医疗保险政策、购入新药、药品选择、药品研发和上市的依据。

（1）药品有效性检索策略　根据研究问题的整理归纳，形成简练、有效的检索主题词并确定相关检索源，随后制定有效的检索策略，确保检索的全面性。涉及疾病诊疗相关专业内容的文献必须是专业文献（包括政府工作报告、教科书、专业期刊、药品说明书等），建议检索中英文数据库，以确保纳入文献的广泛性。

中文检索数据库包括中国知网、万方、维普、中国生物医学文献数据库等。英文检索数据库包括PubMed/MEDLINE、Embase、Web of Science、Cochrane 中心对照试验注册库（CENTRAL）等。还应检索 NHSEED、INAHTA、英国 NICE、加拿大 CADTH、美国 AHRQ 等卫生技术评估专业网站，Center for Reviews and Dissemination（CRDs）、NHS Economic evaluation database（NHS EED）、The Health Economic Evaluation Database（HEED）、PsycINFO、AMED、CINAHL 等专业领域数据库，以及咨询公司、大学、制药企业的数据库，权威报告、药品说明书、注册资料、企业申报资料、FDA 网站、NMPA 网站、新闻媒体和市场调查资料、世界卫生组织国际临床试验注册平台（WHO ICTRP）等。

（2）检索式　为全面获取所有关于"＊＊＊"的文摘，只用"＊＊＊"一个关键词进行全文检索或者主题检索。

（3）文献纳入/分类标准　将检索到的文献按照文献纳入/分类标准进行分类，采用 PICOS 原则（表 8 – 1）设计纳入/分类标准，该药物所主要治疗的每个病种或适应证构成一个 PICOS。

表 8 – 1　PICOS 原则含义

描述	解释
研究人群（P：Population）	描述评价人群的特征
干预措施（I：Intervention）	描述待评价的药物治疗
对照措施（C：Comparison）	描述和待评价药物对照的治疗措施或安慰剂
结局指标（O：Outcome）	相应的结局指标
研究类型（S：Study design）	卫生技术评估（health technology assessment，HTA）、循证指南、系统评价（systematic review，SR）、Meta 分析、随机对照试验（RCT）

（4）数据提取　按照预先设计好的数据提取表（表 8 – 2 至表 8 – 5），由 1 名评价者独立提取数据，由另外 1 名评价者核对提取的数据。有任何争议的，通过讨论解决，必要的时候咨询第 3 位评价者。提取的数据包括研究的基本特征、质量、主要结果和不良反应。

表 8 – 2　纳入 HTA 的基本特征

研究	疾病	干预措施	有效性	安全性	适用性	经济性
研究1						
研究2						
研究3						
……						

表 8 – 3　纳入指南的基本特征

指南	年代	国家及机构	是否推荐待评价药物	所推荐的适应证	证据级别	推荐强度	是否为首选
指南1							
指南2							
指南3							
……							

表 8 – 4　纳入 SR/Meta 分析的基本特征

研究	年代	检索时间	疾病	研究数	干预措施	结局指标	结论
研究1							
研究2							
研究3							
……							

表 8 – 5　纳入 RCT 研究的基本特征

研究	患者基本特征			干预措施		疗程（月）	失访（$n=$）	结局指标
	疾病	男/女	年龄	试验组	对照组			
研究1								
研究2								
研究3								
……								

（5）数据质量评价　由2名评价者独立评价纳入研究的质量，若存在争议则通过讨论解决或咨询第3位评价者。由于目前尚无全球共识的 HTA 质量评价工具，参考2011年澳大利亚发表的 HTA 中所采用的 NHMRC（2000a）及 CRD（2009）更新条目对其进行评价。采用 GREE Ⅱ 评价指南的质量。采用 AM-STAR 的评价标准评价 SR/Meta 分析的质量。按照 Cochrane 手册的要求评价 RCT 研究的质量。

采用 GREE Ⅱ 评价　　　AMSTAR 评价纳入　　　AMSTAR　　　　　RCT 的质量评价
指南的质量　　　　　系统评价的质量　　　清单及说明

（6）数据合并——评价结果　对纳入的卫生技术评估和循证指南进行描述性评价和分析。

对纳入的系统评价/Meta 分析和 RCTs 进行描述性评价和分析，必要的时候对纳入的 RCTs 进行 Meta 分析。用表来总结纳入研究的数据（表 8 – 6）。利用 GRADE 评价标准对获得的证据进行评价。其中 RCT 研究初步列为高质量证据，观察性研究列

临床研究证据的
GRADE 分级

为低质量证据，根据影响证据质量的因素对证据进行升降级。

表 8-6 临床研究证据总结表

研究	指标	亚组	纳入研究	样本量	效应值	异质性	GRADE 分级
研究 1							
研究 2							
研究 3							
……							

（三）经济性评价

1. 定义 经济性评估是药品临床综合评价中的重要内容，其通过应用卫生经济学或药物经济学的基本方法，比较分析不同药品用于预防或治疗疾病的成本和健康产出（包括效益、效果和效用等），综合判断药品临床投入产出比，其目的是获得政策或临床决策所需的优选方案。经济性评估参考指标主要有价格、费用、增量分析等。

2. 健康产出 经济性评估中的健康产出是指药品治疗方案给社会或患者带来的收益，通常用效益、疗效/效果和效用等指标进行衡量。评价者应能够识别并选择合适的健康产出指标，同时予以正确测量。

（1）疗效/效果 经济性评估中的效果指标应选择可获得的最佳证据，即从疗效（efficacy）和实际效果（effectiveness）指标中择优。原则上，经济性评估中选择的效果与疗效指标应与有效性评估中的效果与疗效指标选择保持一致。

疗效是指药品在严格控制的环境下（通常为随机对照临床试验）对患者产生的治疗效果；效果是指药品在真实世界的临床环境下（即自然状态下）所表现出的治疗结果。疗效/效果指标有中间指标和终点指标之分，其中中间指标主要反映干预措施的短期疗效/效果；终点指标主要反映干预措施的长期疗效效果。经济性评估应优先采用终点指标。当缺少终点指标时，也可以采用比较关键的中间指标进行分析。

（2）效用 效用是基于患者或社会对于某种干预方案所带来的健康结果的偏好程度。建议在实施经济性评估时尽量采用效用值作为健康产出结果测量值，以提高不同研究间的可比性。常用的效用指标有质量调整生命年（QALYs）、伤残调整生命年（disability adjusted life years，DALYs）、挽救年轻生命当量（savedyoung lite equivalents，SAVEs）、健康当量年（healthy years equivalents，HYEs）和质量调整期（quality-adjusted life expectancy，QALES）等。在这些效用指标中，QALYs 临床应用最为广泛。因此，推荐使用 QALYs 作为药品效用指标来开展经济性评估。

QALYs 综合考虑了生存时间和生命质量，等于患者处于某种健康状态的生存时间乘以这段时间内的健康效用值。通常，生存时间数据容易获得，因此获得 QALYs 的关键是健康效用值的测量。效用的测量方法主要包括直接测量法和间接测量法。直接测量法可以直观地测量出受访者对于某种健康状态效用值，主要有刻度法（rating scale，RS）、标准博弈法（standard gamble，SG）、时间权衡法（time trade-off，TTO）、离散选择实验法（discrete choice experiment，DCE）和优劣标度法（best-worst scaling，BWS）等。间接测量法主要利用多维效用量表测得受访者目前所处的健康状态，再根据量表配套的效用积分体系计算该状态的效用值，具有操作简便的优点。

对于间接测量法，根据量表是否针对特定疾病所设计，可分为普适性量表和疾病特异性量表，优先推荐使用普适性量表。目前应用较为广泛普适性量表有五维健康量表（EuroQol-5 dimensions，EQ-5D）和六维健康调查简表（short form 6 dimensions，SF-6D）。

（3）效益　效益是指用货币单位形式对健康产出结果的量化测量，即干预措施带来的有用健康产出结果的货币表现。

疾病治疗方案的效益可以分为直接效益、间接效益和无形效益。直接效益计量的是实行某项干预措施后，所发生的货币交换带来的货币化的卫生收益。在测量直接效益时，应注意防止重复计算，即应避免将所改变的卫生资源同时计入成本和健康产出。间接效益指实行某项干预措施后所增加的患者健康时间或劳动生产力恢复带来的收益，建议采用人力资本法计算；无形效益指实行某项干预措施后减轻或者避免患者身体和精神上的痛苦，以及康复后带来的舒适和愉快等，建议采用意愿支付法计算。

（4）健康产出的贴现　多数人存在时间偏好，即当前发生的健康产出，其价值会高于未来发生的健康产出。国际上对非货币形式衡量的健康产出进行贴现目前仍存在争议，但国内外药物经济学评价指南，大多主张对健康产出进行贴现，并采用与成本相同的贴现率，使得发生在不同时间的健康产出能够在同一时间点进行比较。通常，当研究周期超过一年时，应对发生在未来的健康产出进行贴现。

由于在社会经济发展速度、价格、消费者的时间偏好等方面存在较大差异，不同国家或地区推荐的贴现率不尽相同。《中国药物经济学评价指南（2020版）》推荐采用每年5%的贴现率。2022年6月29日，国家药物和卫生技术综合评估中心发布心血管病、抗肿瘤、儿童药品临床综合评价技术指南，其中抗肿瘤药品临床综合评价技术指南同样推荐贴现率采用5%，但心血管病和儿童药品临床综合评价技术指南则建议参考研究当年的一年期国债收益率。

3. 成本指标选择与测量

（1）成本定义及分类　药物治疗成本是指患者因接受治疗而消耗的医疗资源和相关非医疗资源。药物治疗成本可以分为直接成本、间接成本和隐性成本。对于间接成本和隐性成本，评价者可以灵活处理，但应避免重复计算。直接成本包括直接医疗成本和直接非医疗成本。直接医疗成本通常包括门诊费用、住院费用、自购药费用等；直接非医疗成本通常包括交通费、营养费、陪护费等；间接成本指由于疾病、伤残或死亡造成的患者和其家庭的劳动时间及生产率损失，包括休学、休工、早亡等造成的患者及家人的经济收入损失等。当隐性成本显著较高时，需要对其进行专门的评估。

（2）成本的识别　成本范围的界定需要与所确定的研究角度和研究时间保持一致。常用的研究角度有全社会角度、医疗卫生体系角度、医疗保障支付方角度、医疗机构角度和患者角度等。不同测算角度的成本构成不同。

全社会角度下应纳入所有直接医疗成本、直接非医疗成本和间接成本。医疗卫生体系角度下应纳入医疗卫生系统内的所有直接医疗成本；医疗保障支付方角度下应纳入医保支付范围内的所有直接医疗成本；医疗机构角度下，应纳入在本医疗机构承担的直接医疗成本和非医疗成本（如果适用）；患者角度下，应纳入患者相关的所有直接医疗成本、直接非医疗成本和间接成本。

（3）成本的计量　考虑数据可获得性，可通过费用的测算进行成本计量。具体步骤包括：①列出与实施干预措施相关的资源项目；②明确资源项目的计量单位；③根据该计量单位测算消耗的资源数量。计量单位主要包括两类，一是卫生资源消耗的自然单位，二是根据国家相关部门制定的项目标准。在数据可获得的情况下，尽可能使用微观的计量单位。

成本计量的范围应与所确定的研究时限一致，纳入研究时限内与实施干预措施相关的所有当前的和未来的成本。应坚持与临床效果对等原则，将产生"该类临床效果"对应的所有诊疗活动所产生的成本均纳入成本计量范围。如果待评药品发生了不良反应或不良事件，则需计入待评药品成本。对于因疾病治疗所付出的间接成本，建议采用人力资本法进行计算，即假定所有损失的时间用于生产，用劳动力市场平均工资水平去估算因疾病或过早死亡带来的劳动力损失。

（4）药品价格　药品价格是成本测算的基础数据，因此，应系统、全面地收集药品价格信息。对于待评药品和对照药品，均需要获得两类价格数据：原研药价格和通过一致性评价的仿制药的最低价格。药品单价建议优先使用官方或权威机构发布的最新价格信息（如省级招标采购的中标价等），其次可选医疗卫生机构或正规经营药店的销售价格。

某些药品在市场上可能会存在多个价格。在市场份额分布已知的前提下，可采用市场份额加权的平均价格；在市场份额不可获得时，可采用所有已知价格的中位数。同一通用名相同剂型不同规格药品的价格可以采用限定日剂量进行校正，再进行加权或中位价格的计算。

（5）成本贴现　多数人具有时间偏好，认为当前发生的成本，其价值会高于未来发生的成本。这种偏好可以从以下两个方面予以理解：一是随着时间的推移，资金伴随着生产与交换的进行而不断运动，给投资者带来利润，表现为资金的增值；二是资金一旦用于投资，就不能用于限期消费，资金的时间价值体现为对放弃现有消费的损失所应做的必要补偿，主要表现为利息。因此，当待评价药品治疗时间超过一年时，建议对发生在未来的成本进行贴现。成本的贴现率建议与健康产出相同。

4. 经济性评估

（1）评价类型　通过"成本－健康产出"分析，评估药品的经济性。根据健康产出指标的不同，药物经济性评价方法可以分为成本－效果分析（cost－effectiveness analysis，CEA）、成本－效用分析（cost－utility analysis，CUA）和成本－效益分析（cost－benefit analysis，CBA）。当不同干预方案的健康产出相同或相当时，可以采用最小成本分析（cost minimization analysis，CMA）。评价者应根据疾病、药品的特点、数据可及性以及评价的目的与要求，选择合适的评价方法。

（2）增量分析　CEA 和 CUA 是按照增量分析结果进行决策的，即在不同药品之间进行成本和健康产出两个维度的比较，计算不同方案之间的增量成本效果比（incremental cost－effectiveness ratio，ICER）或增量成本效用比（incremental cost－utility ratio，ICUR），即成本之差和效果/效用之差的比值，可以理解为平均增加每一单位的健康产出所需要增加付出的成本。

如果干预方案相比对照方案成本更低而产出更高，则干预方案为绝对优势（dominance）方案；相反，如果干预方案相比对照方案成本更高而产出更低，则干预方案为绝对劣势（dominated）方案（如图 8-4）；如果干预方案相比对照方案成本更高而产出也更高，需要计算两方案之间的 ICER，即两组成本之差和效果之差的比值。如果 ICER 小于等于阈值，则干预方案相对于对照方案更加经济；如果 ICER 大于阈值，则对照方案相对于干预方案更加经济。

如图 8-5 所示，评价两种药品治疗某疾病的经济性，其中药品 1 为对照药品，药品 2 为待评价药品。药品 1 和 2 治疗疾病的成本分别为 C_1 和 C_2，健康产出分别 E_1 和 E_2。

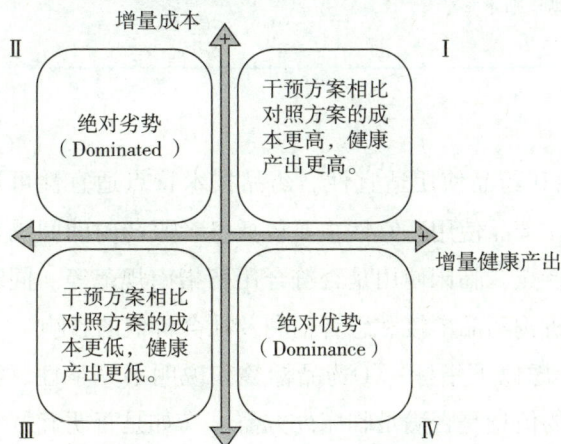

图 8-4　经济性评价结果

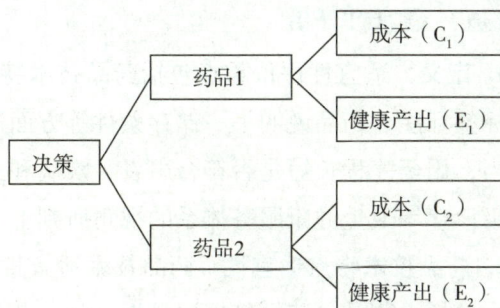

图 8-5　药品临床综合评价经济性评估示意图

假定健康产出用疗效/效果指标，则可计算出 ICER，计算公式如下：

$$ICER = \frac{C_2 - C_1}{E_2 - E_1} = \frac{\Delta C}{\Delta E}$$

同理，若健康产出为效用指标，如 QALYs，则可计算出 ICUR。

《中国药物经济学评价指南（2020 版）》建议 QALYs 的意愿支付阈值采用全国人均国内生产总值（GDP）的 1～3 倍。当然，由于中国地区经济发展存在不平衡性，各地区之间的人均 GDP 差异较大。若某项药品临床综合评价是为某个具体地区的卫生决策服务的，可以采用本地区的人均 GDP。国家和各省份人均 GDP 数据可通过访问国家统计局网站或查阅《中国统计学年鉴》获得。

经济性评估
参考指标

（四）创新性评价

药品创新性评价是指通过分析判断药品与参比药品满足临床需求程度、鼓励国产原研创新等情况，进行药品的创新性评价。开展创新性评价，应突出填补临床治疗空白，解决临床未满足的需求，满足患者急需诊疗需求和推动国内自主研发等创新价值判断。建议从临床创新性、服务创新性和产业创新性三个维度进行评估（表 8-7）。

表 8-7   创新性评价核心参考指标

分类	指标	数据来源	方法
临床创新性	填补临床空白	文献；专家咨询	文献研究；访谈
	对比现有药物的显著优越性	文献；专家咨询；患者调查	
	新型作用机制	文献；专家咨询	
	技术创新性	文献；专家咨询	
服务创新性	可优化服务流程	专家咨询；调查	调查；访谈
	可提高机构或地区卫生服务效率	二手数据；调查	
	可改善患者及照护家属感受	调查	
产业创新性	是否为自主研发的原研药或全球首个仿制药	文献；专利信息查找	文献研究；二手数据收集分析；访谈
	是否获得国内专利	专利信息查找	
	是否获得国际专利	专利信息查找	
	是否为儿童专用药品（专用剂型规格）	说明书；文献；专家咨询	
	是否为靶点创新	文献；临床专家	
	是否为分子实体创新		
	是否为制剂创新		

（五）适宜性评价

1. 定义   适宜性评价重点包括药品技术特点适宜性和药品使用适宜性。药品技术特点适宜性可从药品标签标注、药品说明书、储存条件等方面进行评价。药品使用适宜性主要包括患者服药时间间隔是否恰当，用药疗程长短是否符合患者、疾病和药品药理特点，临床使用是否符合用药指南规范等。同时从分级诊疗等卫生健康服务体系的视角研判上下级医疗机构药品衔接和患者福利及社会价值的影响。

2. 药品技术特点适宜性   药品技术适宜性评估应考虑以下指标：①药品标签和说明书完整性、实用性，包括：药品包装标签标注是否完整，药品说明书的信息是否满足临床处方需求（如是否明确按年龄、体重或体表面积、不同肝肾功能标注剂量等）；②药品技术特点，包括药品包装是否合适且不会出现误服情况，给药途径或剂型是否适宜患者使用，口服制剂的口味、形状大小是否适宜患者服用，是否有特殊的存储条件，是否需要特殊装置，用药后是否需要监测或随访服务等；③对于特定人群如患者需要接受长期药物治疗，加上各种因素导致用药依从性较差，而药品技术特点是显著影响患者依从性的重要因素，所以患者的用药依从性可以从一定程度上反映药品技术适宜性。

3. 药品使用适宜性　药品使用适宜性评估应考虑以下指标。①用途适宜性，包括但不限于：临床使用是否存在超说明书适应证使用的情况，超药品说明书用药时是否有充分理由，药品疗效是否精准针对适应证；②给药适宜性，包括但不限于：药品用量是否适宜患者的年龄、体重、体表面积和身体状况，给药时间点是否有明确限制，给药时间间隔是否适宜，用药疗程长短是否符合患者、疾病、药品特点等；③用药适宜性，包括但不限于：患者用药是否容易出现不耐受的情况，药物–药物相互作用或药物–食物相互作用是否给处方带来限制，用药是否容易准确排除禁忌证。

与此同时，亦可围绕药品体系适宜性以及药品监管适宜性开展相关分析：①药品体系适宜性，主要关注在现阶段中国医疗政策，医疗、医药、医保三医联动的环境下，该药品对分级诊疗"基层首诊、双向转诊、急慢分治、上下联动"制度的影响情况。如该药品是否限定使用医院级别、限定门诊或住院患者使用、上下级医疗机构衔接情况、药师医生获得药品信息程度等。②药品监管的适宜性，可通过该药品在医院合理应用管理指标反馈，如抗菌药物分级管理制度执行情况，抗肿瘤药品分级管理制度执行情况；静脉输液使用合理性相关数据上报情况等。

适宜性评估
核心参考指标

（六）可及性评价

1. 定义　药品可及性评价是指参考 WHO/HAI（Health Action International，国际健康行动组织）药物可及性标准化方法，主要涉及药品价格水平、可获得性和可负担性三个方面。药品价格水平可由国内药品采购价格与最近一年国际同类型药品价格比较获得，必要时应了解医保报销情况以判断患者实际支付水平。可获得性可由医疗机构药品配备使用情况或有无短缺情况等反映。可负担性可由人均年用药治疗费用占城乡居民家庭年可支配收入比重（%）体现。根据评价需要可从不同渠道获得相关支持信息，如药品生产、供应相关信息，医疗机构药品使用数据，居民和患者代表意见等。

2. 可获得性　可获得性可界定为患者获得目标药品潜在机会的大小。上市药品的种类和数量、药品生产与流通企业数量、药品生产厂家生产能力、配送公司配送能力、医院和药店的分布、医疗机构/药品零售端的药品配备能力、医疗机构/药品零售端的药品短缺率及其原因等可作为判断药品可获得性的主要指标。①医疗机构/药品零售端药品配备率（药品配备率＝配备该药品的机构数调查机构总数×100），通过针对综合医院、基层医疗机构、药品零售端的分层抽样调查获得；②医疗机构/药品零售端基本药品的短缺情况及其原因（药品企业原因、药品配送公司原因、医院/药品零售端计划原因），通过各级各类机构分层抽样调查获得；③通用名药品可获得率（可获得率＝配备该药品的机构数/调查机构总数100%，国际上对药品可获得率没有严格统一的标准，一般认为配备率<50%为可获得率较低；50%～80%为可获得率较好；>80%为可获得率很好），通过医疗机构/药品零售端调查获得；④配送企业数量、配送渠道及能力、配送质量及效率等，通过行业协会、医疗机构抽样调查获得。

3. 可负担性　可负担性是指城乡患者家庭对于药品治疗费用的负担能力情况，《WHO/HAI药物可及性标准化方法》采用家庭灾难性支出概念判断可负担性。结合我国实际，建议采用研究对象所在地区年人均用药治疗费用占城乡居民家庭年人均可支配收入比重（可负担性＝年人均用药费用/城（乡）居民家庭年人均可支配收入×100）作为核心指标进行判断。通过调查和文献检索等方式获得有关数据。

三、评价设计

（一）评价类型

根据研究时限、数据可得性和研究目的，可分为快速临床综合评价和完整临床综合评价两种类型（图 8 - 6）。

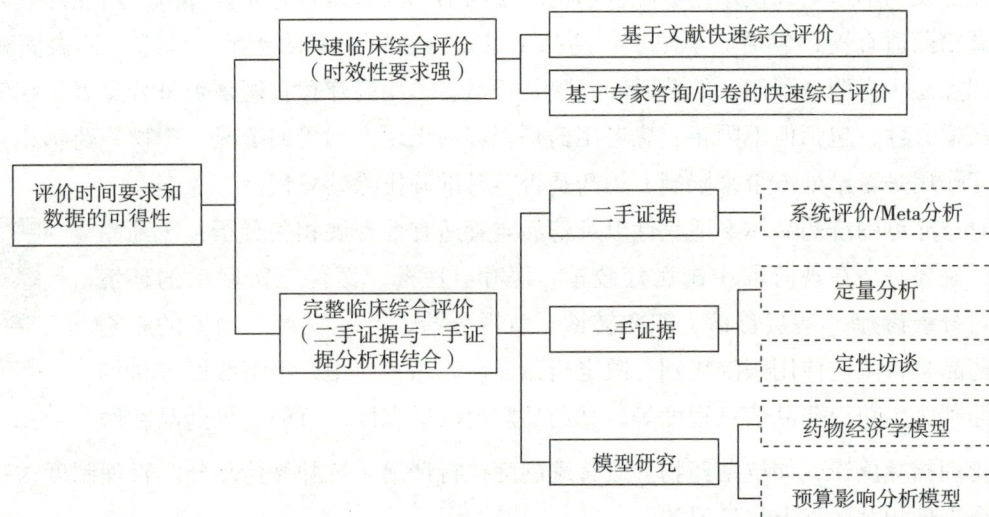

图 8 - 6　评价类型

1. 快速临床综合评价　在研究时限紧迫、资源不足、对评价结果的需求迫切的情况下，通常采用快速临床综合评价法评价待评药品。为迅速获取目标药品的临床价值，可仅基于或开展相关文献分析及专家咨询/问卷调查，选取一个或几个证据需求最迫切的维度开展快速临床综合评价，从而为应急判断决策提供方向性的指导，解决相关决策依据有无的问题。

在评价的方法上，通过文献综述开展快速临床综合评价时，优先推荐使用系统性文献综述整合相关证据。即便开展描述性文献综述，在条件允许的情况下，也可参照系统性文献综述的做法，尽量减少偏倚。推荐使用 Cochrane 协作网有关系统综述方法及工具，必要时应对临床研究文献证据进行 Meta 分析。对于缺乏文献证据的评价问题，在通过专家咨询/问卷调查开展快速临床综合评价时，实施过程中需充分考虑专家人数与构成、专家的权威性、代表性及地域性，通过积极系数、协调系数、权威系数等进行质量控制，以保证结果的可靠性、稳定性。

2. 完整临床综合评价　当研究时限允许时，可选择完整临床综合评价法评价待评药品。若可获得可靠、充足的相关药品使用的真实世界数据，应通过真实世界研究开展完整临床综合评价。根据临床决策的实际需要选取与目标药品应用相关的维度，以获得可靠性和准确性更高的评价结果。

在评价方法上，除快速临床综合评价涉及的相关文献分析及专家咨询/问卷调查法产生的评价证据外，根据研究的目的，完整临床综合评价还可采用高质量的真实世界数据研究证据，将二手证据与一手证据的分析相结合，以全面论证待评药品的真实情况，从而获取更可靠的评价结果。

评价的研究设计建议根据流行病学、卫生统计学、卫生技术评估的标准评价流程及方法进行，在有条件时建议采用多中心的数据展开研究，在更大的范围内收集病例资料，以提升药品临床综合评价结果的代表性和可信性，保证研究质量。

（二）评价设计

1. 评价背景　描述与技术相关的疾病、健康状况，包括疾病的预后、流行病学及经济负担，主要干预措施（包括药物与非药物）及其疗效与安全性，国内外临床诊疗指南对治疗方案的推荐，全球范围内相关干预措施的药物经济学评价现状（基本结论和尚存的问题），以及本研究的价值（必要性和重要性）等。

2. 评价目的　明确提出本次药品临床综合评价的主要目的和待解决的问题。评价目的中应简明扼要地阐述"运用何种理论和方法，解决何种主要问题，达到何种主要目的"。评价目的要与评价背景所阐述的问题相互呼应。

3. 评价角度　研究者应根据研究的目的和报告对象，明确评价的角度。在国家和省级层面开展的药品临床综合评价，应从全社会或卫生体系的角度进行评价。对于其他医疗机构、科研院所、大专院校、行业组织等主体开展的药品临床综合评价，应结合研究的目的，除从上述全社会和卫生体系的角度展开评价外，还可选择从患者、医保或医疗机构的角度进行评价。

4. 目标人群　评价需要明确待评药品（干预）的目标人群以及纳入标准与排除标准。一般情况下，药品临床综合评价的目标人群应与药品的适应证人群保持一致。

应采用国际疾病分类编码（如 ICD – 10）界定适应证。当目标人群存在较大的异质性时，可以根据研究需要开展亚组分析，如根据人口特征、疾病亚型、严重程度和合并症进行分层分析。

5. 确定对照药品　待评药品和对照药品的描述应包括剂型、规格、用法用量、给药方式、合并用药和治疗路径等信息。待评药品和对照药品应以通用名表示，同时列出商品名。

对照药品的选择建议依据最新临床指南，选取指南推荐的该适应证的标准治疗方案或常规治疗方案。若没有标准治疗方案，可依据专家共识或临床专家意见，纳入临床常规治疗方案。临床专家的选取需要考虑专家的数量及代表性。若对照药品不符合上述标准，可考虑与安慰剂进行比较，但须说明其使用安慰剂比较的临床合理性。根据评价目的，可选择一个或若干个对照药品。

6. 评价维度及指标选择　评价维度是评价设计的核心内容。常用评价维度包括安全性、有效性、经济性、创新性、适宜性、可及性及药物政策评价维度。应针对决策问题，选择确定具体纳入评价的维度。纳入或不纳入某个具体维度，均应在综合评价的设计方案中做出明确说明。在各维度内确定相应的测量和评价的指标，具体要求参见本任务"二、评价内容"的相关内容。

7. 研究方法选择　药品临床综合评价采用定性定量结合的方法，收集一手和二手资料进行分析。对安全性、有效性和经济性进行评价时，首先采取系统文献综述收集和/或二手资料分析，若仍未满足评价的需求，应增加一手资料的研究。进行一手资料收集时，应首选基于医疗机构临床数据的真实世界数据研究。历史数据若未能满足需求时，可开展前瞻的观察性研究或干预性研究（临床试验研究）。

✎ **知识链接**

科学综合评价　体现药师价值

医院药学部门担负着医疗机构药品遴选、保障、供应、合理用药、不良反应监测等重要职能。药师必然是临床药品综合评价的主角，没有药师的参与，药品临床综合评价也就没有光明的未来。药品综合评价过程中，药师需要发挥专业特长，了解临床研究的全过程，同时具备药物经济学知识，提高评价质量，通过药品综合评价，使药师的价值得以根本性体现，也有助于树立药师形象。

四、评价方法

（一）基于一手资料的评价方法

药品临床综合评价应充分利用真实世界数据。真实世界数据是来源于医疗机构日常所产生的各种与患者健康状况和（或）诊疗及保健有关的数据。

真实世界研究（realworld study，RWS）指针对预设的临床问题，在真实世界环境下收集与研究对象健康状况和（或）诊疗及保健有关的数据（realworld data，RWD）或基于这些数据衍生的汇总数据，通过分析，获得药物的使用情况及潜在获益－风险的临床证据（real world evidence，RWE）的研究过程。RWS 常用于支持新药临床价值判断、规范药品超说明书使用行为等决策目的、收集实际临床使用风险和疗效证据、判断用药对患者的影响、分析药品使用的成本效果等核心价值。

与传统临床试验研究过程类似，真实世界研究可以分为 5 个步骤，分别为：①确立研究问题，使用 PICOS 原则弄清问题本质；②探索数据库或数据框架体系；③建立研究方案，确定研究设计和实施细则；④获取数据，形成研究数据集；⑤分析数据，报告结果。

与传统临床试验的最主要的区别在于：真实世界研究对应的研究问题可能晚于研究型数据产生，故研究的可行性和科学性很大程度上取决于研究者对于数据库系统的认知。为帮助研究者科学合理地设计真实世界研究，国家药监局于 2023 年 2 月 6 日颁布《药物真实世界研究设计与方案框架指导原则（试行)》，可供参考。

（二）基于二手资料的评价方法

基于二手资料的评价方法又称文献分析法，可分为描述性综述、系统综述及 Meta 分析和其他文献综述。若同时比较多种干预措施，建议采用网状 Meta 分析方法；若针对同一主题已有多个相关系统评价/Meta 分析发表，则建议开展系统评价再评价或伞形评价，进行评价分析。

（三）专家咨询法

1. 定量咨询数据　当真实世界数据、文献资料等来源都不能满足临床综合评价数据需求时，可采用专家咨询法。专家咨询法一般不可以用来获得临床治疗的有效率、不良反应发生率等关键参数的取值。如果研究中的某些参数采用了专家咨询法获取取值，则需要明确说明专家咨询的问题大纲、抽样方法、调研人数、调研方式、调研数据处理方法等细节。对通过专家咨询法得到的定量参数，建议进行敏感性分析。

2. 定性访谈数据　定性访谈，尤其针对专家的访谈，是临床综合评价中的重要方法，在各维度研究中均可涉及。定性访谈通过收集利益相关方或专家对具体问题的看法、认知及态度，对所研究的主题进行定性分析及判断。定性访谈方法主要分为以下两类。

（1）关键知情人访谈　关键知情人访谈是常用的定性访谈方法，一般需要确定访谈对象，并根据对象特点设计半结构化访谈提纲，访谈过程中做访谈记录，并整理访谈内容，形成文字材料，从而获得定性数据，具体内容如下：第一步通过文献检索以及预设定的评估主题，确定访谈内容与指定访谈提纲，并就问题选择适宜的访谈对象，可选择各级卫生、药监、医保等政府部门有关负责人，医疗机构负责人、医护人员、药品企业和患者代表以及相关领域专家等；第二步通过抽样或筛选的方式逐层选择上述可选择访谈对象，并就对待评估药品以及对照药品的临床使用安全性、有效性、经济性、创新性、适宜性和可及性的看法、认知及感受等信息进行深入的文本信息发掘；第三步根据访谈内容，进行文本资料的整理与分析。

（2）一般咨询会议　　一般咨询会议是定性获得专家意见的常用方式，常适用于对临床综合评价方案设计的讨论。以面对面座谈的方式，主要咨询行业内权威的专家，对方案设计予以评价与关键节点的把控。主要流程为：第一步建立主题，主题定义清晰，涉及问题方面不宜太多，应当符合专家背景和水平范围，确保专家理解待咨询内容的角度趋同；第二步组织与会专家发表意见并进行充分讨论；第三步就讨论问题达成共识，取得较一致的结论。

五、基于多准则决策分析的药品临床综合评审流程

以合理分配有限资源为宗旨，对不同的药品比较分析时，需评估者在不同评价准则中进行取舍。多准则决策分析（multi-criteria decision analysis，MCDA）通过一系列方法对待评价药品的综合价值进行排序，帮助决策者在多种准则中做出取舍，从而确定最佳选择。

在确定维度和指标框架的基础上，评审专家以药品多维度价值判断操作流程（图8-7）为工具对待评药品给予相应的评审工作，主要分为如下环节。

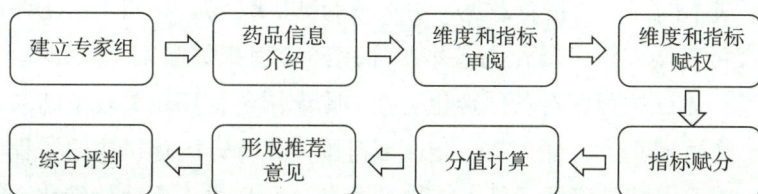

图8-7　多维度价值判断操作流程

（一）建立专家组

首先，根据目标药品从已建立的专家库中随机抽取数量适宜的专家形成专家组，专家人数一般为奇数。专家入选标准为：①具备高级专业技术职称或在所从事的领域有一定知名度；②本人或家属与所评审药品没有利益冲突。专家构成需突出多学科特点，主要包含卫生政策、医疗保险、卫生经济、药物经济、卫生统计、临床医务人员、临床药师、行政管理人员、患者。推举1名权威且富有经验的专家作为评审组长，进行后续环节的组织与监督，但不参与后期赋权评分工作，以备出现不同评审意见时行使最终决策权。

（二）药品信息介绍

确定专家组组长后，请药品临床综合评价实施者就上述步骤整合的该类别药品多维度价值进行汇报，以便专家组了解相关药品具体信息，并接受此类药品相关问题的问询。

（三）维度和指标审阅

综合价值判断是多学科、多利益相关者融合的环节，专家组组长需解释评审维度和评审指标内涵；专家组可以用讨论的方式，以完整性、独立性、可操作性为原则，对维度和指标做出研判，达成共识，为下一步权重评分提供基础。

（四）维度与指标赋权

在确定维度和指标的基础上，专家组依据自身专业判断和评估报告证据对维度与指标赋权，指标赋权方法有层次分析法（analytichierarchy process，AHP）、德尔菲法、摇摆赋权法（swing weighting）、离散选择实验法（discrete choice experiment，DEC）等。其中，层次分析法、德尔菲法和摇摆赋权法属于主观赋权法，反映决策者的主观偏好；离散选择实验属于客观赋权法，具有一定客观性。通过统计分析汇总整理专家意见，排除异常值后，最终获得较一致、可靠的维度及指标的平均权重。

（五）指标赋分

在确定维度和指标权重的基础上，每位专家根据综合评价报告中相关药品信息及主观判断，对每个指标进行指标赋分。可参考李克特量表，例如：经济性维度下的增量成本效果比指标，可依据如下等级给出分值：1 很差；2 较差；3 相同；4 较好；5 很好。通过对指标评分结果均值和异常值的判定，运用统计分析方法汇总整理专家意见，以获取每一指标对应分值。

（六）分值计算

根据维度和指标权重及指标分值，去除异常值后的各指标评分的算术平均数乘以相应的指标权重和维度权重即得指标的加权分值。每一指标都将获得一个分值，将其相加即为待评药品综合评判得分，并形成推荐意见。

（七）形成推荐意见

根据药品的作用机制、靶点、适应证、对照药品选择等不同，由评审专家组确定评判标准，依据最后的评审分值，可以形成不同强度的推荐意见，一般分为 A、B、C、D 四类：①评审结果证据充分、结果确定的为 A 类，建议可直接按程序转化为基本临床用药管理相关政策结果；②评审结果证据比较充分、结果明确的为 B 类，建议按程序有条件转化为基本临床用药管理相关政策结果；③评审结果有一定证据支持、部分结果明确的为 C 类，建议在一定区域范围内或特定医疗机构内按程序转化为基本临床用药管理相关政策结果；④评审结果证据不足、结果不确定的为 D 类，不建议转化政策结果。

（八）综合评判

建议药品临床综合评价实施者根据药品治疗疾病领域的特点、目前该疾病领域治疗药品在我国上市情况及医疗保障现状，基于多准则决策分析方法，对药品进行有侧重点及针对性的综合评判。若待评价药品在国际及我国上市较长，临床实践经验较为丰富，则可弱化其在创新性维度上的证据整合；反之，若待评价药品治疗疾病目前存在临床空白，则该药品的安全性、有效性、经济性、创新性、适宜性、可及性等维度都应该详尽整合证据。具体到一类药品临床综合评价内容及维度的侧重点可根据药品及疾病特点进行调整，但需要描述调整的依据。

任务实施

实训十四　药品临床综合评价

一、任务目的

综合运用所学知识与技能，开展一类药品的临床综合评价。

1. 掌握药品临床综合评价的流程、内容和各维度的评价方法。
2. 掌握多准则决策分析的技术方法。
3. 熟悉药品临床综合评价活动管理规范。
4. 养成科学规范、辩证全面的工作作风。

二、材料准备

1. 计算机。
2. 中英文专业数据库。
3. 药品临床使用监测数据。

三、实施步骤

步骤一 遴选主题

（1）主题征集。

（2）围绕"重要性、相关性、可评估性"等主题遴选原则，制定遴选指标。

（3）初步设计评价主题（药品和评估问题），对照药品，以及根据遴选指标收集证据。

（4）组织模拟专家论证会。

（5）确定评价主题。

表8-8 评价药品品种

序号	中文商品名	中文通用名	英文商品名	英文通用名	生产厂家
1					
2					
……					
n					

步骤二 评价设计

（1）根据研究时限、数据可得性和研究目的确定评价类型：快速综合评价抑或完整综合评价。

（2）根据评价类型选择合适的评价方法。

（3）组织专家进行论证，确定评价维度和评价指标。

表8-9 ×××药品评分细则

指标体系（满分××）	评分细则	最高分
安全性（××分）		
有效性（××分）		
经济性（××分）		
适宜性（××分）		
创新性（××分）		
可及性（××分）		

＊评分细则及各维度满分分值根据不同评价主题组织专家论证后进行赋分。

步骤三 评价实施

（1）各维度指标相关数据收集、数据分析和评估。

（2）开展基于多准则决策分析的药品临床综合评审。

（3）形成推荐意见。

表8-10 ×××药品评分总表

评价维度	满分××	药品1	药品2	……	药品n
安全性	××分				
有效性	××分				
经济性	××分				
适宜性	××分				
创新性	××分				
可及性	××分				
总分	××分				

＊各维度满分分值根据不同评价主题组织专家论证后进行赋分。

四、任务要点

1. 模拟药物临床综合评价主题遴选，注意被评价药品的重要性、相关性、可评估性。
2. 设计评价方案，注意评价指标的科学性和可行性。
3. 模拟药物临床综合评价，重点实施药品的安全性和有效性评价，注意采纳高质量数据。

五、总结与效果评价

姓名		组别	
实训地点		实训时间	
遴选指标是否有适宜		□是	□否
通过科学方法确定评价主题		□是	□否
评价维度和评价指标是否合适		□是	□否
数据收集是否全面、权威		□是	□否
数据分析是否科学		□是	□否
数据评估是否规范		□是	□否
是否形成推荐意见		□是	□否
任务总结			
药德感悟			
任务实施情况	□优	□良	□合格	□差
组长签字			

目标检测

答案解析

一、选择题

（一）单选题

1. 根据 2020 年国家药物和卫生技术综合评估中心（国家卫生健康委卫生发展研究中心）发布的《药品临床综合评价管理指南（试行)》，药品临床综合评价应包含的 6 个维度是（　　）

　　A. 安全性、有效性、经济性、创新性、适宜性、可及性

　　B. 安全性、治愈率、经济性、创新性、适宜性、可及性

　　C. 药学特性、安全性、有效性、经济性、适宜性、可及性

　　D. 安全性、有效性、经济性、创新性、适宜性、可获得性

2. 以下不属于药品遴选原则的是（　　）

　　A. 防治必需　　　　　　　　B. 安全有效　　　　　　　　C. 价格昂贵

　　D. 使用方便　　　　　　　　E. 临床首选原则

3. 以下哪项不是药品有效性的评价指标（　　）

　　A. 生存率　　　　　　　　　　　　　　B. 控制率

　　C. 质量调整生命年（QALYs）　　　　　D. 不良事件发生率

4.《中国药物经济学评价指南（2020 版）》建议 QALYs 的意愿支付阈值采用（　　）

A. 全国人均 GDP 的 1～3 倍
B. 全世界人均 GDP 的 1～3 倍

C. 全世界人均 GDP 的 0.5～1 倍
D. 全国人均 GDP 的 0.5～1 倍

（二）多选题

1. 药品有效性评价常用英文文献数据库有（　　）

A. PubMed
B. INAHTA

C. EMBASE
D. Cochrane library

2. 常用的效用指标有（　　）

A. 质量调整生命年
B. 伤残调整生命年

C. 挽救年轻生命当量
D. 健康当量年

E. 质量调整期

3. 药品使用适宜性评估应考虑以下哪些指标（　　）

A. 用途适宜性
B. 给药适宜性

C. 医保报销比例
D. 用药适宜性

4. 基于多准则决策分析首先需要建立专家组，专家入选标准为（　　）

A. 医疗机构法人代表

B. 具备高级专业技术职称或在所从事的领域有一定知名度

C. 本人或家属与所评审药品没有利益冲突

D. 专家构成需突出多学科特点，主要包含卫生政策、医疗保险、卫生经济、药物经济、卫生统计、临床医务人员、临床药师、行政管理人员、患者

二、项目拓展

1. 结合以下背景，根据医疗机构药品遴选管理规定，谈谈该如何做好医院药品基本药品目录管理，并进行实践训练。

根据国家医保局工作安排，药品准入实现常态化，每年都开展一次调整。谈判药品日益增多，涵盖了癌症、肝炎、糖尿病、心脑血管、罕见病等多个临床治疗领域。谈判药品能不能进入医疗机构落地使用成为社会关注的问题。针对这个问题，从企业、医疗机构和患者三个层面讨论医疗机构药品遴选面临的挑战与解决办法。

2. 请参考《心血管病药品临床综合评价技术指南（2022 年版试行）》《抗肿瘤药品临床综合评价技术指南（2022 年版试行）》《儿童药品临床综合评价技术指南（2022 年版试行）》，遴选心血管、肿瘤和儿童领域药品，规范开展临床综合评价工作。

（饶跃峰　郝　星）

书网融合……

微课　　　　　　本章小结　　　　　　题库

项目九　药物临床试验管理与上市后再评价

PPT

学习目标

【知识目标】

（1）掌握药物临床试验的定义、分期；药物临床试验质量管理的要点。

（2）熟悉药物临床试验的基本流程、研究意义及上市后再评价的方法。

（3）了解药物临床试验的管理规定和相关法规。

【能力目标】

能熟练检索药物临床试验项目信息；会进行试验过程的质量管理。

【素质目标】

培养守法诚信、严谨求实的职业道德；培养精益求精、辩证全面的科学素养。

任务一　药物临床试验管理

岗位情景模拟

情景描述　国内某医药公司开展创新药物研究，在其取得国家药品监督管理局药品评审中心出具的电子版《临床试验通知书》后，联系临床试验机构开展药物临床试验。经研究机构伦理委员会审批同意后，研究者按照研究方案开展相关研究工作。

讨论　1. 药物临床试验分哪几期，各有什么特点？

2. 药物临床试验开展过程中，如何进行质量管理以保障受试者的权益和数据真实性？

一、概述

药物临床试验（clinical trial），指以人体（患者或健康受试者）为对象的试验，意在发现或验证某种试验药物的临床医学、药理学以及其他药效学作用、不良反应，或者试验药物的吸收、分布、代谢和排泄，以确定药物的疗效与安全性的系统性试验。药物临床试验可以有很多种类型，包括注册试验、上市后药物重点监测研究、研究者发起的研究、真实世界研究等。受试者指参加一项临床试验，并作为试验用药品的接受者，包括患者和健康受试者。研究者指实施临床试验并对临床试验质量及受试者权益和安全负责的试验现场的负责人。申办者指负责临床试验的发起、管理和提供临床试验经费的个人、组织或者机构。

按国家法律、法规有关规定，发起药物临床试验必须有充分的科学依据，即对药物有效性和安全性评价的临床前研究（preclinical study）中所获得的结果强烈支持新药可以进入临床研究，向国家药品监督管理局递交临床试验的申请，获得书面批准后方可组织实施。

对于注册临床试验，除了国家药品监督管理局药品审评中心出具的电子版《临床试验通知书》和各医疗机构伦理委员颁发的伦理审查批件外，申办方应当在开展药物临床试验前在药物临床试验登记与信息公示平台登记药物临床试验方案等信息。药物临床试验期间，申办方应当持续更新相关登记信息，并在试验结束后登记试验结果等信息。登记信息在平台进行公示，申办方对药物临床试验登记信息的真实性负责。

📎 **知识链接**

药物临床试验登记与公示

2013 年，国家药品监督管理局建立了"药物临床试验登记与信息公示平台"（网址：http://www.chinadrugtrials.org.cn），实施药物临床试验登记与信息公示，从而进一步加强药物临床试验监督管理，推进药物临床试验信息公开透明，保护受试者权益与安全。凡获得国家药品监督管理局临床试验批件并在我国进行临床试验（含生物等效性试验，药代动力学试验，Ⅰ、Ⅱ、Ⅲ、Ⅳ期试验等），均应按要求进行临床试验登记与信息公示。每项临床试验对应一个临床试验方案编号。对新获得药物临床试验通知书的，申请人须在获批件后 1 个月内完成试验预登记，以获取唯一登记号；在第 1 例受试者入组前完成后续信息登记，并首次提交公示。获临床试验通知书一年内未完成首次提交公示的，申请人须提交说明；三年内未完成首次提交公示的，《临床试验通知书》自行废止。

二、药物临床试验的分期和意义

为确保试验结果科学可靠、充分保障受试者的权益及安全，药物临床试验按照初步的临床药效学及人体安全性评价（人体对于新药的耐受程度和药代动力学）、治疗作用初步评价和治疗作用确证，对上市后应用研究的顺序进行了分期，依次观察和了解药物应用于人体的安全性和有效性。

药物临床试验分为Ⅰ、Ⅱ、Ⅲ、Ⅳ期，其定义如下。

1. Ⅰ期临床试验：初步的临床药理学及人体安全性评价试验　观察人体对于新药的耐受程度和药代动力学，为制定给药方案提供依据。Ⅰ期临床试验例数（试验组）不少于 20～30 例。

2. Ⅱ期临床试验：治疗作用初步评价阶段　其目的是初步评价药物对目标适应证患者的治疗作用和安全性，也包括为Ⅲ期临床试验研究设计和给药剂量方案的确定提供依据。此阶段的研究设计可以根据具体的研究目的，采用多种形式，包括随机盲法对照临床试验。Ⅱ期临床试验例数（试验组）一般不少于 100 例。

3. Ⅲ期临床试验：治疗作用确证阶段　其目的是进一步验证药物对目标适应证患者的治疗作用和安全性，评价利益与风险关系，最终为药物注册申请的审查提供充分的依据。试验一般应为具有足够样本量的随机盲法对照试验。Ⅲ期临床试验例数（试验组）一般不少于 300 例。

4. Ⅳ期临床试验：新药上市后应用研究阶段　其目的是考察在广泛使用条件下的药物的疗效和不良反应，评价在普通或者特殊人群中使用的利益与风险关系以及改进给药剂量等。Ⅳ期临床试验例数（试验组）一般不少于 2000 例，应当充分考虑该类药品的可变因素，完成足够样本量的研究。

生物等效性试验：指用生物利用度研究的方法，以药代动力学参数为指标，比较同一种药物的相同或者不同剂型的制剂，在相同的试验条件下，其活性成分吸收程度和速度差异是否在允许范围内的人体试验。生物等效性试验主要用于仿制药的注册申报。若仿制药品与原研药品间具有生物等效性，不需要按新药申报程序进行注册申报，可避免耗时、昂贵的Ⅰ、Ⅱ、Ⅲ期临床试验。生物等效性试验例数一般要求18~24例，其常用评价指标有四种，分别为药代动力学参数指标、药效动力学参数指标、临床终点指标和体外研究指标，证据效力按以上排序依次递减。

🔗 **知识链接**

一致性评价

一致性评价一般指仿制药一致性评价，即对已上市批准的仿制药按与原研药品质量和疗效一致性的原则，分期分批进行质量一致性评价，保证仿制药在质量与药效上达到与原研药一致的水平。

我国仿制药一致性评价工作在2012年启动，十余年间，越来越多细则落地，一致性评价工作已迈向成熟阶段。截至2022年底（按NMPA批准日期统计），已通过一致性评价（含视同过评）的受理号达5573个（涉及药品4013个）。从近五年过评的受理号情况来看，2020年起每年年均超过1000个，2021年暂为峰值（超过2000个）。从趋势来看，按新分类视同过评的受理号越来越多，2022年的占比已超过53%，高端仿制药已逐渐成为市场主力。

开展一致性评价具有重要的意义，不仅有助于提高药品的有效性和安全性，还有利于降低用药支出、节约医疗费用。更重要的是，通过提供利好政策来激励药企增强竞争实力，提升我国的仿制药质量和制药行业的整体发展水平。

三、受试者权益保障

在药物临床试验的过程中，必须严格执行《中华人民共和国药品管理法》《药物临床试验质量管理规范》（good clinical practice，GCP）、《药品注册管理办法》《赫尔辛基宣言》及人用药品技术要求国际协调理事会（The International Council for Harmonisation of Technical Requirements for Pharmaceuticals for Human Use，ICH）等相关法规文件精神，保护受试者的安全、健康和权益，同时保证临床试验结果的准确和可靠。受试者的权益和安全是考虑的首要因素，优先于对科学和社会的获益。伦理委员会审查与知情同意是保障受试者权益的重要措施。

1. 伦理委员会 指由医学、药学及其他背景人员组成的委员会，其职责是通过独立地审查、同意、跟踪审查试验方案及相关文件、获得和记录受试者知情同意所用的方法和材料等，确保受试者的权益、安全受到保护。伦理委员会的组成和工作不应受任何参与试验者的影响。

2. 知情同意 指受试者被告知可影响其做出参加临床试验决定的各方面情况后，确认同意自愿参加临床试验的过程。该过程应当以书面的、签署姓名和日期的知情同意书作为文件证明，时间应精确到分钟。未成年人作为受试者，必须征得其法定监护人的知情同意并签署知情同意书，当未成年人能做出同意参加研究的决定时，还必须征得本人同意。

此外，国务院于2019年5月28日颁布了《中华人民共和国人类遗传资源管理条例》（国务院令第717号），目的是有效保护和合理利用我国人类遗传资源，维护公众健康、国家安全和社会公共利益。中国人类遗传资源审批包括采集审批、国际合作科学研究审批、国际合作临床试验备案和人类遗传资源信息对外提供或开发使用备案。因此，在试验启动前必须完成相应的审批。

> ✎ **知识链接**
>
> ### 药物临床试验管理规范更新及试验机构认定新规
>
> 　　2019 年 8 月 26 日，第十三届全国人大常委会表决通过新修订《药品管理法》，于 2019 年 12 月 1 日正式实施。国家药品监督管理局和国家卫生健康委员会在 2020 年 4 月 26 日颁布了最新的《药物临床试验质量管理规范》，并于 2020 年 7 月 1 日正式施行。
>
> 　　中共中央办公厅、国务院办公厅于 2017 年 10 月 8 日发布《关于深化审评审批制度改革鼓励药品医疗器械创新的意见》，提出要进行临床试验改革管理，临床试验机构资格认定实行备案管理。2019 年 11 月 29 日，国家卫生健康委和国家药品监督管理局联合发布《药物临床试验机构管理规定》，药物临床试验机构由资质认定改为备案管理。

四、药物临床试验项目的一般运行流程

　　临床试验项目开展的一般的运行流程如图 9 - 1 所示，具体流程各机构和各项目之间存在差异，可结合具体情况设置。

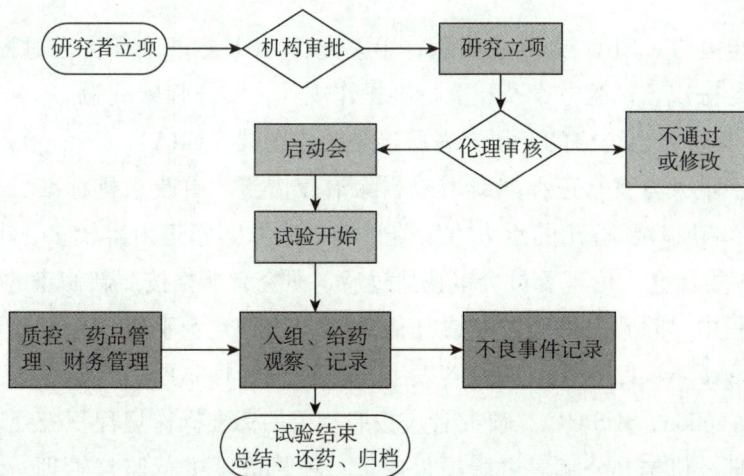

图 9 - 1　药物临床试验运行流程图

（一）项目的承接

　　1. 项目申请　申办方或合同研究组织（Clinical Research Organization，CRO）联络机构办公室或专业组（研究科室），协商后确定主要研究者（principal investigator，PI）；PI 按照研究机构的要求准备相关材料，并填写相关立项申请表，递交机构办公室审核。

　　2. 立项审核　机构办公室对项目递交材料进行审核后，若结果为同意则完成立项，建立 GCP 项目管理档案，保存相关资料文件，并由机构办公室向伦理委员会告知审核结果。

　　3. 伦理审查　伦理审查流程包括伦理秘书形式审查和伦理委员会会议审核，通过伦理审查，获得伦理批件。

　　4. 签署协议　机构主任签署协议书或合同书。协议/合同正式签署后，方能开始启动临床试验项目。

（二）项目启动会

1. 启动会召开时间　药物临床试验通过伦理委员会审查通过，各项准备工作完成后。

2. 参会人员　一般包括：①机构：秘书、质量管理员；②专业组：主要研究者、研究者、药品管理员、资料管理员、质控员、研究护士；③检验科、影像科等辅助科室人员；④申办方：监查员。

3. 参会人员在会议签到表上签字。

4. 主要研究者或申办方主持会议。

5. 申办方向参会所有人员介绍药物临床研究背景、方案，包括药物基本情况、入选标准、排除标准、研究流程、观察指标、安全性评估等；详细解释获取和签署知情同意书的程序；详细介绍试验药物的用法、储存方法及药物管理流程；预期的不良事件以及记录、处理不良事件和报告严重不良事件的流程；培训研究者如何填写研究病历、病例报告表（case report form，CRF）和受试者日记卡等等。

6. 参加该项临床试验的所有人员获得主要研究者授权，签署临床试验项目授权表。

7. 申办方会后将会议记录原件及会议相关资料放入专业组研究文件夹保存。

（三）临床试验材料、药物的交接

申办方/CRO 应及时将临床试验材料交专业组。临床试验用药品按照机构要求送至机构药房。

（四）项目实施

1. 项目管理实行申办方、CRO 或 PI 负责制，申办方、CRO 或 PI 对研究全过程负责。

2. 专业组遵照现行法规、试验方案及相关标准操作规程，实施临床试验。

3. 申办方或 CRO 负责派出合格的，研究者所接受的监查员（CRA）。

4. 方案修正。对于重大方案修正，如新增或删除治疗措施、更改入排标准、有意义地增加或减少试验药物剂量、其他影响风险受益比的重大方案修正等，或方案修正内容较多，申办方或 CRO 应及时报告机构办公室和伦理委员会，伦理委员会审核通过后，研究者严格按照新修正的方案开展临床试验。

5. 在项目实施过程中，除临床试验方案或其他文件（如研究者手册）中规定不需立即报告的严重不良事件（serious adverse event，SAE）外，若发生 SAE 或可疑且非预期严重不良反应（suspected unexpected serious adverse reaction，SUSAR），研究者应按照相关的标准操作规程积极处理。

6. 机构的跟踪管理。机构办公室对试验项目质量、项目进度进行监督管理，对存在的问题提出整改意见，研究者予以整改并给予答复。机构办公室主任负责与 PI、申办方或 CRO 协调，及时解决试验期间出现的问题。

项目实施过程中如遇管理部门或申办方/CRO 发出检查/稽查通知，项目相关人员应积极配合，做好准备接受检查/稽查。

（五）项目结题

1. 总结报告的撰写与审核　若研究机构为组长单位，PI 组织项目组进行资料收集，召开总结会议并撰写总结报告；若研究机构为参加单位，PI 组织研究人员进行项目总结，撰写分中心总结报告。

2. 药物回收与资料归档　项目结束后，剩余药物按规定退还申办方或 CRO。

项目结束后，研究者及监查员将试验资料及时整理归档，递交机构资料档案室保存。用于申请药品注册的临床试验，必备文件应当至少保存至试验药物被批准上市后 5 年；未用于申请注册的临床试验，必备文件应当至少保存至临床试验终止后 5 年。

五、药物临床试验的质量管理

药物临床试验的质量管理包括质量保证和质量控制，目标是保证试验结果科学、真实、可靠，并充分保障受试者的权益及安全。药物临床试验在医疗机构开展，研究者团队是具体执行者，临床试验的质量需要所有参与人员的共同努力，各级部门和人员必须明确各自的职责，在试验过程中严格按照法规和试验方案开展研究工作。

（一）质量保证体系建设

药物临床试验的质量保证是指在临床试验中建立的有计划的系统性措施，以保证临床试验的实施和数据的生成、记录和报告均遵守试验方案和相关法律法规。

1. 实施药物临床试验应建立完善的硬件设施，包括设立机构办公室、伦理委员会、资料储存室、药物储存室等。药物储存目前常见的是采用机构中心药房管理。

2. 配置合理充足的人员，包括机构管理人员和研究团队，所有人员职责分工明确。

3. 制定完善的管理制度及标准操作规程体系，适用于临床试验的全流程管理，并具有较强的可操作性。

4. 建立多级质量控制措施，应包含机构层面和专业组层面，设立机构质量管理员和专业组质量管理员。

（二）质量控制实施要点

药物临床试验的质量控制是指在临床试验质量保证系统中，为确证临床试验所有相关活动是否符合质量要求而实施的技术和活动。质量控制应贯穿临床试验的全过程，包括知情同意、方案执行、合并用药、数据溯源、试验药物管理、SAE管理、生物样本管理等，以确保每个环节都符合规范。

1. 知情同意　知情同意是保护受试者权益的主要措施之一。知情同意书的设计应通俗易懂，满足不同层次背景和知识结构人群的充分理解需求，内容涵盖临床试验的目的、流程、试验药物的介绍，受试者的权利和义务、获益和风险等，不能出现诱导受试者参加临床试验的内容。知情同意书签署时应确保是经伦理委员审批的最新版本。知情同意书一般为一式两份，研究者和受试者各执一份签署后的知情同意书。在临床试验过程中，如果出现试验方案或研究者手册等内容的更新且需要受试者知晓时，应及时修订知情同意书并经伦理委员会审批同意。对于尚未出组的受试者需及时签署新版知情同意书，已出组的受试者一般情况下不需要再签署新版知情同意书。

知情同意的时间应在受试者筛选前，完成知情同意签署方可进行筛选。知情同意时，研究者应向受试者充分地讲解知情同意书的内容，并针对受试者的提问做好解答，在受试者充分知情并同意后，由进行知情的研究者和受试者面对面签署知情同意书，整个过程应按照药物临床试验质量管理规范要求执行并做好记录。对于无行为能力或限制行为能力的受试者应由其法定代理人实施知情同意，并在知情同意书中注明二人关系。已签署知情同意书的受试者在临床试验的任何阶段都有退出试验的权利。签署时如果发生书写错误，应由修改人进行签名并填写修改日期。

质量管理员一般对知情同意书是100%的质量控制，重点关注以下几方面。

（1）核对知情同意书的份数，确保与筛选入选表和研究病历中记录的参与筛选受试者的例数一致。筛选失败的患者也应该签署知情同意书。

（2）确保使用的知情同意书版本为伦理委员会审批的最新版本，并与伦理委员会批件核对。

（3）知情同意书的签署时间应符合事实逻辑，应在项目启动后但不能晚于受试者筛选访视日期，签署的日期应为同一天，但研究者稍晚于受试者；签署知情同意书的研究者须经主要研究者授权；知情同意书应一般由受试者本人签署，若由法定代理人或公正见证人签署应有相应授权。质量控制时，可以核对启动会记录、筛选入选表、授权分工表、研究病历和实验室检查单等。

（4）已签署的知情同意书中应有研究者的联系方式，以便受试者有疑问或紧急情况下可随时联系研究者。

2. 方案执行　质量控制时应重点关注受试者是否符合筛选标准，入组后访视是否超时间窗，不良事件是否及时处理并记录等。

（1）筛选入组　只有符合试验方案规定的入排标准，才是合格有效的受试者。质量控制时，应严格按照方案规定，对受试者入选标准和排除标准逐条进行核对，并关注是否按照方案规定的分组方法进行分组。

（2）试验流程及访视窗　质量管理员应熟悉试验流程图，了解整个试验的全过程。核实每个受试者访视时间是否在方案规定的范围，是否完成相应检查并可溯源，违背方案时是否上报伦理委员会和记录。

（3）不良事件　每次访视研究者都应关注受试者有无不适或不良事件的发生，并做好相关记录和处理。疗效和安全性指标，特别是主要指标，是评价药物安全性和有效性的直接数据来源。因此其收集的完整性、判断的准确性也是质量管理员关注的重点。

质量控制时，应检查研究者是否将不良事件的发生时间、严重程度、持续时间、采取的措施和转归等情况在研究病历或原始病历中详细记录；是否按规定进行上报；是否持续追踪不良事件的转归情况，直到受试者完全康复或病情稳定。此外，如果发生SUSAR，还需要仔细检查研究者对受试者是否进行了及时救治，是否及时报送给申办方，申办方是否及时地进行汇总分析并反馈给研究者和伦理委员会。

3. 合并用药　合并用药漏记是临床试验常见的问题之一，除研究药物外，试验期间服用的所有药品均应在研究病历或原始病历中记录，并转录到CRF中。当出现禁忌用药时，研究者应评估受试者是否退出试验，并进行必要的随访，相关记录在原始资料中体现。

4. 数据记录和溯源　数据记录的规范性问题是临床试验的普遍性问题，如时间签署不符合事件发生逻辑、修改未签署姓名和日期、临床意义判定不统一、不良事件漏记等。临床试验数据的溯源是确保临床试验数据真实可靠的主要依据和重要手段。质量控制时，质量管理员应将病例报告表、研究病历、检查报告单等原始资料进行核对，对于床旁检查要关注图文报告是否在医院信息系统中记录，确保研究者将试验数据准确、完整、及时、规范地记录于源文件，并及时地转录到病例报告表。

药物临床试验的重要原则是保证数据和结果的科学、真实、可靠。因此，在实际工作中需要实现全程化管控，做到有发生有记录，所有产生的数据可溯源。

5. 试验用药物管理　试验药物是由申办方提供，研究机构进行保管、使用，试验完成后剩余药物要返回申办方。试验药物制备应当符合临床试验用药品生产质量管理相关要求；试验用药物的包装标签上应当标注"仅用于临床试验"，并列明临床试验信息和临床试验用药物的基本信息；在盲法试验中能够保持盲态。试验用药品的管理包括接收、保管、发放、回收，所有过程均应有详细记录。质量管理员开展质量控制时也主要围绕这些过程开展。

知识链接

临床试验设计的原则

临床试验设计必须遵循随机、对照、重复的原则，并使用盲法。

随机：除了完全随机化和分层随机化外，临床试验中常用的随机化方法还包括区组随机化、分层区组随机化与动态随机化。

重复：临床试验的样本含量确定必须要满足统计学的要求，同时还要符合国家有关法律法规的规定。样本含量确定的原则是：如果经过统计学计算，样本含量少于法规规定，则按照国家要求确定；如果经过统计学计算，样本含量多于法规规定，则按照计算结果确定。

盲法：盲法是临床试验必须遵循的重要原则之一。目的是减少研究者或受试者的主观因素所导致的偏倚。盲法包括单盲和双盲。单盲指研究者知道每位受试者的组别，而受试者本人不知道；双盲指在实施一个试验方案时，研究者和受试者双方都不知道每位受试者的组别。不设盲法的试验称为开放试验。

（1）接收　质量管理员重点查看药物接收表，是否按照标准操作规程对试验药物信息进行记录，填写是否正确，修改是否规范，是否有交接双方的签字，药物接收人是否为授权的药物管理员等。质量管理员可定期参与试验用药品接收过程，现场查看试验用药品的交接过程是否符合规范。

（2）保管　试验药物的保管应符合专人、专锁、专柜、专账、专用处方的"五专"原则，其储存条件应符合方案的规定。质量管理员重点检查温湿度记录和效期管理，出现超温情况时药物管理员是否及时处理并记录。

（3）发放和回收　药物管理员凭"药物临床试验处方"发放试验药物，发放时需要对项目名称、药物名称、药物编号、药物数量、受试者编号等进行核对，并按要求填写相应记录表。同样，药物回收过程中药物管理员也需要核对剩余药物和空包装并做好记录，回收的剩余药物和空包装应单独存放。质量管理员在质量控制时需要认真核对研究病历、随机表、药物发放回收表、受试者日记、病例报告表等资料，对整个药物使用过程进行溯源。

（4）返还和销毁　在试验结束后药物管理员应将剩余药物和空包装应返还申办方，药物交接时应当面对剩余药品和空包装进行清点，并填写相应的登记表。对于不方便运输的药物或空包装可由申办方对机构出具销毁授权，按照流程在机构销毁，并填写销毁记录表。质量管理员在质量控制时主要核对上述记录是否完整和填写规范。

6. 生物样本　试验过程中，生物样本的采集、预处理、保存和运输过程均应有完整记录。生物样本采集应严格按照临床试验方案和知情同意书执行，数量、采集时间和检测项目应该保持一致。生物样本的保存和运输过程中应符合方案规定的条件，并做好温度的监控和登记，对于快递寄送的应保存相应快递单。质量管理员质量控制时应仔细核对上述记录是否完整。

近年来，越来越多的临床试验选择中心实验室进行生物样本的检测与分析，尤其是国际多中心临床试验更为普遍。质量管理员应查看中心实验室的资质、申办方与其签订的合同或者授权，对于有外资背景的中心实验室还应获得中国人类遗传资源审批。

任务实施

实训十五　药物临床试验质量控制

一、任务目的

综合运用所学知识与技能，以机构质量管理员的身份开展药物临床试验质量控制。

1. 掌握药物临床试验质量控制的过程和沟通的技巧。
2. 掌握质量控制表的填写方法。
3. 熟悉药物临床试验实施的基本流程。
4. 养成严谨认真、善于思考的工作态度。

二、材料准备

1. 药物临床试验质量控制报告表。
2. 知情同意书。
3. 药品检验报告书。
4. 试验药物专用处方。
5. 试验药物相关登记表。
6. 分工授权表。
7. 计算机。

三、实施步骤

步骤一　质量控制的准备与计划

（1）主要研究者在分工授权表上对质量管理员等各岗位人员进行授权。

（2）质量管理员熟悉研究方案和基本流程。

（3）根据项目实施进度安排质量控制工作，确定抽样数量。

步骤二　质量控制的实施

（1）与专业组确认质量控制时间。

（2）根据质量控制报告表的内容逐一查看研究资料。

（3）质量控制完成后填写质量控制报告表（表9-1）。

表9-1　药物临床试验质量控制报告表（节选）

质控人员		检查日期			
药物试验项目名称					
申办方		专业组			
检查的病例					
检查内容					
1. 知情同意			是	否	NA
（1）受试者在开始试验前（或由其法定代理人）签署了知情同意书，并注明日期？					
（2）进行知情同意说明的研究者也在知情同意书上签字并注明日期？					
（3）研究者在使用规范的知情同意书？					
（4）研究者保留了受试者的签字并标注日期完整的知情同意书原件？					
（5）受试者签名真实性确认？					

续表

2. 方案执行	是	否	NA
（1）入选、排除标准是否符合方案要求？			
（2）受试者是否按方案要求进行相关访视、检查？			
（3）受试者用药是否符合方案要求？			
（4）是否有对应临床试验方案的 SOP？			
（5）不良事件是否记录和报告？			
3. 数据记录	是	否	NA
（1）原始记录是否真实、完整、可溯源？			
（2）CRF 是否在一周内填写？			
（3）实验室检查是否有报告单？			
（4）报告单是否及时签名，异常值有判断？			
4. 试验用药物	是	否	NA
（1）试验药物的入库、出库登记是否完整规范？			
（2）试验用药物接收、使用、返还记录是否完整、规范（包括日期、试验药物名称、批号、编码、有效期、数量、交接记录、试验用药管理者签字）？			
（3）是否有试验用药发放记录？			
（4）是否有专人管理，并定期清点？			
（5）药物存放条件是否符合标准？			

存在的问题：

步骤三　质量控制过程中发现问题的反馈

（1）梳理和汇总发现的问题，形成质量控制报告。

（2）将存在问题反馈给专业组质量控制和主要研究者，必要时反馈监查员。

（3）主要研究者、项目质量管理员签字确认。

步骤四　质量控制过程中发现问题整改的跟进

（1）检查质量控制发现问题的整改情况，并根据整改情况出具跟进意见。

（2）针对质量控制常见问题制定预防措施或预案。

四、任务要点

1. 模拟机构质量管理员身份对药物临床试验项目开展质量控制检查。

2. 根据质量控制表核查研究资料，发现的问题应及时记录到表单。

3. 质量控制结果要及时反馈给专业组，并跟踪整改情况。

五、总结与效果评价

姓名		组别		
实训地点		实训时间		
质量管理员是否被授权		□是		□否
开展质量控制前是否确定抽样数量		□是		□否
开展质量控制前是否与专业组沟通确定时间		□是		□否
是否按照质量控制表和常见要点核查相关资料		□是		□否

续表

检查发现的问题是否及时记录	□是	□否
质量控制结果是否及时反馈	□是	□否
主要研究者、项目质量管理员是否对质量控制报告签字确认	□是	□否
是否对整改问题跟踪	□是	□否
任务总结		
药德感悟		

任务实施情况	□优	□良	□合格	□差
组长签字				

任务二　药品上市后再评价

🩺 岗位情景模拟

情景描述　20世纪60年代初发生著名的"反应停事件"。反应停当时被用于缓解女性怀孕早期的孕吐反应，结果导致了成千上万的"海豹儿（seals children）"。药害事件波及世界各地，受害人数超过15000人。该事件后，各国政府开始高度重视药品安全问题。

讨论　1. 药品上市后再评价有什么意义？
　　　　2. 药品上市后再评价主要涉及哪些内容？

一、药品上市后再评价的基本概念

药品上市后再评价指从药理学、药剂学、药物经济学、临床医学等方面对已上市的药品在广泛人群中的有效性、安全性、费用及是否安全、有效、经济合理所进行的科学评价，原则上包括新药Ⅳ期临床试验。由于临床试验条件的限制，药品上市前研究存在一定的局限性，对药品的安全性和有效性认识仍有一定的不足，因此，药品上市后再评价（post–marketing drugassessment）逐渐受到注册申请人和药品监管部门的重视，已经成为药物利用评价的一个重要部分。注册申请人会自发开展上市后再研究，并向药品监管部门提交其研究结果。药品监管部门也可能会根据药品的不良反应监测结果或者其他的安全性信息，要求注册申请人开展额外的再评价研究，以评估药品的安全性和有效性。药品上市后再评价可以降低已上市药品的使用风险，发现药物新作用机制的重要途径，同时再评价的结果也关乎说明书的修订、药品的生产销售。

二、药品上市后再评价的主要内容

上市再评价的主要内容包括对安全性、有效性及药物经济学评价。

（一）安全性评价

药品上市后安全性再评价即不良反应评价，是药品上市后再评价的重要组成部分，也是国际上通用的一种药物安全性评价方法。其主要考察药品在广大人群中发生的新的、严重的不良反应以及长期应用引起的不良反应，同时研究特殊人群的用药情况和影响药品不良反应发生的因素，如机体因素、遗传因素、给药方法、药物相互作用等。2015 年 9 月 10 日，国家食品药品监督管理总局发布的《药品不良反应报告和监测检查指南（试行）》，该办法实施对完善和规范不良反应监测起到了积极的推动作用。

✎ **知识链接**

国家药物警戒信息的发布

　　随着一系列药品上市后再评价相关法律法规的不断完善以及相关部门对上市后再评价工作的逐渐重视，国家于 2001 年建立《药品不良反应信息通报》，面向业内和公众通报有严重安全隐患的药品；2005 年建立《药物警戒快讯》，介绍国内外的药品重要警示信息。相关信息由国家药品监督管理局药品评价中心、国家药品不良反应监测中心进行发布。

（二）有效性评价

有效性评价是研究药品上市后在扩大人群使用中的有效性、长期效应、新的适应证以及临床应用中影响药品疗效的因素，如生理状况、性别、合并用药等。如在吉非替尼治疗非小细胞肺癌的上市后再评价中发现，药物的疗效存在显著的种族差异和性别差异，亚裔女性较欧美人群疗效更为显著。说明，药品上市后疗效的再评价是上市后再评价的重要内容。

（三）经济学评价

药物经济学评价是许多国家对药品再评价的重要组成部分。它是从社会角度出发，应用经济学原理和方法研究医药领域有关药物资源利用的经济学问题和经济规律，从而制订最佳医疗方案，合理利用医药资源。通过比较不同的药物治疗方案或诊疗方案的药物经济学差异，可以有效筛选出具有优势、合理的药物诊疗方案，从而提高药物资源的配置和利用效率，最大可能地保障患者生命质量，保证有限的卫生保健资源发挥最大的效用。

三、药品上市后再评价评价方法和样本选择

目前药品上市后再评价的技术方法有很多，有对比研究、前瞻性大样本多中心随机对照药物临床试验、小样本前瞻性随机对照药物临床试验、临床疗效观察、单纯治疗病例积累等，其中大样本多中心随机对照药物临床试验是最佳的评价方法。随着真实世界研究概念的提出及推广，越来越多的上市后再评价利用真实世界研究的方法开展研究，从而实现对上市后药品更为全面的评估，包括有效性、安全性、疗效/风险比值、药物经济学、药物相互作用等。以 GlaxoSmithKline 公司的丙酸氟替卡松吸入气雾剂为例，该药在我国用于治疗 4 岁及以上儿童和成人哮喘已超过 10 年，随后基于境外临床研究证据及国内临床实践经验，我国进一步批准该药适用人群扩大至 1 岁以上儿童，同时要求在我国 1~4 岁中国哮喘患儿中开展真实世界研究，评估该药安全性，其研究结果一方面补充了我国更低年龄段人群扩展应用的效果和安全性证据，另一方面也成为调整药品说明书的有力支持。

药品上市后再评价是基于大样本下的有效性及安全性再评价，因评价目的不同所涉及的评价技术和方法也有所不同，这是一项系统的评价工程。样本量计算方法是影响评价结果科学性的关键之一，应综合考虑试验目的、试验设计类型、统计学要求及现实可操作性，选择合适的样本量。如以实用性随机对照试验设计，样本量常达上千例；若采用医院集中监测方法实现药品有效性再评价目的，则可达到上万例。

四、我国药品上市后再评价工作的现状

在宏观层面，我国已出台一系列有关药品上市后再评价的管理办法或指导原则，对药品上市后管理做出了相关要求，体现出国家药品监督管理部门对药品上市后再评价研究的关注和重视。2019 年新修订的《药品管理法》中第七十七条提出：药品上市许可持有人应当制定药品上市后风险管理计划，主动开展药品上市后研究，对药品的安全性、有效性和质量可控性进行进一步确证，加强对已上市药品的持续管理。2020 年 7 月 1 日施行的《药品注册管理办法》也对药品上市后再评价进行了规定，如第七十六条中规定：药品批准上市后，持有人应当持续开展药品安全性和有效性研究，根据有关数据及时备案或者提出修订说明书的补充申请，不断更新完善说明书和标签。

> 🔗 知识链接
>
> ### 药品注册证书的效期及再注册
>
> 药品注册证书的有效期为五年。持有人须在有效期届满前六个月申请再注册。境内生产药品再注册申请向所在地省、自治区、直辖市药品监督管理部门负责提出，境外生产药品再注册申请向国家药品审评中心提出。相关部门会对持有人开展药品上市后评价和不良反应监测情况，按照药品批准证明文件和药品监督管理部门要求开展相关工作情况，以及药品批准证明文件载明信息变化情况等进行审查，符合要求的，同意其再注册；不符合要求的，报请国家药监局注销药品注册证书。

（一）存在的问题

1. 我国上市后风险管理活动主要集中在药物警戒制度的建设，对于上市后的具体要求，尚未制定系统、具体的实施细则和指南。

2. 缺乏完善沟通机制与平台，制药企业、医院、药师、患者等很难有效沟通，难以从微观层面做好上市后风险管理。

3. 缺乏完善统一的安全性评价技术。目前我国各评价基地的发展尚处于基础建设阶段，强调的是硬件设施的购置，缺乏统一的质量控制标准，各实验室之间所得数据难以统一，对临床上不良事件的评价缺乏统一标准。

4. 当前新药研发速度较快，尤其是生物药物上市时间较短，由于药品上市前研究存在一定的局限性，对于一些发生率低于1%的药品不良反应和一些需要较长时间应用才能发生或发现的药品不良反应可能认识不足。

（二）应对措施

1. 制订统一规范的药品上市后再评价管理办法、技术指导原则、评价标准及结果处理等相关规定，推动再评价体系的持续完善，以保证药品上市后再评价工作有据可依。

2. 明确医药企业在药品上市后再评价中的责任主体地位，不断强化制药企业监测、报告的主体责任意识。企业应重视上市后药品再评价工作，不能将其视为一种负担。政府监管部门主要负责对药企、医疗机构的监管工作。

3. 正确区分药品不良反应监测、药品上市后研究与药品再评价的关系。

4. 建立完善的沟通机制与平台，拓宽不良反应投诉与报告渠道，突显患者主体作用，引导公众实现风险沟通。

5. 将新药的安全性评价与药品撤市、修改说明书紧密结合。

药品上市后再评价是一个长期、持续的过程，是对上市前药品评审工作的补充和完善，特别是药品的安全性。上市前评价与上市后再评价充分配合才能构成完整的药品评价体系，贯穿整个药品的生命周期。我国在着力加快药品上市审评速度的同时，应当保障再评价体系的进一步完善，也只有通过上市后的再评价才能完成对一个药品的全面评价，达到鼓励创新与保障安全的双重目标。

目标检测

答案解析

一、选择题

（一）单选题

1. Ⅰ期药物临床试验最少病例数是（　　）

    A. 20　　　　　　　　　　B. 50　　　　　　　　　　C. 100

    D. 300　　　　　　　　　E. 1000

2. 药物管理员发放试验药物时不需要核对的项目是（　　）

    A. 项目名称　　　　　　　B. 药物编号　　　　　　　C. 药物数量

    D. 受试者编号　　　　　　E. 受试者监护人姓名

3. 药品上市后再评价的意义不包括（　　）

    A. 确保公众用药安全、有效，提高合理用药水平

    B. 降低药品价格

    C. 促进药品开发

    D. 完善我国药品监督管理过程

    E. 为说明书的修订补充数据

（二）多选题

1. 以下属于药物临床试验分期的是（　　）

    A. Ⅰ期　　　　　　　　　B. Ⅱ期　　　　　　　　　C. Ⅲ期

    D. Ⅳ期　　　　　　　　　E. 0期

2. 知情同意书的设计应通俗易懂，满足不同层次背景和知识结构人群的充分理解需求，内容应包括（　　）

    A. 试验的目的　　　　　　B. 试验流程　　　　　　　C. 试验药物

    D. 受试者获益和风险　　　E. 受试者权利和义务

3. 上市药品再评价的主要内容有（　　）

    A. 有效性评价　　　　　　　　　　　　B. 真实世界研究

    C. 安全性评价　　　　　　　　　　　　D. 药物经济学评估

二、简答题

药物临床试验过程中，如何保护受试者权益？

三、项目拓展

1. 根据药物临床试验质量管理规范，以机构管理人员的角色，谈谈在开展药物临床试验时如何做好药物管理的工作，并进行实践训练。

2. 药物临床试验开展过程中，质量管理员发现的问题要如何确保整改落实，可以有哪些措施？部分无法整改的问题应该如何处理？

3. 应急管理和演练是目前医院药事管理和药物临床试验管理中的重要内容。请以试验药物超温为例，制定《中心药房试验药物超温应急预案》，并进行模拟应急演练。

（叶朝辉）

书网融合……

微课

本章小结

题库

项目十　医院药学信息

PPT

学习目标

【知识目标】

（1）掌握药学信息、医院药学信息服务的概念。

（2）熟悉医院药学信息服务的内容；常用的药学信息数据库、医药学网站、药学工具书。

（3）了解常用的医院药学信息系统。

【能力目标】

能进行药学信息查询，解决实际用药问题。

【素质目标】

培养生命至上、以患者为中心、爱岗敬业、严谨求实的职业道德，养成科学、循证的职业素养。

任务　医院药学信息管理

岗位情景模拟

情景描述　患者，女，60岁。因"左手麻木2天余，视物重影1天余"入院。急查头颅CT可见两侧侧脑室旁及额顶叶缺血梗死灶。诊断"急性脑梗死"，医嘱予阿司匹林肠溶片0.2g po qd抗血小板、阿托伐他汀钙片40mg po qd调脂稳斑治疗。次日发现患者出现唇、舌及面部肿胀，考虑血管性水肿，首先考虑为阿司匹林诱发。立即停用阿司匹林，并予抗过敏治疗。2天后，患者唇、舌及面部肿胀完全消退。

讨论　请通过药学信息资源查询药源性血管性水肿的发生机制、常见的致病药物，以及治疗措施。

一、概述

（一）基本概念

药学信息是指与药物有关的信息，包括与药物直接相关的药物信息，如药物作用机制、药物动力学、药物不良反应、药物相互作用、妊娠哺乳用药、药物经济学等，也包括与药物间接相关的信息如生理病理、疾病变化、健康保健等。

医院药学信息服务是指医院药学人员面向医护人员、患者及公众进行的对药学信息的收集、保管、整理、评价、传递、提供和利用等工作。其核心是以循证药学的思维和方法，为服务对象提供及时、准确、全面的药物相关信息，解决药物治疗过程中的各种用药问题，改善药物治疗效果，提高药学服务质量。

（二）药学信息资源的分类

药学信息可来源于多种信息资源，根据功能和格式的不同，可分为一次文献、二次文献和三次文献。

一次文献即原始资料，主要是指以实践经验生产出来的原创性研究资料，包括国内外学术期刊论文、会议论文、高等院校学位论文、研究部门上报的科研成果、病例报告、专利说明书、研究报告、技术标准等。

二次文献是将一次文献加工、整理后而成的各种目录、索引和文摘。常见的二次文献资源主要就是文摘信息数据库或者全文数据库，如中国药学文摘（Chinese Pharmaceutical Abstracts，CPA）、国际药学文摘（International Pharmaceutical Abstracts，IPA）、医学索引（Index Medicus，IM）等。

三次文献是从一次、二次文献的基础上归纳、综合、整理后的产物，如文献综述、药典、药品集、医药工具书、教科书、药学使用手册等。《中华人民共和国药典》《新编药物学》《马代尔药物大典》等都是常用的三次文献。

（三）药学信息服务的内容

随着药学学科发展，特别是新技术、新理念的出现，药物信息服务的内容也在不断地扩充，涉及药学信息的收集、整理、保管、评价、传递、提供、利用、管理，以及应用现代信息技术为服务对象提供信息支持等所有的药学信息活动。目前医疗机构中开展的药学信息服务包括以下内容。

1. 药学信息的收集、整理、保管和评价。
2. 医院药品处方集的建立与维护。
3. 医院药品不良反应/事件的报告与监测。
4. 面向医务人员、患者、公众提供药学信息咨询服务，解决实际用药问题。
5. 为医院药师、医师、药学实习/进修人员提供合理用药培训与教育。
6. 提供处方/医嘱信息化审核服务，提醒潜在用药问题或拦截问题处方。
7. 提供药品说明书、药典等药品相关信息查询服务。
8. 对药品信息进行评价，为药品监管部门提供药品使用过程中再评价的数据。
9. 开展药学信息服务的研究工作，探索、开发更多、更高效的药学服务信息方式和技术，提高药学信息服务水平。
10. 开展各医疗机构之间的药学信息交流与合作，实现信息共享，促进医院药学信息的发展。

二、常用药学信息资源

（一）中文数据库

1. 中国知网（CNKI）　由清华大学、清华同方发起组建，始建于 1999 年 6 月。CNKI 是国家知识基础设施（China National Knowledge Infrastructure）的简称。通过与期刊界、出版界及各内容提供商达成合作，中国知网已经发展成为集期刊、博士论文、硕士论文、会议论文、报纸、工具书、年鉴、专利、标准、国学、海外文献资源为一体的、具有国际领先水平的网络出版平台，覆盖了理工、社会科学、电子信息技术、农业、医学等广泛学科范围。数据库提供初级检索、高级检索和专业检索三种检索功能。基于海量的内容资源的增值服务平台，任何人、任何机构都可以在中国知网建立自己个人数字图书馆，定制自己需要的内容。

2. 维普网　维普网（或维普资讯网）建于 2000 年，是著名的中文专业信息服务及综合性文献服务网站。维普网面向全国高等院校、公共图书馆、科技情报研究机构、医院、政府机关、大中型企业等各类用户，相继推出了《中文科技期刊数据库》《中国科技经济新闻数据库》《中文科技期刊数据库（引文版）》《外文科技期刊数据库》《中国科学指标数据库》、维普－google 学术搜索平台、维普考试资源系统、图书馆学科服务平台、文献共享服务平台、维普中文期刊服务平台、维普机构知识服务管理系统等系列产品与服务。

其中，维普中文期刊服务平台以《中文科技期刊数据库》为数据基础，数据挖掘与分析为特色，面向教、学、产、研等多场景应用的期刊大数据服务平台。平台覆盖社会科学、自然科学、工程技术、农业科学、医药卫生、经济管理、教育科学和图书情报等各个学科的中文学术期刊，为用户提供一站式文献检索服务。

3. 万方数据知识服务平台　是由万方数据公司开发的，涵盖学术期刊、学位论文、会议论文、专利、科技报告、成果、标准、法规、地方志等的大型网络数据库。

万方中国学术期刊数据库（China Online Journals，COJ）收录始于 1998 年，包含 8000 余种期刊，其中包含北京大学、中国科学技术信息研究所、中国科学院文献情报中心、南京大学、中国社会科学院历年收录的核心期刊 3300 余种，年增 300 万篇，每日更新，涵盖自然科学、工程技术、医药卫生、农业科学、哲学政法、社会科学、科教文艺等各个学科。

万方中国学术会议文献数据库（China Conference Proceedings Database）包括中文会议和外文会议，中文会议收录始于 1982 年，年收集约 3000 个重要学术会议，年增 20 万篇论文，每月更新。外文会议主要来源于 NSTL 外文文献数据库，收录了 1985 年以来世界各主要学协会、出版机构出版的学术会议论文共计 766 万篇全文（部分文献有少量回溯），每年增加论文约 20 余万篇，每月更新。

万方中国学位论文全文数据库（China Dissertations Database）收录始于 1980 年，年增 30 余万篇，涵盖基础科学、理学、工业技术、人文科学、社会科学、医药卫生、农业科学、交通运输、航空航天和环境科学等各学科领域。

4. 中国生物医学文献服务系统（SinoMed）　由中国医学科学院医学信息研究所/图书馆研制，整合了中国生物医学文献数据库（CBM）、中国生物医学引文数据库（CBMCI）、西文生物医学文献数据库（WBM）、北京协和医学院博硕学位论文库（PUMCD）等多种资源，是集文献检索、引文检索、开放获取、原文传递及个性化服务于一体的生物医学中外文整合文献服务系统。系统支持快速检索、高级检索、主题检索、分类检索、跨库检索等文献检索功能。用户注册个人账号后，可享有检索策略定制、检索结果保存和订阅、检索内容主动推送和邮件提醒，以及学术分析定制等个性化服务。

（二）英文数据库

1. MEDLINE 数据库　是美国国立医学图书馆（U. S. National Library of Medicine）建立的 MEDLARS 系统中使用频率最高的数据库，也是当今世界最具权威的综合性生物医学数据库之一。MEDLNE 收录了自 1966 年以来全世界 5200 多种、约 40 种语言的生物医药期刊的索引与摘要，也包括少量的报纸、杂志和通讯。它的数据来源为三个印刷本索引：Index Medicus（医学索引）、Index to Dental Literature（牙科文献索引）和 International Nursing Index（国际护理索引）。内容覆盖了生物医学的各个领域，提供了有关生命科学、基础医学、临床医学、护理学、牙科学、兽医学、药物学、营养卫生、卫生管理及其他方面的权威医学信息。采用了包含树、树层次结构、副标题及具有展开功能的 MeSH（Medical Subject Headings，医学主题词表）索引方法。MEDLINE 中的每条款目都对应一条书目记录或引文出处，该库中不含全文，但其中半数以上的题录附有作者本人撰写的文摘。也可通过 PubMed 免费检索 MEDLINE，获得期刊文章的引文列表（包括作者、标题、来源、摘要）和获取免费电子全文的指引。

2. Cochrane Library（考克兰图书馆） 是 the Cochrane Collaboration（考克兰协作网）的主要产品，由 John Wiley 出版社出版，是一个包含不同类型的高质量独立证据、为医疗保健决策提供信息的数据库合集。Cochrane Library 汇集了全球最佳医学研究的综合性成果和最新的医疗客观信息，被公认为循证医学的"黄金标准"。它包括 Cochrane 系统综述数据库（Cochrane Database of Systematic Reviews，CDSR）、Cochrane 对照试验中心注册库（Cochrane Central Register of Controlled Trials，CENTRAL）和 Cochrane 临床答案，以及包含外部数据库结果的联合检索功能。

（1）Cochrane 系统综述数据库（CDSR） 收录了 Cochrane 50 个系统综述专业组在统一工作手册指导下制作的系统评价，包括系统评价全文和研究方案计划书。每份 Cochrane 系统评价都是对某种疾病干预的鉴别（或其他卫生保健问题），并通过总结随机对照试验收集的结果，来确定该干预方法是否有效。目前的系统评价及计划书几乎涵盖了临床医学各专业。

（2）临床对照试验中心注册数据库（CENTRAL） 收录了医疗卫生领域干预效果研究的随机对照试验（RCT）和对照临床试验（CCT）的临床试验细节。CENTRAL 包含原文标题、原文出版信息，多数情况下还包括文章的摘要。

（3）Cochrane 方法学注册资料数据库（The Cochrane Methodology Register，CMR） 收录了所有关于卫生保健和社会干预的对照试验方法、系统评价研究方法的研究资料，包括期刊论文、会议论文、图书，以及正在进行的方法学研究报告等。

（4）疗效评价摘要数据库（Database of Abstracts of Reviews of Effects） 收录了经品质评估的系统评价摘要，每一篇摘要都包含了系统评价概述和整体质量的关键点评。数据库收录了 19000 多篇摘要，并由位于英国约克的审查和传播中心（Center for Reviews and Dissemination，CRD）制作。

（5）卫生技术评估数据库（Health Technology Assessment Database，HTA） 收录了全球范围已完成的和正在进行的卫生技术评估（对医疗保健干预的医学、社会学、伦理学和经济学意义的研究）。

（6）英国国家卫生服务系统经济评价（NHS Economic Evaluation Database） 来自全球的经济评估，对质量进行评估，并强调每个研究的相对优势与弱势。由 CRD 制作。

3. Embase 数据库（Excerpt Medica Database） 是 Elsevier 集团旗下综合的医学信息检索平台，是全球最大最具权威的生物医学与药理学文摘数据库，其前身为著名的"荷兰医学文摘"。它收录了从 1947 年至今重要的国际生物医学文献，包含 8500 多种期刊，超过 3200 万条生物医学记录，独有 2900 多份索引期刊，7000 多场会议超过 230 万条的会议摘要（自 2009 年起），覆盖各种疾病、药物和医疗器械信息。数据库以每年增加 150 多万条记录的速度更新，平均每天增加 6000 多条。数据库涵盖的学科范围包括药理学、毒理学、临床医学、遗传学、生化和分子生物学、神经学和行为医学、微生物和传染病学、心脏病学和血液学、精神病和精神卫生、肿瘤学、公共卫生等。

4. Web of Science 是获取全球学术信息的重要数据库，该平台将高质量的信息资源、独特的信息分析工具和专业信息管理软件无缝地整合在一起。它收录了全球 13000 多种权威的、高影响力的学术期刊，内容涵盖自然科学、工程技术、生物医学、社会科学、艺术与人文等领域。Web of Science 收录了论文中所引用的参考文献，通过独特的引文索引，用户可以用一篇文章、一个专利号、一篇会议文献、一本期刊或者一本书作为检索词，检索它们的被引用情况，轻松回溯某一研究文献的起源与历史，或者追踪其最新进展，可以越查越广、越查越新、越查越深。

5. UpToDate 临床顾问（UTD） 于 1992 由哈佛大学的肾脏病学专家 Bud Rose 教授创立，最初建立的学科是肾脏病学。经过多年的内容扩充，UTD 现覆盖 25 个专科，超过 10500 篇临床综述性专题，涵盖大部分疾病（常见病、多发病及疑难病）的诊断、治疗方法和用药指导；除专题文章之外，UTD

目前还有 30000 多张图表（或视频）资料、400000 多万条附有 PubMed 链接的英文参考文献、160 多个医学计算器、5600 多种英文药物专论和 1400 多种中文药物专论，以及 1500 多篇患者教育信息。所有专题文章由全球 6000 多名知名临床专家基于高质量的循证医学证据而撰写。中文版由中国国内医生翻译专题，中文医学编辑审核翻译稿，国内专家对翻译稿进行同行评议，前后保证专题内容的正确性与准确性；医生作者与内部编辑持续追踪临床最新进展，保证内容即时更新。

6. ClinicalKey 临床精钥　是信息分析公司 Elsevier 推出的一个临床决策支持工具，帮助医生快速获取准确、简洁、世界前沿的循证医学知识。ClinicalKey 是当前全球内容类型最全、内容质量最高、检索技术最先进的医学平台，涵盖全部临床专科，为医学院校在医、教、研三个方面提供有效支持。ClinicalKey 含有 12 种类型的资源，具体包括 2100 多万条医学文摘，670 多种核心医学期刊，50 多种北美临床系列期刊，1000 多种医学图书，440 多个临床常规操作视频，30000 多个教学、实验视频，超过 300 万张影像图片，2160 多个循证医学主题，2900 多个药物专论，210000 多个临床试验，5000 多个诊疗指南，10000 多份患者教育讲义。中文版 ClinicalKey 临床精钥，内容聚焦中国本土的临床需要，基于国际权威内容，经本地专家编审，并定期更新。帮临床医务工作者快速解决临床问题的同时，提升了诊疗水平，启发了循证和科研意识。

（三）政府相关网站

1. 国家卫生健康委员会　为国务院组成部门之一，其前身为国家卫生和计划生育委员会。国家卫生健康委员会主要职责包括：组织拟订国民健康政策，拟订卫生健康事业发展法律法规草案、政策、规划，制定部门规章和标准并组织实施；协调推进深化医药卫生体制改革，研究提出深化医药卫生体制改革重大方针、政策、措施的建议；制定并组织落实疾病预防控制规划、国家免疫规划以及严重危害人民健康公共卫生问题的干预措施，制定检疫传染病和监测传染病目录；组织拟订并协调落实应对人口老龄化政策措施，负责推进老年健康服务体系建设和医养结合工作等。

国家卫生健康委员会网站设有机构、新闻、信息、服务、互动栏目。通过该网站发布国家医药卫生相关的政策法规，可查询国家基本药物目录、药管平台等。

2. 国家药品监督管理局（NMPA）　是国家市场监督管理总局管理的国家局。其主要职责包括：负责药品（含中药、民族药）、医疗器械和化妆品安全监督管理标准管理、注册管理、质量管理、上市后风险管理；负责执业药师资格准入管理；负责组织指导药品、医疗器械和化妆品监督检查；负责药品、医疗器械和化妆品监督管理领域对外交流与合作，参与相关国际监管规则和标准的制定；负责指导省、自治区、直辖市药品监督管理部门工作等。

国家药品监督管理局网站设有机构概况、政务公开、药品、医疗器械、化妆品栏目。药品栏目发布药品监管动态、药品公告通告、药品法规文件、药品政策解读以及药品科普。同时，网站还提供药品查询服务，包括国产药品、进口药品、药品生产企业、药品经营企业、GMP 认证、GSP 认证、药品进口口岸名单查询等。

3. 国家中医药管理局　为国家卫生健康委员会管理的国家局。国家中医药管理局网站设有政策文件、信息发布、互动交流板块。网站发布中医药相关新闻信息、通知公告和工作动态，发布中医药政策文件、法律法规和政策解读。

4. 国家医疗保障局　是国务院直属机构，主要职责有：拟订医疗保险、生育保险、医疗救助等医疗保障制度的法律法规草案、政策、规划和标准，制定部门规章并组织实施。组织制定并实施医疗保障基金监督管理办法，建立健全医疗保障基金安全防控机制，推进医疗保障基金支付方式改革等。

国家医疗保障局网站设有时政要闻、医保新闻、机构设置、政策法规、信息公开、统计数据、机关党建和互动交流栏目。网站发布医保相关动态、媒体报道，发布医药政策法规与政策解读，定期发布医疗保险和生育保险运行情况和主要指标等。

5. 美国食品药品管理局（FDA）　成立于1906年，是由美国国会即联邦政府授权专门从事食品与药品管理的最高执法机关，也是一个由医生、律师、微生物学家、化学家和统计学家等专业人士组成的致力于保护、促进和提高国民健康的政府卫生管制的监控机构。FDA主管食品、药品（包括兽药）、医疗器械、食品添加剂、化妆品、动物食品及药品、酒精含量低于7%的葡萄酒饮料以及电子产品的监督检验；产品在使用或消费过程中产生的离子、非离子辐射影响人类健康和安全项目的测试、检验和出证。FDA在美国乃至全球都有较大的影响。

FDA网站设有Food、Drugs、Medical Devices、Radiation–Emitting Products、Vaccines,Blood, and Bioligics、Animal and Veterinary、Cosmetics、Tobacco Products八个栏目。其中Drugs（药品）专栏是药学工作者最常用的资源，包含丰富、全面的药学信息。Drugs项下共8个模块，包括Drug Information,Safety, and Availability（药物信息、警戒和可及性）、Drug Approvals and Databases（药品批准情况和数据库）、Drug Development and Review Process（药品申报和审评流程）、Guidance,Compliance, and Regulatory Information（指南、合规性和监管信息）、Regulatory Science and Research（监管科学与研究）、Emergency Preparedness（应急准备，以应对自然灾害、恐怖组织等突发状况）、Updates,News,Events,and Training（进展、新闻、事件和培训）、About the Center for Drug Evaluation and Research（关于药品审评和研究中心）。

（四）药学专业参考书

1.《中华人民共和国药典》　简称《中国药典》，是由国家药典委员会创作的药学工具书，亦是药品研制、生产（进口）、经营、使用和监督管理等相关单位均应遵循的法定技术标准。目前已出版了1985年版、1990年版、1995年版、2000年版、2005年版、2010年版、2015年版、2020年版。现行版《中国药典》（2020年版）分为四部：一部收载药材和饮片、植物油脂和提取物、成方制剂和单味制剂等；二部收载化学药品、抗生素、生化药品以及放射性药品等；三部收载生物制品；四部收载通则，包括制剂通则、检验方法、指导原则、标准物质和试液试药相关通则、药用辅料等。该版本共收载品种5911种，其中一部中药收载2711种，二部化学药收载2712种，三部生物制品收载153种，四部收载通用技术要求361个（其中制剂通则38个、检测方法及其他通则281个、指导原则42个；药用辅料收载335种）。

2.《中华人民共和国药典临床用药须知》　伴随药典更新，是推荐的参考书中法律地位和效力最高的一本。现行版为2021年版，由国家药典委员会组织国内各学科临床专家及药学专家编写，共三卷：化药和生物制品卷、中药成方制剂卷、中药饮片卷。

3.《中国国家处方集》　《中国国家处方集》（1版）于2010年2月7日出版，是我国第一部统一的国家级权威性的处方集，它既是合理用药的指导性文件，也是实施国家药物政策的重要文件。2021年1月由国家卫生健康委员会和处方集办公室组织编写的《中国国家处方集》（2版）出版。该处方集主要内容包括总论、各论、附录、索引四大部分，遵循"以民为本、生命至上"的原则，甄选了23个疾病系统516个病种。遵循"以拯救生命至关重要的药及治疗常见病、多发病、慢病，不可缺少的、基本的、必要的药品"为原则，以临床疾病治疗需要为根本，遴选了1491个药品。遵循"以病带药、以证带药、以药带病带证"的编写原则，依据专业技术标准、疾病诊疗指南，以及丰富、宝贵的临床经验，按"首选、次选、备选"或"一线、二线、三线"等编写治疗方案。精炼阐述了监管与规范合理用药的相关法律法规、特殊人群用药、药物相互作用、严格管制与监控的特殊与重点药品、高警示药品原则与管理等内容。《中国国家处方集》是反映我国当今临床医药学治疗水平与能力的书籍，适用于各学科、各专业和跨学科、跨专业的医务人员。

4.《新编药物学》 于1951年出版第一版，至今已70多年。该书历经半个多世纪而畅销不衰，在"准（确）、新（颖）、实（用）、全（面）"编写方针的指导下得以不断地发展提高和修订再版，是我国现代图书出版中历史悠久、再版次数多、拥有广泛读者的经典著作，为我国医药卫生事业的发展和人才的培养做出了重要贡献。2018年《陈新谦·新编药物学》（18版）出版，其在编写内容方面注重循证，参考国家批准的药品使用说明书，并符合国家临床诊疗指南和临床路径中的有关药物治疗内容；加强特殊用药人群的安全用药资料，尤其是儿童用法用量相关内容；强化药物相互作用的准确性和实用性；加强药物类别和各类药中各个药物品种科学排序。

5.《马丁代尔药物大典》（*Martindale：The Complete Drug Reference*） 是由英国大不列颠药物学会（The Pharmaceutical Society of Britain）的药物科学部（Department of Pharmaceutical Science）所属的药典出版社（The Pharmaceutical Press）编辑出版的一部非法定药典。用药数据经全球临床用药实践检验，内容准确权威，旨在为临床医师、药师提供最新、最准确的全球药物信息。现行中文译本是第37版，全书收录5930种药物专论、161700种制剂、54500篇参考文献，涉及675种疾病的治疗资料，被誉为"用药圣经"。全书按疾病分为53大类，每一类都由总论和各论组成，总论为药物概述（如药物分类、品种、疾病治疗的综述，疾病的药物治疗方案等），各论则针对单个药物的信息展开论述。全书按内容分为三部分：第一部分为医院制剂，按药物作用类别分类；第二部分为辅助药物部分，按其标题的字母排序；第三部分为专利制剂部分。并在书末附有厂商索引、药物临床用途索引和总索引。

6.《临床药物治疗学》（*Applied Therapeutics：The Clinical Use of Drugs*） 为经典丛书，包括各学科的系列，中译本为第8版。此书按系统疾病编写，从病理生理学、内科学到药物治疗学，从医到药，采用基于案例的方法，详细介绍了各类疾病的用药方案，切合临床实际。

三、医院药学信息化建设

（一）医院药学信息化建设要求

近些年，国家出台了一系列文件指导推进医院信息化建设，其中也对医院药学的信息化建设提出了相应要求。

1.《关于加快药学服务高质量发展的意见》 2018年，国家卫生健康委员会发布了《关于加快药学服务高质量发展的意见》（国卫医发〔2018〕45号），要求积极推进"互联网＋药学服务"健康发展，内容如下。

（1）加强电子处方规范管理 落实《处方管理办法》《医疗机构药事管理规定》《医疗机构处方审核规范》《互联网诊疗管理办法（试行）》等规章、规范性文件规定，加强电子处方管理。加强电子处方在互联网流转过程中关键环节监管，处方审核、调配、核对人员必须采取电子签名或信息系统留痕的方式，确保处方可追溯，实行线上线下统一监管。

（2）探索提供互联网和远程药学服务 根据《互联网医院管理办法（试行）》和《远程医疗服务管理规范（试行）》规定，有资质的互联网医院可探索开设专科化的在线药学咨询门诊，指导患者科学合理用药，提供用药知识宣教，解决患者药物使用中遇到的问题。鼓励借助人工智能等技术手段，面向基层提供远程药学服务。有条件的可以探索建立区域性处方审核中心，并加强处方调配事中事后监管。

（3）加快药学服务信息互联互通 继续加强医疗机构电子病历建设，逐步实现医疗联合体内处方实时查阅、互认共享。鼓励将药学服务纳入区域健康信息平台建设，逐步实现药学服务与医疗服务、医疗保障、药品供应等数据对接联通，畅通部门、区域、行业之间的数据共享通道，促进药学服务信息共享应用。

（4）探索推进医院"智慧药房"　充分利用信息化手段，实现处方系统与药房配药系统无缝对接，缩短患者取药等候时间。通过开设微信公众号、患者客户端等，方便患者查询处方信息、药品用法用量、注意事项等。探索开展对慢性病患者的定时提醒、用药随访、药物重整等工作，重点是同时有多重慢性病的老年患者，以保障用药安全。

2. 《全国医院信息化建设标准与规范（试行）》　2018年，国家卫生健康委制定了《全国医院信息化建设标准与规范（试行）》（国卫办规划发〔2018〕4号），分别从业务应用、信息平台、基础设施、安全防护、新兴技术等方面规范了医院信息化建设的主要内容。建设标准按照二级、三级乙等和三级甲等医院提出了具体要求。其中，医院药学信息化建设方面包括以下内容。

（1）门诊合理用药　利用合理用药知识库，实现医嘱自动审查、实时提醒、在线查询，及时发现不合理用药问题。

（2）移动药事　通过移动终端支持药师查房和参与会诊，辅助药师制定药师查房计划，实时分析患者用药安全性和合理性，进行治疗药物监测、设计个体化给药方案，提供药物咨询，完成临床药历和查房记录。

（3）药事信息管理　支持药师查房与会诊，实现对药物使用进行咨询、指导与监测，提供个体化给药方案，开展处方审核点评和用药评价。

（4）处方点评　定期或不定期抽查门诊处方或住院医嘱，实现处方审核和点评。

（5）发药管理　实现各药房、自动包药机、自动发药机的发药流程管理以及退药等功能管理，确保用药安全，实现药品的可追溯。

（6）抗菌药物管理　抗菌药物分级管理，实现抗菌药物使用的全程干预、警示、评估和点评。

（7）基本药物监管　对医疗机构基本药物的采购、支付、价格、使用等各环节进行监管，开展基本药物临床综合评价。

（8）药物物流管理　实现医院各级药库、药房的药品进销存管理，可接收院外药品供应链信息，提供完整的药品账务管理，通过药品标识码，实现药品批次追溯功能。

《全国医院信息化建设标准与规范（试行）》药学信息化建设要求

不同等级医院药学信息化建设的具体要求详见《全国医院信息化建设标准与规范（试行）》药学信息化建设要求。

> ⚲ **知识链接**
>
> ### 互联网药学服务
>
> 　　互联网药学服务是互联网医疗的一部分，是互联网技术在药学服务领域中的应用，包括以互联网为载体和技术手段开展的处方审核、用药交代、用药咨询、用药教育、药物重整、药物治疗管理、药品安全性监测、药学科普等药学专业技术服务。药师可以借助互联网平台及各类网络终端，利用文字、图片、音频、视频等多种方式，向患者、患者家属及公众等提供以下药学服务：处方审核、用药交代、用药咨询、用药教育、药物重整、药物治疗管理、药学科普。
>
> 　　作为线下药学服务的拓展和延伸，互联网药学服务以提高优质药学服务的可及性、及时性和便利性为宗旨。药师在提供互联网药学服务时，应首先对患者情况进行评估，判断其是否适合线上服务，对不适合线上服务的情形应引导患者及时到线下医院就医。

（二）医院药学信息系统

1. 医院信息系统（hospital information system，HIS） 是指利用计算机软硬件技术和网络通信技术等现代化手段，对在医疗活动各阶段产生的数据进行采集、存储、处理、提取、传输、汇总，加工形成各种信息，从而为医院的整体运行提供全面的自动化管理及各种服务的信息系统。HIS包括门诊信息管理、住院信息管理、药房管理、药库管理、医技管理、检验信息管理、影像信息管理、后勤管理、医院综合分析管理等内容，支持以患者医疗信息记录为中心的整个医疗、教学、科研活动。

2. 药品管理信息系统 分为门诊药房、急诊药房、住院药房、药库管理系统。主要功能包括门急诊业务、库房管理、数据维护、数据查询。

门急诊药房管理系统分门急诊药房和药房发药两大系统。门急诊药房系统具有入库、盘点、报损、调拨及强大的报表打印和查询功能。药房发药系统可极大地方便患者取药，有效地减少患者排队次数和等待时间。

住院药房管理系统具有接收病区传来的药品医嘱并进行摆药管理（生成摆药单，支持按日期、科室、发药类型和状态等多种摆药方式），针对不同的药品用法、发药方式、停嘱时间，对不同病区进行发药、出院带药处理，在发药确认后更新库存并确定患者费用，将药品费用信息自动传送到住院结算系统，自动扣除住院押金等。

药库管理系统具有以下功能：①制定药品采购计划；②药品出入库，包括药品采购、药品内部调拨、药品领用和退药等；③药品卡片、字典维护、药品调价；④药品入库明细、药品流水、近期失效药品、滞销药品、重点药品查询；⑤全院、科室、医生用药统计，药库月报表，入库药品汇总表等。

3. 药品闭环管理系统 可实现对医院内药品流通的闭环管理。从药品的登记入库，到医师医嘱下达，再到药师发药，每一个步骤、流程和环节都有记录，包括执行人和执行时间。系统可以精准追踪到每一片药片在院内的流通情况，确保了用药信息的全程可追溯。

4. 合理用药系统/临床用药决策辅助系统 是基于临床合理用药专业工作的基本特点和要求，运用信息技术实现医嘱自动审查和医药信息在线查询，及时发现潜在的不合理用药问题，帮助医生、药师等临床工作人员在用药过程中及时有效地掌握和利用医药知识，预防药物不良事件的发生，促进临床合理用药工作的数据库应用系统。

该系统具有以下功能：①临床用药管理功能，具有持续更新的合理用药知识库，并可根据实际需求实现药品适应证、药品使用条件、药物分级、药品使用权限的用药管理；②医药信息在线查询功能，包括药品说明书、医药学常用计算公式、检验检查信息、药典等常用药品工具书、医药法规等；③医嘱（处方）审查功能，系统可对医嘱的用法、药物相互作用、配伍等审查来协助医生正确地筛选药物和确定医嘱，发现问题及时提醒和干预警示，以减少用药错误发生的可能；④临床用药统计、分析、评价功能，可生成各种统计结果报表为医院相关部门提供合理用药分析和管理的数据信息。

5. 前置处方审核系统 即利用信息化手段对医师开具的处方或医嘱进行动态监控。系统通过实时预审和审方药师人工审核，审核临床诊断与处方药品是否对应，处方药品的名称、剂量、用法、用药时机、配伍是否正确，疗程是否合理，是否存在禁忌证、药物相互作用等。对不合理不规范处方实施处方提醒和拦截，审核通过后的处方才能进入收费、调配等环节，未经审核的处方不能进行收费和调配。前置处方审核系统实现了处方审核关口前移，提高了处方审核效率，规范了医生处方行为，为患者的安全用药提供保障。

6. 临床药师工作站　支持临床药师查房和参与会诊等一系列临床药学工作。临床药师工作站与住院医生工作站系统紧密衔接，自动提取患者信息、医嘱、检查检验报告、病历等内容，为临床药师在临床开展药学监护服务工作提供信息化支持和记录。工作站可开展患者用药评估、用药分析、用药建议、用药监护、药学会诊、用药教育、生成临床药历和查房记录，还可进行治疗药物监测、个体化给药方案设计、上报药品不良反应/事件等。临床药师工作站实现了药学服务信息化、智能化，促进临床药学工作的全流程规范化和服务质量的提升。

7. 药品不良反应/事件上报监测系统　用于收集、上报、分析、监测药品不良反应/事件，实现信息化、精细化、标准化的药品不良反应/事件上报管理。该系统可为国家药品不良反应监测系统上报药品不良反应过程提供便利，实现院内药品不良反应发生与上报情况的统计与分析，对频发的药品不良反应进行预警，以减少药品不良反应/事件对患者造成的损害。

8. 抗菌药物临床应用监管系统　根据国家对抗菌药物的监管要求，依托信息化手段，助力抗菌药物科学、精细化管理。抗菌药物临床应用监管系统功能上可实现对抗菌药物分级管理、使用权限管理、围手术期预防使用抗菌药物管理、细菌耐药监测、合理使用（重复用药、不规范用法用量、超疗程用药等）等实施实时监控和干预。可进行抗菌药物临床合理使用的分析与点评，可根据时间段、医院、科室、医生、某个抗菌药物名称等条件查询与分析抗菌药物的使用情况，以及进行抗菌药物的指标监测。该系统为医院抗菌药物管理部门对抗菌药物的合理、规范化使用提供了强大的监管和数据分析功能，使相关管理人员能动态掌握医院抗菌药物使用情况，为评价抗菌药物在临床使用的合理性提供依据。

9. 麻精药品智能管理系统　通过智能硬件设备存储所有麻精药品信息，并与院内信息系统进行关联，与人员操作进行捆绑，完成信息互联。麻精药品智能管理系统实现麻精药品全流程管理，包括出入库、调拨、调剂、补药、空安瓿核销、交接班等，再在药品管理流程末端加入反馈环节，将单一链条环合，实现所有用药环节可查、可控、可追溯。

10. 麻精毒药品闭环管控系统　为加强医疗机构麻精毒药品管理，强化对麻精毒药品的开具和使用环节的管理，已有部分地区通过区域内处方信息联网共享，实现麻精毒药品的闭环管控。麻精毒药品处方开具后将上传至麻精毒药品闭环管控平台，实时前置性判断处方合理性，评估处方量和疗程（系统可提取患者在该区域内所有信息互联医疗机构中开具的麻精毒处方情况，判断患者麻精毒处方是否超量或是否超疗程），将判断结果通过客户端提醒医生，形成闭环管理模式。

任务实施

实训十六　药学信息检索与查询

一、任务目的

综合运用所学知识与技能，开展药学信息检索。

1. 掌握药学信息获取来源。
2. 掌握药学信息检索与查询的基本技能。
3. 熟悉常用的国内外药学信息数据库、医药学信息网站、常用的药学参考书。
4. 养成科学、严谨、循证的专业素养。

二、任务前准备

熟悉以下常用药学信息网站与药学工具书。

1. 中国知网。

2. 医脉通。

3. 美国食品药品管理局（FDA）。

4. 中华人民共和国国家卫生健康委员会。

5. Cochrane Library。

6. 常用药学工具书。

三、任务实施

通过药学信息资源检索、查询，请获取以下药学信息。

1. 最新版的《中国高血压临床实践指南》《β内酰胺类抗菌药物皮肤试验指导原则》。

2. 二甲双胍肠溶片国内药品说明书和FDA获批英文版药品说明书。

3. 最新的国家基本药物目录。

4. 卡马西平在妊娠期、哺乳期女性应用的信息。

5. 比较华法林与新型口服抗凝药达比加群酯、利伐沙班、阿哌沙班在心房颤动患者中的临床疗效与安全性。

四、任务要点

1. 检索并获取临床指南。

2. 检索并获取药品说明书。

3. 检索并获取政府相关文件。

4. 检索并获取特殊人群用药信息。

5. 通过循证药学解决临床问题。

五、总结与效果评价

姓名		组别	
实训地点		实训时间	
知晓如何获取临床指南		□是	□否
知晓如何获取药品说明书		□是	□否
知晓如何获取政府相关文件		□是	□否
知晓如何获取特殊人群用药信息		□是	□否
了解如何通过循证药学解决临床问题		□是	□否
任务总结			
药德感悟			
任务实施情况	□优	□良	□合格	□差
组长签字			

目标检测

答案解析

一、选择题

多选题

1. 医院药学信息服务是指医院药学人员面向医护人员、患者及公众进行的药学信息的哪些方面的工作（　）

　　A. 收集　　　　　　　　　B. 整理　　　　　　　　　C. 评价

　　D. 传递　　　　　　　　　E. 提供

2. 药学信息资源分为（　）

　　A. 一次文献　　　　　　　B. 二次文献　　　　　　　C. 三次文献

　　D. 四次文献　　　　　　　E. 五次文献

3. 以下属于药学信息服务内容的是（　）

　　A. 药学信息的收集、整理、保管和评价

　　B. 医院药品处方集的建立与维护

　　C. 医院药品不良反应/事件的报告与监测

　　D. 面向医务人员、患者、公众提供药学信息咨询服务，解决实际用药问题

　　E. 为医院药师、医师、药学实习/进修人员提供合理用药培训与教育

4. 以下哪些是常用的药学信息数据库（　）

　　A. MEDLINE 数据库　　　　　　　　　B. Cochrane Library

　　C. 中国知网　　　　　　　　　　　　D. 维普网

　　E. 万方数据知识服务平台

5. 以下哪些是常用的药学参考书（　）

　　A.《中华人民共和国药典》　　　　　B.《新编药物学》

　　C.《呼吸病学》　　　　　　　　　　D.《中国国家处方集》

　　E.《马代尔药物大典》

二、项目拓展

请练习使用本项目中常用的中文、英文数据库，分析这些数据库各自的特点，并比较它们的区别。

（黄　静）

书网融合……

微课　　　　　　　本章小结　　　　　　　题库

项目十一　医院药事管理质量改进

PPT

学习目标

【知识目标】

（1）掌握 PDCA 的原理和常用图表工具。

（2）熟悉质量管理工具的类别和基本方法。

（3）了解医院质量管理的概念和质量管理的理念。

【能力目标】

能应用质量管理工具改进医院药事管理中的常见问题。

【素质目标】

培养勇于实践、辩证全面、精益求精的科学精神。

任务　医院药事质量管理

岗位情景模拟

情景描述　药品调剂准确与否直接影响患者的用药安全，调剂工作不容有失。某药学部住院药房准备以"降低住院药房调剂差错率"为主题进行质量改进。

讨论　1. 可以选用哪些质量管理工具进行此次改进？

2. 调剂差错的可能原因有哪些？针对这些原因，可以采取哪些改进措施？

一、概述

（一）质量和质量管理

何为质量？美国质量管理专家威廉·爱德华兹·戴明认为，质量是顾客满意的事物或产品。日本质量管理专家石川馨提出，质量乃促成顾客购买行为的要素。国际标准化组织定义，质量为产品和服务的总和，具有满足顾客既定或潜在需求的特点。

质量管理是指质量指挥和控制组织的协调活动。这些活动通常包括确定质量方针和质量目标、质量计划、质量控制、质量保证和质量改进。

质量管理大致经历了质量检验阶段、统计质量阶段和全面质量管理三个阶段，目前处于全面质量管理阶段。全面质量管理是组织以质量为中心，以全员参与为基础，目的在于通过让顾客满意和组织所有成员及社会受益而达到长期成功的管理途径。全面质量管理是一种预先控制和全面控制制度。它的特点可以概括为三个"全"：全面的质量管理、全过程的质量管理和全员参与的质量管理。

（二）医疗质量管理

医疗质量是一个综合概念。《医疗质量管理办法》中指出，医疗质量是在现有医疗技术水平及能力、条件下，医疗机构及其医务人员在临床诊断及治疗过程中，按照职业道德及诊疗规范要求，给予患者医疗照顾的程度。世界卫生组织提出的医疗质量维度包括安全、有效、适宜、及时、可及和效率等。现代医疗质量的内涵除传统医疗质量所指的医疗技术水平以外，还包括工作效率、费用控制、服务态度、对患者价值观的尊重和服务可及性等，可以概括为技术质量和服务质量两方面，即医疗机构技术服务水平、人员素质、设施环境条件、费用水平及管理水平的综合体现。

医疗质量管理是指按照医疗质量形成的规律和有关法律、法规要求，运用现代科学管理方法，对医疗服务要素、过程和结果进行管理与控制，以实现医疗质量系统改进、持续改进的过程。医院质量管理体系是在医院质量方针的引导下，将关乎质量的技术、人员和资源等各方面因素综合起来，达到相互配合、相互促进、协调运转，为最终实现医院质量方针和质量目标形成的有机整体。医疗机构应当成立医疗质量管理专门部门，负责本机构的医疗质量管理工作。质量管理部门是医院质量管理的总牵头协调部门，在医院全面质量管理工作中肩负着策划、预警、督导、检查、考评、奖惩、总结等重要职责，应采取切实有效的策略和持续改进措施，加强医院全面质量管理，提高医疗质量，增强医院的核心竞争力。医院质量管理是一项系统工程，几乎每项医疗质量的提升都需要多组织、多部门、多人员的协调配合，甚至需要以多种方式加强与患者及家属的沟通、联系，以获得他们的支持，最终实现质量持续提升。

（三）医院药事质量管理

医疗安全与质量管理历来是医院管理的基石和核心，医院药事管理是其中的重要组成。《医疗质量管理办法》指出，医疗机构应当加强药学部门建设和药事质量管理，提升临床药学服务能力，推行临床药师制，发挥药师在处方审核、处方点评、药学监护等合理用药管理方面的作用。临床诊断、预防和治疗疾病用药应当遵循安全、有效、经济、适当、合理的用药原则，尊重患者对药品使用的知情权。医院药事管理涵盖了药品采购、储存、调剂、使用、监测等的全过程，既有面向药学部门内部的人员、机构、药品管理等，也有面向全体医务人员的使用、监测、药物质量管理等。

医疗机构药学部门一直坚持"以患者为中心"的宗旨持续改善服务质量，着力推动医院药学服务的高质量发展。药学部门应当建立本机构全员参与、覆盖药事管理与服务全过程的质量管理与控制工作制度。药学部门应当严格按照卫生健康主管部门和质量控制组织关于医院药事管理控制工作的有关要求，积极配合质控组织开展工作，促进药事质量持续改进。

1. 建立药品质量管理体系　医疗机构应当依据有关法律法规及药品质量管理规范等要求建立药事质量管理体系，设立由主管领导负责的质量管理组织，开展质量策划、质量控制、质量保证、质量改进和质量风险管理等活动。

药学部门应设立由部门负责人和具备资质的人员组成的质量与安全管理小组，负责药学部门的质量与安全管理。定期对药品采购、验收、贮存、保管、使用、监测等环节进行全面检查。收集并处理各部门发生的药事质量事件。定期召开质量与安全质量管理会议，总结分析全院发生的药事质量相关事件及处理措施，提出改进建议。

2. 完善工作机制　制订医院药品采购、入库、验收、储存养护、效期管理、处方用药等方面的质量管理制度，重点完善各工作室组、各技术岗位、各技术单元的操作规程、工作制度，明确各岗位人员的质量管理责任，指导并监督药品采购、验收、储存管理和使用全过程的质量管理工作，督促检查各岗位人员执行药品质量管理规范，定期考核和持续改进。此外，充分利用医院药品信息管理系统，在科学分类、相关权限的控制、进销存管理、效期管理、处方审查等方面，加强质量管理与控制，规范管理流程。

3. 质量评估与持续改进　质量评估是质量管理体系运行过程中最主要的工作内容。药事质量评估应定期进行，一般选择每月 1 次，由全院质量管理组织、药学部门质量与安全管理小组、药学部门各班组质量管理员分别完成各自职责范围内的评估工作。

药事质量评估的重点是药品从采购到应用于患者全过程的质量管理情况，基本涵盖药学部门的各项工作，是质量评估的核心工作。

（1）药事管理的质量评估可采取现场查看、提问访谈的形式，评估各部门各级人员对质量管理制度、标准操作规程以及人员职责的熟悉情况与落实情况。

（2）硬件设施的质量评估主要指与药品贮存、调配、配制、研究相关的硬件运行评估，包括空调降温设备、除湿加湿设备、防盗报警装置、药品冷藏冷冻设备、智能控温系统、空调净化设施、洁净工作台、药房自动设备、临床药理与临床药学研究仪器、教学设备以及药品管理信息系统等是否符合规定要求且正常运行，非正常运行时是否有应急措施进行补救和改善。

（3）药学服务的质量评估，定期开展药学服务的满意度调查，包括患者、医生、护士对药学服务的满意度。

通过评估找出质量问题，运用 PDCA、品管圈等管理工具，促进药事质量持续改进。

二、PDCA 循环

国内外医院管理实践表明，科学有效的管理思路和管理工具是提高医疗质量管理水平的重要方法。《医疗质量管理办法》明确要求医疗机构熟练运用医疗质量管理工具开展医疗质量管理与自我评价。目前医院药事管理中常用的质量管理工具包括 PDCA 循环、品管圈（quality control circle，QCC）、全面质量管理（TQM）、根本原因分析（RCA）、六个标准差（6σ）等。其中以 PDCA 循环应用最广，有人称其为质量管理的基本工具。

（一）PDCA 循环的概念

PDCA 是英语单词 plan（计划）、do（执行）、check（检查）和 action（处理）的首字母，PDCA 循环就是按照这样的顺序进行质量管理，并且循环进行的科学程序。其最早由美国质量管理专家休哈特博士提出，后经戴明博士采纳、宣传，并获得普及，故又称戴明环。

PDCA 循环是全面质量管理的思想基础和方法依据，可以分为 4 个阶段，即计划、执行、检查、处理。计划阶段包括计划拟定、现状把握、目标确定、原因分析、对策拟定。执行阶段按照高要求、严标准的态度实施计划，确保计划执行到位。检查阶段是在所有对策实施完毕后再次收集数据，并评价改进效果。处理阶段依据检查阶段的评价效果确定处置方法，将效果理想的措施持续落实并标准化，总结检讨出本次改善的遗留问题，并提出初步的改善思路，或者开启新一轮的 PDCA 循环进行解决。以上 4 个过程可以再次循环，每个循环力求解决当前最紧要的问题，未解决的问题进入下一个循环，如此循环往复，螺旋上升，以至无穷。此外，一个大的 PDCA 循环又可以包含多个小的 PDCA（图 11 - 1）。

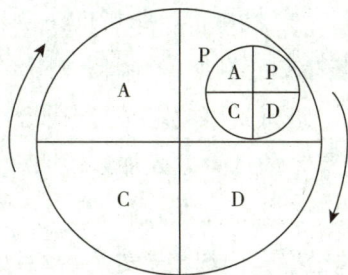

图 11 - 1　PDCA 循环架构图

PDCA 循环既是基于科学认识论形成的一种管理理论，也是一种解决问题的科学方法。其具有系统性、循环性、开放性和渐升性，被广泛应用于工作、学习、生活等方面，可以使我们的思想方式和工作步骤更加条理化、系统化和科学化。PDCA 理论浅显易懂、容易掌握，且切实可行、科学有效，适用于管理者解决医院质量管理过程中面临的具体问题。此外，PDCA 可以无限循环，每次循环都在前一次的基础上完善提高、不断飞跃，符合医疗质量管理持续改进的要求。

🔖 知识链接

等级医院评审标准与全面质量管理

《二三级综合医院评审标准实施细则》（简称《评审标准》）完全符合医院全面质量管理的理念和原则。《评审标准》体现了患者为中心和医患诚信合作的原则、领导的作用、全员参与、过程方法、系统管理、持续改进、以数据为基础，充分对接全面质量管理的八大原则。

评审标准条款标准结果判定与 PDCA 管理对接，仅仅有计划有制度才完成 PDCA 的第一步，此时的判断结果只能得 D（不合格）；制度和计划有实施，判定为 C（合格）；有监管有分析判定为 B（良好）；有改进成效判定为 A（优秀）。这种评价原则将 PDCA 的管理理论运用于医院评审工作中。此外，评审标准还要求医院与职能部门领导接受全面质量管理培训与教育，至少掌握 1~2 项质量管理改进方法及质量管理常用技术工具，改进质量管理工作。持续改进是全面质量管理的核心思想，评审标准也要求医院有质量管理的持续改进，可以通过 PDCA 循环的运用来实现，体现了医疗质量管理中精益求精的精神和医疗高质量发展的追求。

（二）PDCA 的实施步骤

PDCA 的实施可以分为八个步骤。一般在正式开始之前，根据需要改进的主题会组建工作小组。小组成员是改进此项问题所涉及的人员，要有适当的人数，必要时可由跨部门、跨学科人员组成。小组也可以在确定选题后确定最终成员。

1. 确定主题　主题选定的方法要根据实际状况的需求、文献查证所得的结果或目前公共卫生、医院管理的重要议题。比如降低处方调剂差错率、提高药品不良反应上报率、降低门诊均次药费、提高用药合理率、降低静脉输液率等。

经小组成员提议后，如果有多个选题的，可通过讨论选出一个最适当的主题。选定方法有：①强制投票法，用赞成或反对的方式投票，以少数服从多数的原则决定活动主题；②记名式团体技巧法，将每个成员提出的意见按重要顺序排列优先级；③优先次序矩阵法，成员以系统的方式将所表达的意见予以浓缩，再通过选择、加权的程序，利用标准来进行方案的比较与选取；④评价法，列出评价项目，所有成员依评价项目打分，计算备选主题的总得分，分数最高者为选定主题。

明确的主题应具体且可用指标衡量，一般而言，明确的主题应包含三项元素：①动词（正向或负向）＋②名词（改善的主体）＋③衡量指标。例如，"降低＋门诊药房＋调剂差错率""提高＋医嘱＋合格率"。主题选定后须对"衡量指标"进行具体的定义与说明。如选出的主题为"降低住院药房调剂差错率"，需针对衡量指标"调剂差错率"的计算方式加以说明。

调剂差错的定义为：处方调剂过程中发生的过失或错误。

调剂差错率的计算公式为：调剂差错率＝调剂差错处方数/总处方数。

充分了解现状后，拟定改善的目标。目标的确定可以依据规范文件、标准、指南，并结合现状和团队能力等确定。

2. 分析原因　造成问题的所有可能因素都可称之为"原因"。影响质量的因素往往是多方面的，每项大的影响因素中又包含许多小的影响因素。分析原因时，小组成员进行头脑风暴，尽可能将各种影响因素都罗列出来，并逐一详加分析，切忌主观、笼统、粗枝大叶。分析的时候可以遵循一定的规则，避免遗漏，比如按照"人（man）、机（machines）、料（materials）、法（methods）、环（environment）"进行逐项分析。

3. 确定要因　分析各种影响因素或问题的原因后，要力求在这些因素中，找出主要的、直接的因素，以便从主要因素入手解决问题。要因的确认对于质量改进极为重要，若真正原因没有被发掘，在后续的"对策拟定"时就无法针对影响最大的原因拟定对策，结果可能导致对策效果不佳，甚至无效。在确定主因的过程中分清主次，可以运用"二八"法则。

4. 对策拟定　针对影响质量的要因制定措施，提出具体、明确、可操作的改进计划，一个原因可衍生多个对策，依效益性、可行性、经济性、预算等各种因素进行综合评价，选择要实施的改善方案。可以采用系统图方法、"二八"法则及头脑风暴等拟定对策。

5. 实施计划　按拟定的措施计划进行实施，执行中若发现新的问题或情况发生变化，如人员变动等，应及时修改措施计划。不论是分步骤实施还是同步实施，每个对策实施后都要用数据或事实来判定对策的有效性。如发现效果不佳，应重新制定或完善措施后再次实施并验证效果。如发现有反效果或异常时，应立即停止，改用其他对策。

6. 检查效果　所有对策实施完毕后，在效果稳定的前提下，针对衡量指标再次调查并对比。这里对比的内容有两方面，一是与改善前的"现状值"对比，确认改进率；二是与目标值对比，确认目标达成率。如果效果理想，则继续进行下一步。而如果效果不理想，则应由近及远从之前的几个步骤中查找原因，并重新进行改善。

成果包括有形成果、无形成果和附加成果，定义如下。

（1）有形成果　是直接的、可定量的、经过确认的效果。目标达成率与进步率的计算：①达成率 =（改善后数据 − 改善前数据）/（目标设定值 − 改善前数据）×100%；②进步率 =（改善后数据 − 改善前数据）/改善前数据×100%。目标达成率100% ±10%改进效果显著，目标达成率高于150%或低于80%者应提出说明。有形成果的效果确认可用柱状图、推移图、柏拉图来直观表示。

（2）无形成果　是间接的、衍生的、无形的效果。无形成果的效果确认可以用文字条列的方式表示，也可用更直观的雷达图评价法表示。

（3）附加成果　是在改善过程中产生的专利、论文、课题、软著等附加效果。

7. 总结经验　总结检查的结果，对成功的经验加以肯定，并予以标准化，制定或修改工作规程、检查规程或相关规章制度。凡是涉及更改标准、程序、制度时应慎重，一般要求观察至少6个月的效果维持情况，必要时还需要进行多次PDCA循环加以验证后才能纳入标准、规程、制度之中，以此巩固已经取得的成绩。

8. 吸取教训，继续改进　汲取失败的教训，防止再度失败。有时一个PDCA循环解决了一部分问题，还遗留一些问题，要根据检查的结果，提出尚未解决的问题或因改进造成的新问题，将其转入下一个PDCA循环进行改进。

✎ **知识链接**

"运用 PDCA 降低住院药房调剂差错率"案例分析

1. 确定主题 住院药房调剂差错时有发生，影响患者用药安全。

2. 现状调查 近 6 个月，住院药房共登记调剂差错 503 例，平均差错率为 0.029%。

3. 分析原因 ①通过绘制存在问题主次因素分析表及帕累托图，发现"数量错误、产地/规格/剂型错误、漏发"三项错误率占 85.1%，为改善重点；②通过鱼骨图从"人、机、料、法、环"5 方面展开分析原因，共有经验发药、药品一品双规、环境空间有限药品密集摆放、包药机故障等 20 条原因。

4. 确定要因 通过要因分析得出 4 项要因，分别是：①药师经验式发药；②药师未严格执行处方调剂操作规程；③药品种类繁杂，数量多，位置摆放错误或不合理；④包药设备维护不当。

5. 对策拟定 拟定每周早会，培训易混淆药品等内容；合理调整药房布局，按规定摆放药品；定期对包药机进行养护并记录等 5 条对策。

按计划实施后，住院药房调剂差错率明显下降，平均差错率为 0.015%，达到预期目标。

（三）常用图表工具及绘制

PDCA 循环实施过程中需要收集大量的数据资料，并综合运用各种管理技术和工具。如寻找问题、确定主题时采用查检表、分层法、甘特图，分析原因时用鱼骨图、分层法、直方图、散布图，确定要因时用柏拉图，拟定对策时用 5W1H，执行阶段用甘特图、控制图，检查阶段用查检表、分层法、直方图和控制图，处理阶段用流程图、相关图等。

1. 查检表 是一种用来收集数据的规范化表格，在查检时采用简单的记号填记于表格内，以便进行数据的整理、分析，或用来核对、检查。可利用统计分析表对数据进行整理和初步分析，格式多种多样，方法简单，实用有效。如准备等级医院评审时，将评审标准做成查检表（表11-1），方便核对检查。

表 11-1 等级医院评审标准指标（节选）

评审条款	级别	评审条款	评审要点	是否通过
4.15.2.6 落实药品调剂制度，遵守药品调剂操作规程，保障药品调剂的准确性	C	4.15.2.6.C.1	制定药品调剂制度和操作规程，药品调剂必须设置处方、医嘱审核环节，有发药差错报告制度和差错分析登记	□是□否 □不适用
		4.15.2.6.C.2	发出的药品标示有用法、用量和特殊注意事项；发药时对患者进行用药交代和用药指导，必要时为患者提供书面用药指导资料。人工调剂过程有第二人核对，使用智能化全自动设备发药应有一人核对。独立值班时双签字核对	□是□否 □不适用
		4.15.2.6.C.3	对因病情变化、医嘱调整而产生的病房（区）退药进行有效管理	□是□否 □不适用
		4.15.2.6.C.4	药品如需分装调剂，应有操作规程和记录。分包装上有药品名称、规格、剂量、批号、有效期、分装日期等信息。对病房（区）口服药品实行单剂量配发，注射剂按日剂量发药	□是□否 □不适用
	B	4.15.2.6.B.1	主管部门对药品调剂质量管理进行检查与监管	□是□否 □不适用
	A	4.15.2.6.A.1	持续改进有成效，药品调剂管理规范，制度得到落实，药品调剂质量得到保障	□是□否 □不适用

查检表的制作步骤：①明确制作查检表的目的，目的明确则可决定数据收集的对象范围；②确定查检的项目和所要搜集的数据；③确定查检的频率；④确定查检的人员及方法；⑤确定相关条件的记录方式；⑥确定查检表格式（图形或表格）；⑦确定查检记录的方式，如正、＋、△、√。

2. 因果图（鱼骨图）　是由日本管理大师石川馨先生发明的，又称石川图。因果图将对某质量特性有影响的各种因素加以归类和分解，由大到小，由粗到细，寻根溯源，并用箭头表示其间关系的一种图示方法。由于因果图形如鱼骨状，故又称鱼骨图。该图常用于分析、表达因果关系，也用于问题整理、对策提出等。因果图可使用在一般管理及工作改善的各阶段，特别是树立意识的初期，可使问题的原因明朗化，从而设计步骤解决问题。

一般先填写鱼头，针对一个存在的主要问题，画出主骨，然后画出大骨，填写大要因，再画出中骨和小骨，分别填写中、小要因，最后用特殊符号标识重要因素。能否作出有用的因果图，关键在于能否找出直接影响特性（结果）的原因。一般来说，在寻找原因时有"大骨展开法"和"小骨扩张法（小骨集约法）"2种。

（1）大骨展开法　先找出影响质量特性的大要因，一般从"人、机、料、法、环"5方面进行展开。"人"是指人员，就人员的素质、技术、经验、管理等方面进行检讨；"机"主要指机器设备，就机器设备使用方法、维护等方面进行检讨；"料"指的是原料，就材料的数量、质量、储存运送等方面进行检讨；"法"指作业方法，基于作业的方法、流程、制度等进行检讨；"环"指环境，就作业环境进行检讨。随着质量管理理念方法的发展和影响因素的增加，可在传统的"人、机、料、法、环"5大方面加上设计、检验和信息等因素作为大原因（图11－2）。根据大原因再进一步找出中原因、小原因，并依次用大骨、中骨、小骨等各层级联系起来。需要注意的是，各层次原因之间的关系必须是因果关系，分析原因直到能采取措施为止。

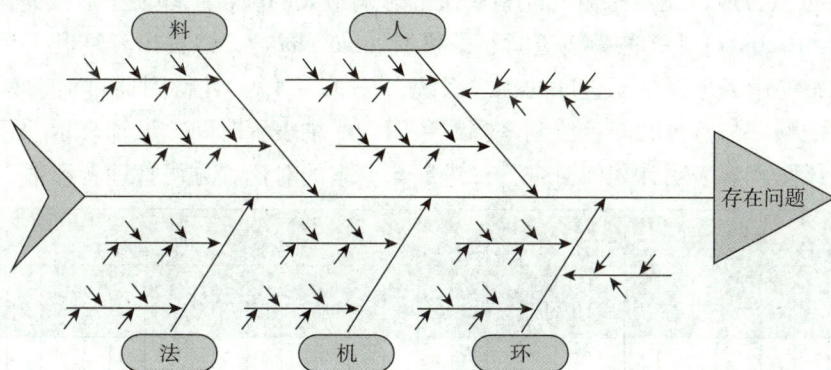

图 11－2　鱼骨图示例

（2）小骨扩张法（小骨集约法）　通过头脑风暴法，把所有可能影响质量问题的原因写出来、然后将相互关系最为密切的原因汇总起来并进行分类，依次整理出小原因、中原因、大原因，再用箭头联系起来。检查主要原因和末端原因是否有遗漏。确定重要的原因：对末端原因可用打分或排列图法，选出对质量特性（结果）影响较大的因素并用明显的记号在鱼骨图上将其框起来。

作图过程中针对性要强，思考重点放在"为什么"；原因分析要充分，小要因若是无法采取对策，须再深入分析；要群策群力，集思广益，避免遗漏。

3. 柏拉图　柏拉图是 PDCA 管理的重要工具之一，一般用于确定主导因素。柏拉图原则即"二八"法则，即造成问题的原因有很多，但影响较大的只有20%左右的原因，而这20%原因的影响度约占80%，即把需要改进的问题点区分为"少数重要项目，多数轻微项目"。柏拉图通过区分最关键的与最次要的项目，用最少的努力获取最佳的改进效果，是分析和寻找影响质量主要因素的一种工具。

柏拉图是由 2 个纵坐标、1 个横坐标、几个按高低顺序依次排列的矩形和 1 条累计百分比折线所组成的图（图 11 - 3）。左边纵轴表示频数（如件数、金额等），依大小顺序由高而低排列；右边纵轴表示频率（如百分比表示），纵轴最高点为总不良数。分折线表示累积频率，横轴表示影响质量的各项因素，按影响程度的大小（即出现频数多少）从左向右排列。柏拉图的绘制步骤：①收集数据；②分类整理数据，收集的数据整理后将次数按降序排序，并计算累计百分比；③绘制直条图，按问题项目发生的次数或发生率画出直条图；④连接累积百分比曲线，根据各项目的累计百分比数据绘制出折线图（即帕累托曲线），用来表示各个项目的累计影响；⑤利用柏拉图，确定对质量改进最为重要的项目（关键的少数项目）。

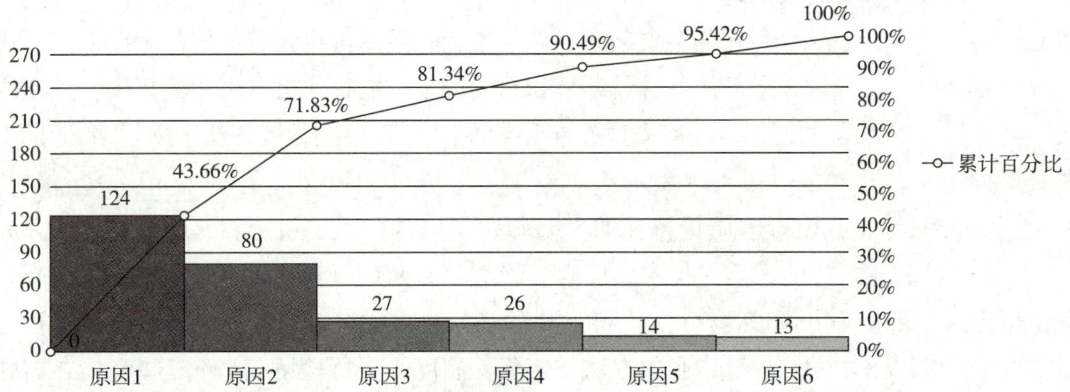

注释：根据"二八"法则，原因 1、原因 2、原因 3 为本项目的主要原因。

图 11 - 3　柏拉图示例

柏拉图法绘制时注意分类项目不要太少，以 5 ~ 9 项为宜，项目较多时，影响较小的可以合并为"其他"。关键的少数项目应该是本小组有能力解决的影响最大的项目，以便于后续解决。

4. 甘特图（gantt chart）　又称为横道图、条状图（bar chart），以提出者亨利·劳伦斯·甘特的名字命名，是一个完整的用条形图标识进度的标志系统（图 11 - 4）。甘特图通过活动列表和时间刻度的图示，表示出项目的顺序与持续时间。绘制一幅线条图，横轴表示时间，纵轴表示项目，线条表示计划和实际完成情况。该图直观表明计划何时进行，进展与要求的对比，方便管理者评估工作进度。

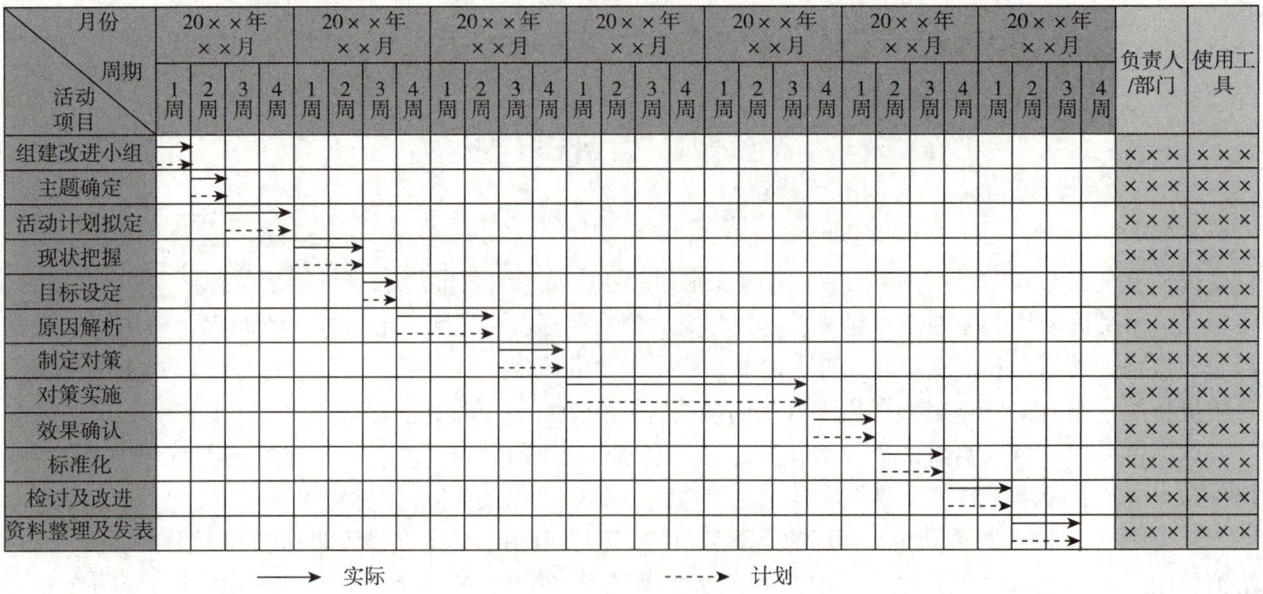

图 11 - 4　甘特图示例

甘特图的绘制步骤：①明确各项活动、项目，包括项目名称（包括顺序）、开始时间、时长；②创建甘特图草图，将所有的项目按照开始时间、时长标注到甘特图上；③确定每项活动任务的执行人员，并适时按需调整项目时长。甘特图绘制时计划阶段一般用虚线标示，任务实际完成情况用实线标示，以便及时调整工作计划。

5. 5W1H 分析方法 又称六何分析法，既是一种思考方法，也是一种创造法，一般用于分析和查找到原因后，制定解决问题对策。5W1H 具体用法是：针对某个问题，都要从人员（何人，who）、时间（何时，when）、地点（何地，where）、原因（何因，why）、对象（何事，what）、方法（何法，how）等 6 个方面进行思考，制定解决策略（表 11 - 2）。

表 11 - 2 5W1H 内容

5W1H	1 层次	2 层次	3 层次	4 层次	结论
who	是谁	为什么是他	有更合适的人吗	为什么（不）是更合适的人	定人
when	什么时候	为什么在这个时候	有更合适的时间吗	为什么（不）是更合适的时间	定时
where	什么地点	为什么在这个地点	有更合适的地点吗	为什么（不）是更合适的地点	定位
why	什么原因	为什么是这个原因	有更合适的理由吗	为什么（不）是更合适的理由	定原因
what	什么事情	为什么做这个事情	有更合适的事情吗	为什么（不）是更合适的事情	定事
how	如何去做	为什么采取这个办法	有更合适的方法吗	为什么（不）有合适的方法	定方法

6. 层别法 又称分层法、分类法，是一种把搜集的原始质量数据，按照一定标志加以分类整理的方法。层别法能把相当复杂的数据进行处理，有系统、有目的地对这些数据加以分门别类的归纳及统计，可以单独使用，也常与柏拉图、直方图/条图等结合使用。

层别法的实施步骤：①确定使用分层法的目的；②确定分层项目，有按照时间、操作人员、仪器设备、操作条件、原材料、测定等的层别，如操作人员可以包含班别、组别、年龄别、操作法别、教育程度别、服务年资别等；③收集数据，数据的收集需依每一层别项目来分类，为收集到合适的数据，建议配合查检表，可以方便记录；④解析原因、比较差异，利用所收集的数据来解析各层别间所显示的差异。配合柏拉图、散布图、直方图、控制图等使用，能使结果的呈现更加清晰、明确。

层别法最主要的功能是通过各种分层，按各层收集的数据来寻找不良所在或最佳条件，作为改善质量的有效方法。为能达到层别的功能，需先清楚数据的性质，建议：①查检表的设计应针对所怀疑的对象而设计，协助数据收集；②数据的性质分类应清晰，分层时应使同一层内的数据波动幅度尽可能小，而层与层之间的差别尽可能大；③依各类可能原因加以分层，以找出真正原因所在。

7. 直方图 又称柱状图，是以组距为底边、以次数为高度的一系列连接起来的直方形矩阵图。一般用于表示连续变量的频数或频率分布。用一系列等宽不等高的长方形来表示数据，宽度表示数据范围的间隔、高度表示在给定间隔的数据出现的频数，高度的变化形态反映了数据的分布情况。可以用于分析数据的分布形态、中心位置、离散程度大小，以及判断管理工作和流程是否处于稳定状态，并为改善提供方向等。

直方图的制作步骤：①搜集数据并记录。②找出数据中之最大值（L）与最小值（S）。③求全距：全距（R）= 数据最大值（L）- 最小值（S）。④决定组数（K）。⑤求组距（h）：组距 = 全距/组数（h = R/k），或为便于计算平均数及标准差，组距常取为 25 或 10 的倍数。⑥求各组上组界，下组界（由小而大顺序）。⑦作次数分配表：将所有数据，依其数值大小记录于各组的组界内，并算其次数。或将次数相加，并与测定值的个数相比较，表中的次数总和应与定值的总数相同。⑧将次数分配表图表化，以横轴表示数值的变化，以纵轴表示次数。⑨横轴与纵轴各取适当的单位长度，再将各组的组界分别标在横轴上，各组界应为等距离。⑩以各组内的次数为高、组距为底，在每一组上画成矩阵，则完成直方图。⑪在图的右上角记入相关统计数据（数据总数 n，平均值 $\bar{x}$），并画出规格的上、下限。

8. 散布图　又叫相关图，是将两个可能相关的变量数据用点画在坐标图上，用来表示一组成对的数据之间是否有相关性。这种成对的数据可以是特性－原因、特性－特性、原因－原因的关系。散布图就是以这种因果关系的方式来表示其关联性，并将因果关系所对应变化的数据分别点绘在 X－Y 轴坐标的象限上，以观察其中的相关性是否存在。

散布图的制作步骤：①以横轴（X 轴）表示原因，纵轴（Y 轴）表示结果，收集成对的数据（x，y），（x，y）……整理成数据表，数据至少 25 组；②找出 x，y 的最大值及最小值；③以 x，y 的最大值及最小值建立 X－Y 坐标，并决定适当刻度便于绘点；④将数据依次点于 X－Y 坐标中，两组数据重复时以 ◎ 表示。必要时，可将相关资料注记于散布图上。

9. 管制图　又称控制图，是一种带有控制界限的反映过程质量的图形，是统计质量管理的一种重要手段和工具，可用于评估、监测医疗管理流程或质量是否处于受控状态，预测变化趋势。控制图是对过程质量特性值进行测量、记录、评估，从而监察过程是否处于控制状态的一种用统计方法设计出来的图表。图上有中心线、上控制限和下控制限，并有按时间顺序抽取的样本统计所得数值的描绘点。管制图根据使用目的的不同，可分为分析用管制图和控制用管制图。管制图不是事后检查，其贯穿于工作的全过程中，属于环节控制。

管制图制作步骤包括：①选择质量特性；②按规定的抽样间隔和样本大小抽取样本，收集数据；③测量样本的质量特性值，计算样本统计量，如样本均值、样本极值和样本平均差等；④计算各统计量的控制界限；⑤在控制图上描点；⑥研究控制界限以外的点和控制界限内排列有缺陷的点及标明异常（特殊）原因的状态；⑦判断质量过程。

管制图的绘制后，需对结果进行判断。当控制图符合以下要求之一时，说明是稳定的：①多数点集中在中心线附近；②各个点呈现随机分布；③所有的点都未超出上控制限和下控制限；④少数点落在控制线附近。控制图判异标准：出界或内点排列不随机，即为异常。

使用管制图时需注意：①根据临床工作标准化情况合理地选择管理点。管理点一般指关键环节、容易发生差错、对患者存有影响的关键点，如差错发生率、患者满意度等均为管理点；②使用控制图进行管理时，应首先确定合理的控制界限；③管制图上的点有异常状态时，应立即追查原因，并采取措施防止其再出现，这是控制图发挥作用的首要前提。

🔗 **知识链接**

新图表工具

在开展质量管理的过程中，人们通常将层别法、柏拉图、查检表、直方图等认为是"老工具"，将关联图、KJ 法、系统图、矩阵图、矩阵数据分析法、PDPC 法及箭头图等称为"新工具"。这些新工具是对老工具的补充和丰富。"新工具"着重解决 PDCA 中 P（计划）阶段的有关问题，有助于管理人员整理问题，展开目标和安排进度。整理问题可以用关联图、KJ 法，展开目标可以用系统图、矩阵图、矩阵数据分析法，安排进度可以用 PDPC 法及箭头图。

三、其他常用质量管理工具

(一)全面质量管理

1. 定义　全面质量管理(total quality management，TQM)系指组织中所有成员、部门和系统一起来不断改进组织的产品及服务过程(即全面)，以满足或超越顾客的期望及需求(即质量)，使组织得以持续发展的一套原则与程序(即管理)。换而言之，全面质量管理旨在通过系统的原则与方法，引领组织中所有部门及人员不断为满足顾客的需求或超越顾客的期望而努力，使得组织可永久地生存与发展。全面质量管理的管理模式经过十余年来的理论研究与实践，已经趋于成熟。

2. 重要理念及实施原则　全面质量管理以事先预防、系统、动态、前瞻四大理念为核心，简要说明如下：①事先预防。全面质量管理强调事先预防的概念，希望能"每一次的第一次就做对"。②系统导向。凡事要从整体团队来思考，从设计到生产到售后服务，每一部门、每一个人的表现都会影响到质量的好坏。其中的一个环节出了差错，产品的质量就有问题。因此，"环环相扣、相互依赖"是全面质量管理所强调的第二个理念。③动态导向。不断推陈出新，求新求变。④前瞻导向。强调要能带领风潮以"掌握先机"。如何推出具有前瞻性的产品，带起流行风潮，以完全掌握顾客，是全面质量管理最终的追求目标。

在实际中，TQM遵循以客为尊、全员参与、质量承诺、持续改进、事实管理的原则。①以客为尊：全面质量管理以顾客满意为核心，提供广受欢迎的产品及服务，强调兼顾内外顾客的满足。②全员参与：全面质量管理则强调组织中的所有部门、所有人员都肩负着质量管理的责任，也享受生产高质量产品之后带给每一个人的成就感。这种"伙伴关系"(partnership)的建立，是实施全面质量管理的重要策略。③质量承诺：组织必须营造追求高质量的气氛，使所有人员齐心一致，共同为提升产品及服务质量而努力。④持续改进。⑤事实管理(management by fact)：一个组织如要持续改进质量以满足顾客的需求，必须掌握可靠的信息，因此，事实管理或信息的有效解读是实施全面质量管理必须掌握的重要原则。

(二)品管圈

1. 定义　品管圈(QCC)就是由在相同、相近或有互补性质工作场所的人们自动自发组成数人一圈的活动团队，通过全体合作、集思广益，按照一定的活动程序，运用科学统计工具及品管手法，来解决工作现场、管理、文化等方面所发生的问题及课题。

品管圈的活动过程是理性解决问题程序的引申，以往的管理方式大多由上而下、指示命令，而通过品管圈可由基层人员共同拟定解决对策，达成共同解决组织问题的主要目标。

品管圈活动是全组织管理改善活动的一环，在医疗领域也得到广泛应用。目前品管圈在中国、日本、新加坡、澳大利亚等国家的医院中已广泛开展，效果显著。品管圈活动中要发挥以下精神：①尊重人性，创造优良的工作环境。品管圈活动采用"至善管理"，尊重人性，鼓励员工多动脑，多提出改善意见，营造愉快的工作环境。②激发潜能，激励个人成长。③改善体质，促进一流的医院发展。若能有组织、有计划地推行品管圈活动，使圈员自动自发地发掘问题、改善问题，并产生有形成果及无形成果，则能改进医院的管理质量，提升医院竞争实力，使医疗事业蒸蒸日上。

品管圈之所以称为"圈"，旨在通过圈的组成使圈员具有团体归属感，且以组织化运作，将组织目标、方针贯彻到基层员工。品管圈的基本要素包括成员、圈名、圈徽、圈会、成果，成员有圈长、圈员、辅导员等。品管圈活动是由圈长和圈员们运用现场资料，通过头脑风暴的方式，不断发掘现场问题，并利用管理工具加以分析、改善。圈会是最主要的活动之一，通过有效率的圈会召开和记录，充分沟通改善活动并激发创意，达成目的。

2. 实施步骤　品管圈的活动步骤与 PDCA 有诸多重合之处，在具体实践中常常融为一体。品管圈的活动基本步骤包括：①组织品质团队；②主题选定；③活动计划拟定；④现状把握；⑤目标设定；⑥对策拟定；⑦对策实施与检讨；⑧效果确认；⑨标准化；⑩检讨与改进。其中①～⑥相当于 PDCA 循环中的计划阶段，⑦相当于执行阶段，⑧相当于确认阶段，⑨～⑩相当于处置阶段。

（三）根本原因分析

1. 定义　根本原因分析（root cause analysis，RCA）为回溯性失误分析，针对事件以一套系统化的程序找出问题发生的根本原因，并执行改进措施，以避免类似问题的重复发生。根源分析主要关注系统和流程，而不是单一事件的表现。

RCA 在医院质量管理中一般用于警讯事件（须在 24 小时内开始调查）、造成严重后果的事件［不良事件严重度评估分级（severity assessment code，SAC）1 级或 2 级的事件］、有不良趋势的事件（SAC 风险评估为 3 级或 4 级，但发生频次高或逐年上升的事件）、存在系统问题的事件（利用异常事件决策树判断）和具有特殊学习价值的事件（如从来没有发生，第一次发生的事件）。其中，SAC 是依据不良事件损害严重程度与事件发生频率为两轴所呈现的风险矩阵（表 11 - 3）。

表 11 - 3　不良事件风险矩阵

发生频率 严重程度	死亡	极重度伤害	重度 伤害	中度 伤害	轻度 伤害	无伤害
数周	1	1	2	3	3	4
1 年数次	1	1	2	3	4	4
1～2 年一次	1	2	2	3	4	4
2～5 年一次	1	2	3	4	4	4
5 年以上	2	3	3	4	4	4

2. 实施步骤

（1）组建团队　警讯事件和造成严重后果的事件，一般建议团队中至少包括一个具备事件相关专业知识的领导者、一个相关流程的一线工作人员。与事件最直接的关系人，原则上不纳入团队。

（2）调查事件与确认问题　做好访谈计划，确认访谈次序、参加人员、访谈地点、提问方式、提问内容、中断条件等，对事件当事人的访谈应单独进行。访谈人员详细叙述事情的发生经过，可以利用"叙事时间表"等工具确认事件发生的先后顺序。

（3）找出直接原因　可以通过鱼骨图、WHY - WHY 图（推荐初学者使用）等工具寻找直接原因，找出直接原因后应第一时间采取针对性措施，以避免损害的扩大和事件的再次发生。

（4）确认根本原因　可以回答两个问题以辨别根本原因和直接原因。①当这个原因不存在时，类似问题还会发生吗？②如果这个原因被矫正或排除，假如再有相同诱发因素，还会再有类似问题发生吗？如果答案为"是"，就是直接原因；如果答案为"否"，就是根本原因。

（5）制定措施并实施　根据确认的根本原因和直接原因，制定具体可行的措施并执行，防止同类事件再次发生。还应设立监测指标，用于评价效果。

我们在寻找根本原因的时候，必须要记住对每一个已找出的原因都要进行评估，给出改正的办法，这将有助于整体改善和提高。

（四）失效模式原因分析

1. 定义　失效模式和效果分析（failure mode and effect analysis，FMEA）是一种用来确定潜在失效模式及其原因的分析方法。失效一词乃指物品的功能失去原先设定的运用效果，失效的原因可能来自设计的缺陷遗漏、系统的错误、实施过程中产生的风险及障碍等与原先设定功能目标不符的情形。失效是客户抱怨的主要来源，必须依照一定的步骤予以分析解构，将这样具有模式化的作业方式整合成一种模式，称之为失效模式分析。

失效模式与效应分析基本原理是分析系统的结构，估算失效时后果的严重程度（severity，S）、发生频度（occurrence，O）和失效检验难度（likelihood of detection，D），计算危机值（risk priority number，RPN），RPN = S × O × D，根据 RPN 大小判断是否有必要进行改进或改进的程度，从而将风险完全消除或降至最低水平，用来分析当前和以往过程的失效模式数据，以防止这些失效模式将来再发生的正式的结构化的程序。

2003 年国际医疗卫生机构认证联合委员会将 FMEA 风险管理工具列入医院评审标准，用于降低医疗风险的发生。近年来，FMEA 方法在医疗领域的应用越来越广泛，在医院药事管理中可用于在风险发生前进行预测性评估，从而采取相应的预防措施，降低患者在治疗过程及服务过程中受到伤害的风险，如特殊药品的管理、静脉配置中心质量管理、调剂差错、用药错误等。

2. 实施步骤

（1）确认问题　选择高风险或非常薄弱的程序。

（2）组建团队　建议团队中至少有一个领导者、一个对所研究流程熟悉的人、一个对所研究流程不太熟悉的人，从不同的角度和方面提出有价值的建议。

（3）绘制流程图　把实施步骤以流程图形式展现出来。绘制时需要符合现实流程，否则难以找出存在的潜在失效模式，导致无法发现现实流程中的危险因素。

（4）失效模式分析　分析每一个步骤，列出所有可能的失效模式；分析列出每一个失效模式中可能的潜在原因；制定失效模式调查表，计算 RPN 确定优先级别。

（5）制定计划并实施　按照失效模式与潜在风险因素分别制定相应的改进措施，将责任落实到具体科室/个人，并在规定时间内完成。

（6）效果检查　定期地对执行情况进行评估，重新计算 RPN，并与实施前 RPN 进行对比。

（7）总结分析、标准化　总结有效的对策，形成新的标准化流程。

（五）六标准差

1. 定义　六标准差（6σ）是一种统计评估法，核心是追求零缺陷生产，防范产品责任风险，降低成本，提高生产率和市场占有率，提高顾客满意度和忠诚度。6σ 管理既着眼于产品、服务质量，又关注过程的改进。σ 在统计学里用来描述正态数据的离散程度，在质量管理领域用来表示质量控制水平。所谓 6σ，就是指在客户的规格上下限之内应涵盖 ±6 的变异。标准差是统计学的概念，若以产品合格率为例，产品质量达到 6σ 时，即代表每百万次操作中，只发生三四次的失误，即意味着流程中仅会有 3/1000000 ～ 4/1000000 的不良率。

2. 实施步骤　六标准差解决问题的步骤，系以 D—M—A—I—C 五个步骤来突破现状。

（1）界定（define，D）　定义问题，确定需要改进的目标及其进度等。

（2）衡量（measure，M）　以灵活有效的衡量标准测量和权衡现存的系统与数据，了解现有质量水平。

（3）分析（analyze，A）　利用统计学工具对整个系统进行分析，找到影响质量的关键因素。

（4）改进（improve，I）　运用项目管理和其他管理工具，针对关键因素确立最佳改进方案。

（5）控制（control，C）　监控新的系统流程，采取措施以维持改进的结果，以期整个流程充分发挥功效。

任务实施

实训十七　药事管理质量改进

一、任务目的

综合运用所学知识与技能，开展医院药事管理质量改进。

1. 掌握 PDCA 循环的步骤。

2. 掌握 PDCA 常用的图表工具。

3. 熟悉医院药事管理中的常见问题。

4. 养成辩证全面、精益求精的科学精神。

二、材料准备

1. 提出若干医院药事管理中的常见问题，比如：①减少门诊药房/中药房/住院药房调剂差错率；②缩短取药等候时间；③提高药库药品周转率；④提高麻精药品管理规范性；⑤提高处方合格率；⑥提高静脉配置药品质量；⑦提高不良反应上报率；⑧提高抗菌药物使用合格率。

2. 白纸（白板）、笔。

3. 计算机。

三、实施步骤

步骤一　确定改进主题

通过小组讨论确定此次改进的主题。

步骤二　分析问题的影响因素

（1）运用头脑风暴的方法，尽可能多地列出问题的原因。

（2）将各类原因进行分类。

（3）绘制鱼骨图。

步骤三　找出要因

综合采用柏拉图、要因选定表等管理工具，依据"二八"法则，找出问题的主要原因。

步骤四　对策拟定

（1）根据主要原因，拟定对策。注意，一个要因可以对应几条对策，一条对策也可以对应几个要因。

（2）若拟定的对策数量较多，根据可行性、可能的实施效果等选定 5 条左右对策。

（3）确定对策后，绘制甘特图。

四、任务要点

1. 针对待改进的问题，分析可能的原因。

2. 从可能的原因中，找出要因。

3. 针对要因，拟定对策。

五、总结与效果评价

姓名		组别	
实训地点		实训时间	
主题是否明确		□是	□否
原因是否全面		□是	□否
是否明确要因		□是	□否
是否拟定对策		□是	□否
拟定的对策是否符合实际		□是	□否
是否合理利用管理工具		□是	□否
小组成员是否全员参与		□是	□否
任务总结			
药德感悟			
任务实施情况	□优　　　　□良　　　　□合格　　　　□差		
组长签字			

目标检测

答案解析

一、选择题

（一）单选题

1. 柏拉图一般用于 PDCA 的哪个步骤（　　）

  A. 确定主题　　　　　　　　　　　B. 查找原因

  C. 明确要因　　　　　　　　　　　D. 对策拟定

2. 确定改进计划后，为方便管理者管理计划进度，可以采用（　　）

  A. 鱼骨图　　　　　　　　　　　　B. 柏拉图

  C. 甘特图　　　　　　　　　　　　D. 直方图

（二）多选题

1. 医院质量管理常用工具包括（　　）

  A. PDCA　　　　　　　　　　　　B. 品管圈

  C. 失效模式原因分析　　　　　　　D. 根本原因分析

2. 全面质量管理的特点可以概括为（　　）

  A. 全面的质量管理　　　　　　　　B. 全过程的质量管理

  C. 全员参与的质量管理　　　　　　D. 全方位的质量管理

3. PDCA 具体指的是哪四个环节（　　）

  A. 计划　　　　　　　　　　　　　B. 执行

  C. 检查　　　　　　　　　　　　　D. 处理

二、项目拓展

某医院药学部拟以"降低静脉输液率"为主题进行药事质量改进。

1. 静脉输液率该如何定义？请设计静脉输液率的计算公式。

2. 分析可能的原因，并提出对策。

（林　薇）

书网融合……

微课　　　　　　本章小结　　　　　　题库

参考文献

[1] 屈建，刘高峰，朱珠．中国医院药学学科发展史［M］．北京：中国科学技术出版社，2016.

[2] 张芷兰，汪凌云，续璐，等．我国医疗机构用药安全的法律保障与策略［J］．医药导报，2022，41（08）：1097 – 1101.

[3] 李美娟，李佳睿，杨凯婷，等．新型智能麻醉药品管理系统对手术室药房管理的研究［J］．中国医学装备，2021，18（12）：139 – 143.

[4] 中华医学会肠外肠内营养学分会药学协作组．规范肠外营养液配制［J］．中华临床营养杂志，2018，26（3）：72 – 84.

[5] 杨雅麟，杨丽娟，刘思彤，等．国内外药学查房现状及补偿机制探讨［J］．中国医院，2020，02：20 – 23.

[6] 顾维军译．美国 ASHP 药房规范汇编（2010—2011 年版）［M］．北京：中国质检出版社，2012.

[7] 高慧儿，张弋，卜一珊．基于分级药学监护标准的智慧临床药师工作站的设计与应用［J］．中国医院药学杂志，2020，40（10）：1154 – 1156.

[8] 广东省药学会．《药学门诊试行标准》［J］．今日药学．2018，28（11）：721 – 726.

[9] 广东省药学会．《超药品说明书用药中患者知情同意权的保护专家共识》［J］．今日药学，2019，29（06）：361 – 367.

[10] 左玮，刘容吉，孙雅佳，等．《中国超药品说明书用药管理指南（2021）》推荐意见及要点解读［J］．协和医学杂志，2023，14（1）：86 – 93.

[11] 陈幽攸，何霜，黄韵蓓，等．临床药物基因组学在个体化用药中的应用［J］．中国医院药学杂志，2021，41（2）：226 – 234.

[12] 国家药品监督管理局药品评价中心，中国药师协会，中国药学会医院药学专业委员会，等．医疗机构药物警戒体系建设专家共识［J］．药物不良反应杂志，2022，24（06）：284 – 294.

[13] 合理用药国际网络（INRUD）中国中心组临床安全用药组，中国药理学会药源性疾病学专业委员会，中国药学会医院药学专业委员会，等．中国用药错误管理专家共识［J］．药物不良反应杂志，2014，16（06）：321 – 326.

[14] 曹玉，元唯安．药物临床试验实践［M］．北京：中国医药科技出版社，2021.

[15] 阚全程．医院药学高级教程［M］．北京：中华医学电子影像出版社，2016.

[16] 张琪，颜建周，马旭锋，等．美国药品上市后再评价法律制度实施的研究及其对我国的启示［J］．中国药房，2019，30（15）：2017 – 2022.

[17] 刘庭芳，刘勇．中国医院品管圈操作手册［M］．北京：人民卫生出版社，2013.

[18] 陈晓红，王吉善．问题导向易学"医"用：医院运用 PDCA 持续改进案例集［M］．北京：科学技术文献出版社，2019.

[19] 中国医药教育协会高警示药品管理专业委员会，中国药学会医院药学专业委员会，中国药理学会

药源性疾病专业委员会.中国高警示药品临床使用与管理专家共识（2017）［J］.药物不良反应杂志，2017，19（6）：409-413.

［20］吴永佩，张钧.医院管理学药事管理分册［M］.北京：人民卫生出版社，2011.

［21］杨长青.医院药学［M］.北京：中国医药科技出版社，2019.

［22］吕红梅，吴永佩.我国静脉用药集中调配模式的创建与现状［J］.中国药房，2021，32（06）：641-646.

［23］甄健存，陆进，梅丹，等.医疗机构药学服务规范［J］.医药导报，2019，12：1535-1556.

［24］侯文婧，沈素，温爱萍，等.药学监护标准制订与解析［J］.医药导报，2022，41（10）：1445-1448.

［25］赵志刚，董占军，刘建平.中国医疗机构药品评价与遴选快速指南［J］.医药导报，2020，39（11）：1457-1465.